中國本草圖錄

卷二

藥載之三墳者也其三百六十五

百二十種爲君主養命以應天無

老延年之說中藥一百二十種

有遏病補虛益損之用下藥一百

可久服故有除寒熱邪氣破積聚

尹湯液之與本乎神農仲景傷寒

卷二

中國本草圖錄

商務印書館（香港）有限公司
人民衛生出版社 合作出版

中國本草圖錄　卷二

全書主編──蕭培根

本卷主編──連文琰

編寫──《中國本草圖錄》編寫委員會

責任編輯──孫祖基　江先聲

編輯顧問──李甯漢

美術編輯──嚴麗娟

裝幀設計──王鑑豐

出版──商務印書館（香港）有限公司
　　　　香港鰂魚涌芬尼街2號D僑英大廈

　　　　人民衛生出版社
　　　　北京天壇西里10號

製版──高迪電子分色有限公司
　　　　香港英皇道499號北角工業大廈20樓

印刷──中華商務彩色印刷有限公司
　　　　香港新界大埔汀麗路36號中華商務印刷大廈

版次──1988年11月第1版
　　　　1992年4月第3次印刷
　　　　Ⓒ 1988 1992 商務印書館(香港)有限公司
　　　　ISBN 962 07 3079 8

前　言

　　中華民族在長期和疾病鬥爭的過程中，積累了極爲豐富的經驗，形成了獨特的中國醫藥學，它是世界傳統醫學的重要組成部分，可說是舉世矚目的。

　　作爲中國醫學防治疾病的主要武器的中草藥，資源十分豐富，藥用種類達七千種。　《中國本草圖錄》廣攬博收，通過彩色照片和簡要描述，眞實記錄並介紹了五千種中草藥，可說是目前世界上收載和記錄藥用動物、植物、礦物的一部最大型專業性巨著和工具書。

　　本書由中國醫學科學院藥用植物資源開發研究所、吉林省中醫中藥研究院、長春中醫學院、昆明植物研究所、四川省中藥研究所、廣西藥用植物園、廣西醫藥研究所、上海第二軍醫大學、廣州市藥品檢驗所、四川省中藥學校、人民衛生出版社等十一個單位的數十名高級專業人員和著名學者通力合作完成。

　　收錄的所有彩色照片均在實地拍攝，其中不少品種是專業人員冒着生命危險，歷盡艱苦，深入荒山老林才獲得的，照片眞實、生動，如實地反映了這些中草藥的生長習性和生態環境，具有珍貴的科學價值。文字描述部分包括了這些中草藥的來源，形態，分佈，採製，成分，性能和應用等項目，簡明扼要，深入淺出，最後還附有最基本的文獻書目，幫助讀者進一步查閱更多的科學資料。所以，　《中國本草圖錄》既是專業醫藥人員必備的參考書，也是廣大群衆汲取中草藥知識的良師益友。

　　我們熱切希望本書日後能出版英文版，向全世界發行，這對於各國人民急切要求了解和熟悉中草藥的願望將能得到一定的滿足。

　　本書在編寫過程中，得到國際自然及自然資源保護組織 (IUCN)、世界衛生組織 (WHO) 的熱情關懷，國家自然科學基金會從經費上給予支持，衛生部的領導給予指導及鼓勵，使得這部巨著能在較短的時間內和讀者見面。

　　本書的編寫與攝影工作，不僅得到了各地研究機構的熱情支持與協助，還得到了各學術界者前輩的指導和幫助，有的親自參加了有關內容的審定工作，如樓之岑教授、謝宗萬教授、朱有昌教授、鄧明魯教授、吳征鎰教授等。在此一併向大家致謝。

　　衷心希望廣大讀者在使用過程中對本書提出寶貴意見，不吝指正。

蕭培根

中國醫學科學院藥用植物資源開發研究所，教授，所長。世界衛生組織傳統醫學合作中心，主任。

一九八八年五月一日

編 寫 說 明

1. 《中國本草圖錄》收載中草藥(包括植物、動物、礦物)五千種，分十冊出版。全書採用彩色照片拍攝中草藥的生態環境、生長狀態(活植物、活動物體態)，礦物則拍攝藥材形狀。

2. 每種中草藥附有簡要的文字描述，目的在於彌補彩照的不足，並使讀者對該中草藥有一個概括的認識。

3. 本書編排以植物(動物)科爲順序；植物科以恩格勒系統爲編排依據。科屬內的中草藥則按植物(動物)的拉丁學名的字母順序依次排列。

4. 書前的目錄備列中草藥所屬的植物(動物)的科及科內各中草藥。書後則分別附有中草藥及所屬植物(動物)的中名索引及拉丁學名索引。

5. 正名一般祇採用中草藥的常用名稱。若一種中草藥爲多來源或來自同屬多種植物(或動物)，如黃連、貝母、天南星、前胡等，正名參照基源動植物名取名爲三角葉黃連(黃連)、白花前胡(前胡)等，括號內附常用的中草藥名稱。如此藥爲民間藥，則應採用民間藥名稱。若無中草藥名稱，可採用此藥的植物名或動物名。

6. 本書文字描述包括：**來源**、**形態**、**分佈**、**採製**、**成分**、**性能**、**應用**、**文獻**及**附註**等項目。

7. **來源**是記載中草藥所屬的植物(動物)科的中名，植物(動物)名稱及其拉丁學名，藥用部分。礦物藥則記述其礦物來源的名稱或學名。

8. **形態**一項是概述中草藥的原植物(或原動物)的全貌的形態特徵(尤詳於藥用部分)。若爲礦物藥，則祇描述藥材性狀。

9. **分佈**是描述該植物(動物)在野生狀態下的生態環境或栽培狀況，或其棲息環境及習性等。分佈是指野生植物(動物)在中國境內的自然分佈。由於篇幅限制，若分佈的省區太多，可採用大區描述，如東北、華北、華東、中南、西北、西南等，也可寫長江以南等。

10. **採製**是描述該中草藥的採集季節，加工方法(如曬乾、陰乾、鮮用、切片、切段等)，或特殊的炮製加工等方法。

11. **成分**祇記載該中草藥所含的主要成分或有活性成分，對一般次要的化學成分，可不予全部記載，而且也以該中草藥的藥用部位爲主，非藥用部位的成分則或略而不述。

12. **性能**是先描述該中草藥的性味(先寫味，後寫性)，再述其功能。功能祇描述該中草藥的主要作用。對有些有毒的中草藥，按毒性的大小，寫明小毒、有毒、大毒等，以便引起注意。

13. **應用**祇描述該中草藥沿用以治療的主要病症，也可能是與其他藥物配伍的效用。用法一般指內服或外用或其他用法。文中描述"用於"云云即指內服。用量是指成人每日的常用量。

14. **文獻**一項是供進一步查閱該中草藥的詳細資料而編注的；如別名、成分、藥理等內容，可在文獻中查閱。爲節省篇幅，常用文獻多採用簡稱。如《大辭典》上，865，即《中藥大辭典》上冊第865條。各卷所引用的文獻的書目資料，可於每卷後面所附的"參考書目"中找到。

目　錄

501 海金沙

來源 海金沙科植物海金沙 Lygodium japonicum (Thunb.) Sw. 的全草。

形態 多年生攀援草本，長 1～4 m。根莖細而匍匐。莖細弱，有白色微毛。葉 1～2 回羽狀複葉，紙質，兩面均被細柔毛；能育羽片卵狀三角形，不育羽片尖三角形。孢子囊生於能育羽片的背面，在 2 回小葉的齒及裂片頂端成穗狀排列，孢子囊蓋鱗片狀。

分佈 野生於山坡草叢中。分佈於華南、華中、華東、西南、西北。

採製 秋季採收全草，曬乾。

成分 含氨基酸、糖類、酚類和黃酮式。

性能 甘，寒。清熱解毒，利水通淋。

應用 用於尿路感染，尿路結石，腎炎水腫，感冒發燒，咳嗽等。用量 20～30 g。

文獻 《大辭典》下，4001。

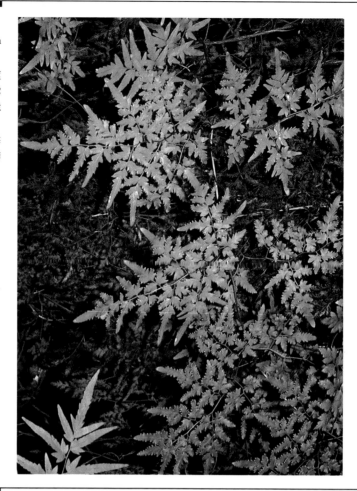

502 小葉海金沙

來源 海金沙科植物小葉海金沙 Lygodium scandens (L.) Sw. 的全草。

形態 植株蔓攀，高 5～7m。葉 2 回羽狀，羽片多數，對生於葉軸的短距上。不育羽片生於葉軸下部，長圓形，奇數羽狀或頂生小羽片有時兩叉，小羽片 4 對，互生，卵狀三角形。能育羽片長圓形，通常奇數羽狀，小羽片 9～11 片，互生，卵狀三角形。孢子囊穗排列於葉緣，到達先端，5～8 對，黃褐色，光滑。

分佈 生於溪邊灌木叢中。分佈於福建、廣東、海南、廣西、雲南。

採製 夏季植株茂盛時；割取地上全草，曬乾。

性能 甘，寒。清熱解毒，消炎，利尿。

應用 用於泌尿感染，腎炎、痢疾。用量 10～20 g。

附註 調查資料。

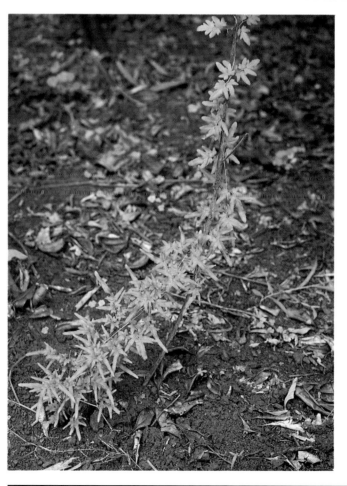

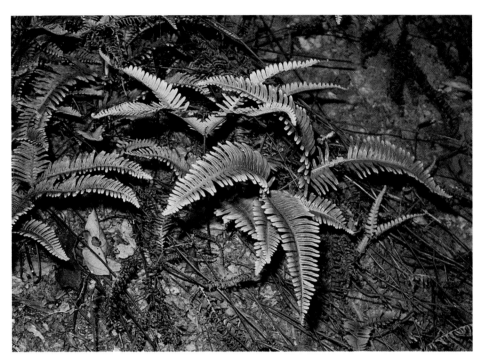

503　芒萁

來源　里白科植物芒萁 Dicranopteris dichotoma (Thunb.) Bernh. 的全株。

形態　多年生草本，高 0.3～0.6 m。根狀莖橫走，褐棕色。葉柄棕色，無毛，葉軸1～2回分叉，各回分叉的腋間有一個休眠芽和一對羽狀苞片，其基部兩側有一對羽片，披針形，篦齒狀深裂，葉背白色。孢子囊沿主脈兩側各排裂成一行。

分佈　生於林下或山坡酸性土上。分佈於長江以南。

採製　全株四季可採，洗淨鮮用或曬乾備用。

性能　甘，淡。清熱利尿，散瘀止血。

應用　用於膀胱炎，尿路感染，血崩，白帶，跌打損傷。用量 15～30 g。

文獻　《廣西本草選編》上，28。

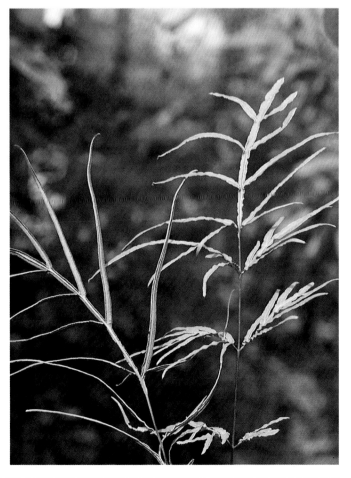

504　鳳尾草

來源　鳳尾蕨科植物鳳尾草 Pteris multifida Poir 的全草。

形態　多年生草本，高 30～70 cm。根狀莖短、具線狀披針形鱗片。葉二型，叢生，葉柄長：生孢子囊的葉長卵圓形，羽狀複葉，下部羽片常 2～3 叉，基部 1 對有柄，其他各對基部下延，葉軸兩側呈狹翼，羽片和小羽片較寬，邊緣有尖鋸齒；側脈單一或分叉。孢子囊群生於葉緣下面，呈線狀。

分佈　生於陰濕地、林下、牆邊、溝旁。分佈於長江以南及河北、山東、陝西、甘肅。

採製　全年可採，曬乾或鮮用。

成分　含鞣質。

性能　淡、微苦，涼。清熱利濕，解毒止痢，涼血止血。

應用　用於痢疾，胃腸炎，肝炎，感冒發熱，咽喉腫痛等。外用於外傷出血。用量15～30 g，外用適量。

文獻　《滙編》上，216。

505 蘇鐵

來源 蘇鐵科植物蘇鐵 Cycas revoluta Thunb. 的葉、根、花及種子。

形態 常綠，高 1～4 m，幹粗壯，不分枝，密被宿存葉基和葉痕。葉叢生莖頂，羽狀，基生葉兩側有刺；羽片線形，先端硬刺狀，邊緣反卷，下面被疏毛。雌雄異株，雄花序圓柱形；雌花序半球頭狀體。種子扁卵形，熟時紅色。

分佈 多栽培於庭園。各地有栽培。

採製 四季可採根、葉；夏季採花；秋季採種子。曬乾。

成分 含蘇鐵甙 (cycasin)、蘇鐵雙黃酮 (sotetsuflavone)。

性能 甘、淡，平。有小毒。葉收斂止血，解毒止痛。花理氣止痛，益腎固精。種子平肝降壓。根祛風活絡，補腎。

應用 葉用於各種出血，神經痛，癌症等。花用於胃痛，遺精等。種子用於高血壓。根用於肺結核咯血等。用量 9～15 g。

文獻 《滙編》上，440。

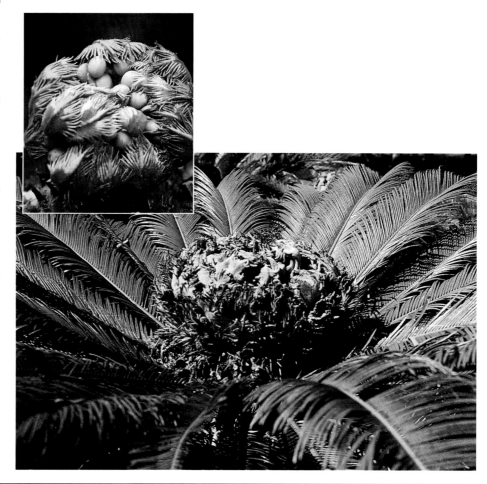

506 白果

來源 銀杏科植物銀杏 Ginkgo biloba L. 的種子。

形態 落葉喬木，高達 45 m。有長枝及短枝，長枝橫生或下垂，短枝頂部葉片簇生。單葉互生，扇形，上部邊緣有波狀圓齒或不規則淺裂，中央常 2 裂，具多數 2 分歧平行脈。花單性，雌雄異株，雄花序為短葇荑花序，雄花多數，花藥成對生於花柄頂端；雌花每 2～3 生於短枝頂端。種子核果狀，熟時淡黃色或金黃色。

分佈 生於向陽、濕潤肥沃的壤土。分佈於華北、華東、中南、西南等。

採製 秋冬季採種子，去肉質外種皮，洗淨曬乾。

成分 含蛋白質、脂肪等。

性能 甘、苦、澀，平，有小毒。斂肺，定喘，止遺尿，白帶。

應用 用於喘咳痰多，遺尿，白帶。用量 4.5～9 g。

文獻 《中藥誌》三，295。

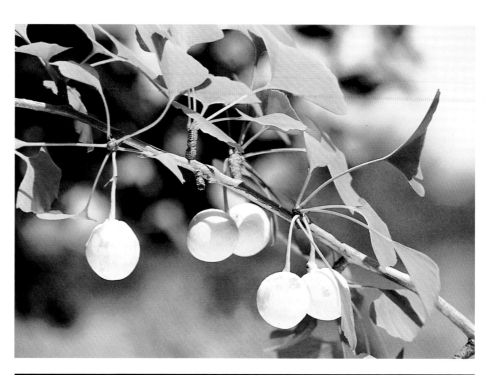

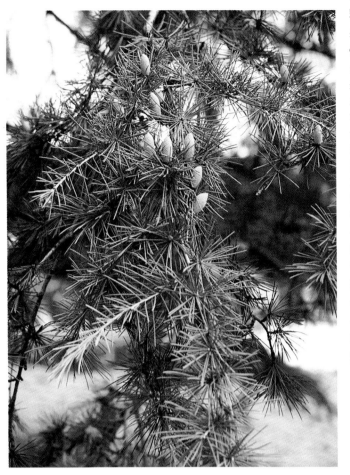

507 雪松

來源 松科植物雪松 Cedrus deodara (Roxb.) G. Don 的葉。

形態 喬木,高 75 m。大枝平展,枝稍下垂,樹冠塔形,小枝細長,微下垂,一年生枝淺灰黃色,微被白粉,2～3 年枝灰色或灰褐色。針葉長 2.5～5 cm,寬 1～1.5 mm,先端銳尖,呈三稜狀,下面兩側各有 2～3 條氣孔線,上面有 4～6 條氣孔線,邊葉氣孔線被白粉,後漸脫落。球果卵圓形、寬橢圓或近球形,熟時褐色。中部種鱗長 2.5～4 cm。上部的圓或平,邊緣常向內彎曲。種子三角形,具翅。

分佈 原產喜馬拉雅山區西部及喀喇昆侖山 1,200～3,300 m 地帶。長江中下游地帶有栽培。

採製 隨時可採,鮮用。

性能 苦、澀、甘,溫。祛風燥濕,收斂止痛。

應用 用於風濕痛。筋骨痛。

附註 調查資料。

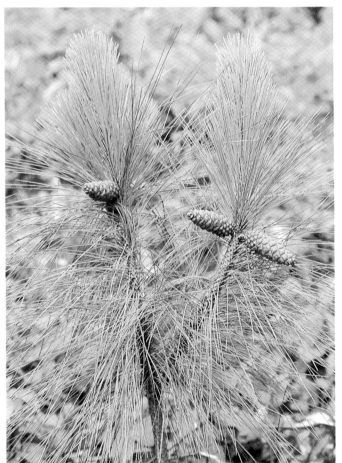

508 南亞松(松香)

來源 松科植物南亞松 Pinus latteri Mason 的松脂。

形態 喬木,高達 30 m。鱗葉在二年生枝上常脫落,芽鱗披針形或卵狀披針形。針葉 2 針一束,長 15～27 cm,徑 1.5 mm,兩面有氣孔線,樹脂道 2 個,中生於上;葉鞘長 1～2 cm,緊包於每束針葉的基部。雄球花圓柱形;球果長圓錐形或卵狀圓形,熟時紅褐色,長約 1 cm。種子橢圓卵圓柱形,稍扁,連翅長約 2.5 cm。

分佈 生於丘陵谷地或山坡。分佈於海南、廣西南部。

採製 在樹幹基部割口,流出油樹脂,後收取,加水蒸餾,殘渣凝固即為松脂。

成分 松香主成分為松香酸酐 (abietic anhydride) 等。

性能 苦、甘,溫。有小毒。燥濕祛風,生肌止痛。

應用 外用於癰癤瘡瘍,濕疹,外傷出血,燒燙傷。外用適量。

附註 調查資料。

509　圓柏

來源　柏科植物圓柏 Sabina chinensis (L.) Antoine 的枝、葉及樹皮。

形態　常綠喬木，高達 20 m。枝條斜上展開。成光塔形樹冠。葉在幼樹上全為刺形，隨着樹齡的增長，刺形葉逐漸被鱗形葉代替；刺形葉 3 葉輪生或交互對生；鱗形葉交互對生，排列緊密，窄方形，下面近中部有橢圓形腺體；雌雄異株。球果為漿果狀，近圓形，被白粉。

分佈　中國各地都有栽培。

採製　全年可採，鮮用或曬乾。

成分　根及枝含樹脂及揮發油。油中含雪松醇 (cedrol) 及蒎烯等。

性能　苦、辛，溫。有小毒。祛風散寒，活血消腫，解毒利尿。

應用　用於風寒感冒、肺結核，尿路感染。外用於蕁麻疹，風濕性關節痛。用量 9〜15 g，外用適量。

文獻　《滙編》下，496。

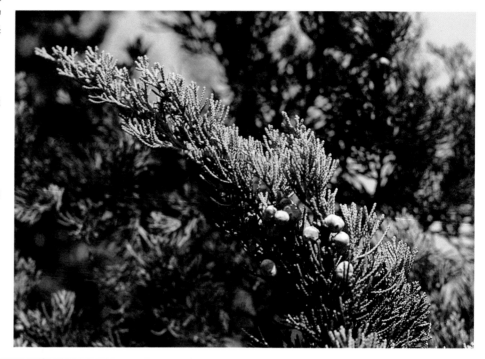

510　臭柏

來源　柏科植物沙地柏 Sabina vulgaris Antoine 的枝葉、球果。

形態　常綠匍匐灌木，稀喬木，高 1〜4 m。小枝揉之有異臭。葉交互對生，鱗形葉相互緊覆，下面中部生有腺體；針形葉上面凹下，中肋明顯，被白粉。花單性，雌雄異株或同株；雌球花珠鱗兩個。球果漿果狀，着生於小枝頂端。

分佈　生於乾燥向陽石礫山地和林下。分佈於新疆、青海，甘肅北部、內蒙古及陝西。

採製　春夏季採、曬乾。

成分　含香檜醇 (sabinol)、鬼臼毒素 (podophyllotoxin) 等。

性能　苦，平。驅風鎮靜，活血止痛。

應用　枝葉用於風濕性關節炎，類風濕性關節炎等。球果用於小便不利，迎風流淚等。用量 2〜3 粒。

文獻　《大辭典》下，3880。

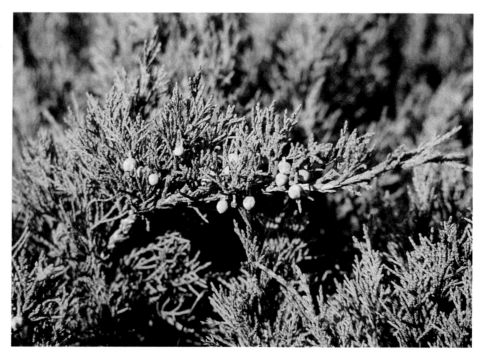

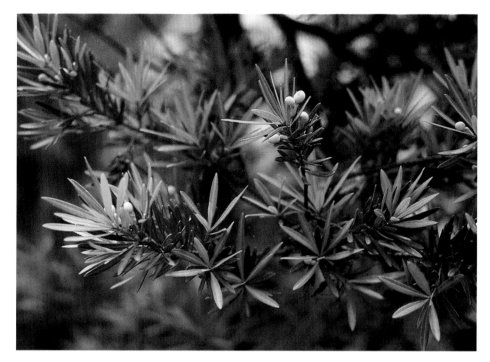

511 羅漢松

來源 羅漢松科植物小葉羅漢松 Podocarpus macrophyllus (Thunb.) D. Don var. maki (Sieb.) Endl. 的根及球果。

形態 常綠小喬木或呈灌木狀；小枝密，向上伸展；葉密生，葉片線狀披針形，長2～7 cm。先端鈍。雌雄異株，雄球花穗狀，3～7簇生葉腋；雌球花單生葉腋，有梗。種子卵圓形，熟時紫色，有白粉，着生於肥厚肉質紅色的種托上。

分佈 多栽培。分佈於長江以南各省區。

採製 根四季可採，球果秋季採。

性能 甘，微溫。果益氣補中。根皮活血止痛，殺蟲。

應用 果用於心胃氣痛，血虛面色萎黃。根皮外用於跌打損傷，癬。用量果3～9g。外用適量。

文獻 《滙編》下，381。

512 竹柏

來源 羅漢松科植物竹柏 Podocarpus nagi (Thunb.) Zoll. et Mor. ex Zoll. 的樹皮、根、葉。

形態 喬木。葉長卵形或卵狀披針形，無毛，有多數縱向並列的細脈。花單性異株；雄球花穗狀腋生，單生成分枝狀；雌球花腋生，單生或成對。種子圓球形，被白粉。

分佈 生於山地林中。分佈於華東、華南及四川、湖南。

採製 全年可採，曬乾。

成分 葉和種子含竹柏內酯 (nagilactone) A、B、C、D、E、F等。

性能 根、樹皮淡、澀，平。祛風除濕。葉止血消腫，接骨，抗癌。

應用 根、樹皮用於風濕痹痛。葉外用於骨折，拔子彈頭，外傷出血。用量15～30g。外用適量。

文獻 《廣西藥園名錄》，24；《植物藥有效成分手冊》，753。

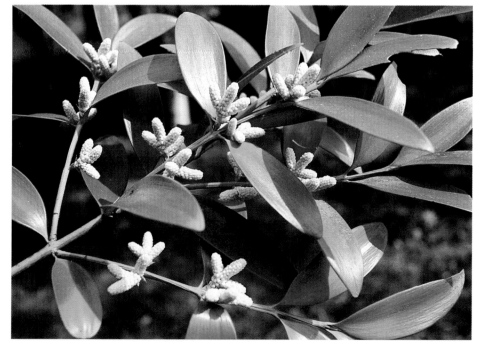

513　木麻黃

來源　木麻黃科植物木麻黃 Casuarina equisetifolia L. 的嫩枝、葉、樹皮及根。

形態　喬木，高 10～20 m。枝紅褐色，有密節，最末次分出的小枝纖細，常下垂，每節上有鱗片狀葉 7，齒狀。雄花序生於枝頂，與雌花序並立，棍棒狀圓柱形，長 1～4 cm，基部有苞片。球果側生，橢圓形，長約 2 cm，外被短柔毛；小苞片木質；小堅果連翅長 4～6 mm。

分佈　生於熱帶地區，耐乾燥。分佈於福建、廣東、海南沿海等各地有栽培。

採製　全年可採，鮮用或曬乾。

成分　樹皮含單寧。

性能　嫩枝辛、微苦，溫。發汗，平喘，利尿。根甘、澀，平。止汗。

應用　嫩枝用於風寒感冒，發熱無汗，咳喘。用量 1.5～6 g。葉用於疝氣。樹皮用作收斂劑。根用於自汗，盜汗。用量 3～9 g。

文獻　《廣西藥用植物名錄》，262。

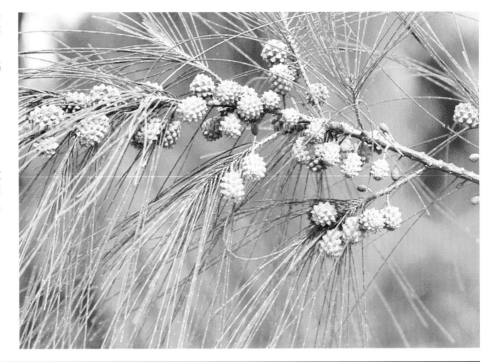

514　魚腥草

來源　三白草科植物蕺菜 Houttuynia cordata Thunb. 的全草。

形態　多年生草本，高 15～30 cm，全株有魚腥臭味。葉互生，心形，下面有時呈紫色，托葉基部抱莖。穗狀花序頂生，與葉對生，花序下有白色苞片 4，似花瓣，無花被；雄蕊 3，下部合生。蒴果頂端開裂。

分佈　生於陰濕地或水邊低地。分佈於長江以南各地。

採製　夏秋採，去泥沙。乾用或鮮用。

成分　含魚腥草素 (houttnyninum)、蕺菜鹼 (cordarine)。

性能　辛，涼。清熱解毒，利水消腫。

應用　用於肺癰，百日咳，扁桃腺炎，氣管炎，腎炎水腫，腸炎，痢疾。外用於癰瘡腫毒，毒蛇咬傷。用量 15～30 g，外用適量。

文獻　《滙編》上，553。

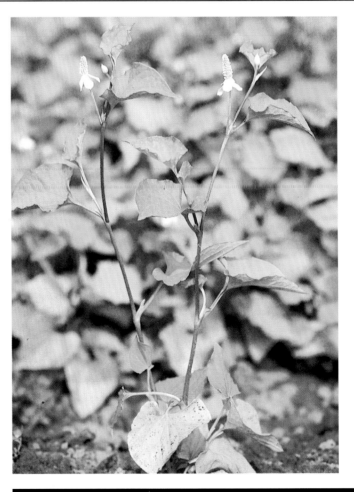

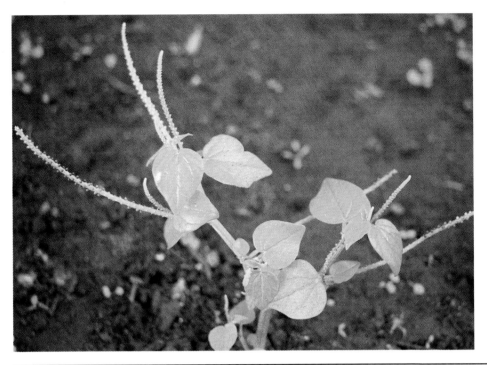

515 草胡椒

來源 胡椒科植物草胡椒 Peperomia pellucida (L.) Kunth 的全草。

形態 一年生肉質草本，高 20～40 cm。莖直立或基部有時平臥，節上生不定根。葉互生，闊卵形，長和寬相等，基部心形。穗狀花序頂生和與葉對生，細弱；花疏生；苞片近圓形，中央有細短柄，盾狀；花藥近圓形；子房橢圓形，柱頭頂生，被短柔毛。漿果球形，頂端尖。

分佈 生於林下濕地、石縫中或宅舍牆脚下。分佈於中國熱帶地區。

採製 夏秋採全草，曬乾。

性能 辛，涼。清熱解毒，消腫散瘀，止痛。

應用 用於癰瘡腫毒，燒、燙傷，跌打損傷。用量 15～30 g。外用適量。

文獻 《廣西藥用植物名錄》，89。

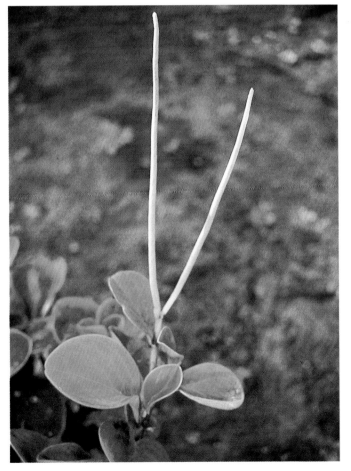

516 豆瓣綠

來源 胡椒科植物豆瓣綠 Peperomia reflexa (L.f.) A. Dietr.的全草。

形態 一年生簇生草本。莖肉質，多分枝，基部伏地，下部數節常生不定根。葉常 3～4 片輪生，肉質，有透明腺點，橢圓形或近圓形，兩面葉脈均不明顯。穗狀花序腋生或頂生，花小，黃綠色；苞片近圓形，盾狀，無花被；雄蕊 2，柱頭頭狀。漿果長圓形。

分佈 生於林下濕地或石上，有時生於樹幹上。分佈於福建、台灣、陝西、廣東、廣西及西南。

採製 秋冬果實由綠變黃綠色時採，乾後去花萼及果柄，再用硫黃熏。

成分 種子含揮發油。

性能 辛，溫。行氣止嘔，暖胃消食。

應用 用於胸腹滿悶，反胃嘔吐，宿食不消。用量 3～6 g。

文獻 《滙編》下，290。

517 假蒟

來源　胡椒科植物假蒟 Piper sarmentosum Roxb. 的根、葉及果穗。

形態　亞灌木。莖基部匍匐狀，上部直立，節膨大。葉互生，近膜質，寬卵形或近圓形。花小，單性異株，穗狀花序於莖端葉腋間抽出；雄花序長 2.5 cm；雌花序長 6～8 mm，苞片盾狀，與中軸合生，無花被。漿果小，密集成穗。

分佈　生於林旁沃地或樹林中半陰處。分佈於中國南方各地。

採製　全年可採，切段曬乾。

性能　辛，溫。溫中，行氣，祛風，消腫。

應用　用於胃寒痛，腹痛氣脹，風濕腰痛，產後氣虛腳腫，瘧疾。外用於腳氣，牙痛，跌打損傷，外傷出血。用量 10～20 g，外用適量。

文獻　《大辭典》下，4506。

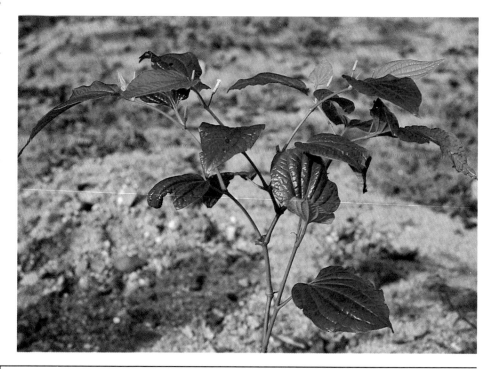

518 銀線草

來源　金粟蘭科植物銀線草 Chloranthus japonicus Sieb. 的全草。

形態　多年生草本，高 30～40 cm。節明顯，帶紫色，上有鱗片狀小葉數對；莖頂 4 葉對生，廣卵形，先端長尖，邊緣具粗鋸齒。穗狀花序頂生，生多數小花，兩性，苞片白色，無柄，無花被。核果梨形。

分佈　生於山林陰濕處，分佈於遼寧、河北、陝西、浙江、廣西等地。

採製　春夏採挖地上全草，陰乾。

成分　含黃酮甙、酚類、氨基酸等。

性能　辛、苦，溫。有毒。祛風寒，行血破瘀。

應用　用於風寒咳嗽，閉經，跌打損傷。用量 2～3.5 g，外用適量。

文獻　《大辭典》下，4479。

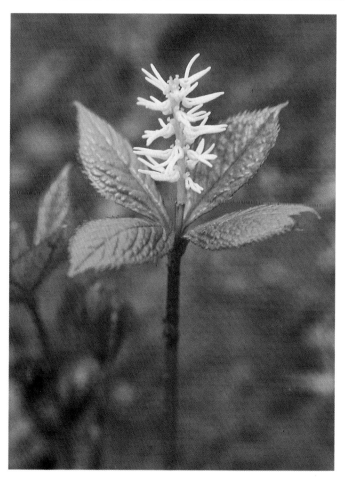

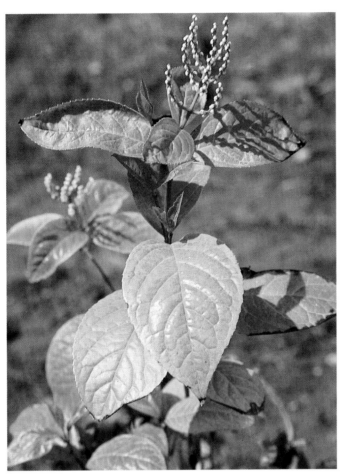

519 珠蘭

來源 金粟蘭科植物金粟蘭 Chloranthus spicatus (Thunb.) Makino 的莖葉。

形態 亞灌木，高達 1 m。葉對生，革質，卵形至長圓狀橢圓形，基部楔形，邊緣具圓鋸齒，齒尖有腺點。穗狀花序纖細，作圓錐花序式排列，花小，黃色，芳香，無柄，無花被；苞片極小，正三角形；雄蕊3；子房卵形，無花柱。核果卵狀球形。

分佈 生於山區叢林中；亦有栽培。分佈於江蘇、福建、廣東、廣西、雲南。

採製 割取地上莖葉，去泥土，曬乾。

性能 辛，溫。祛風除濕，止痛。

應用 用於風濕疼痛，跌打損傷，刀傷出血。用量 15～25 g，外用適量。

文獻 《大辭典》下，3611。

520 胡楊

來源 楊柳科植物胡楊 Populus diversifolia Schrenk 的樹脂、根、葉、花。

形態 喬木，高 8～30 m。葉變異較大。雄花序長 1.5～2.5 cm，雄花有雄蕊 23～27；雌花序長 3～5 cm，柱頭 6 裂。蒴果長橢圓形。

分佈 生於水源附近和地下水較高的荒漠。分佈於內蒙古、青海、甘肅、寧夏。

採製 春季將樹皮割裂接取樹脂，或在皮裂處接取自然流出的樹脂。春季採花，夏季採葉，四季可挖取根，分別曬乾。

性能 苦，寒。清熱解毒，制酸止痛，平肝，止血，驅蟲。

應用 樹脂用於咽喉腫痛，瘰癧、胃及十二指腸潰瘍；外用於痔瘡。根驅蟲。葉用於高血壓。花序外用於止血。用量樹脂 6～9 g。根 9～15 g。外用適量。

文獻 《滙編》下，433。

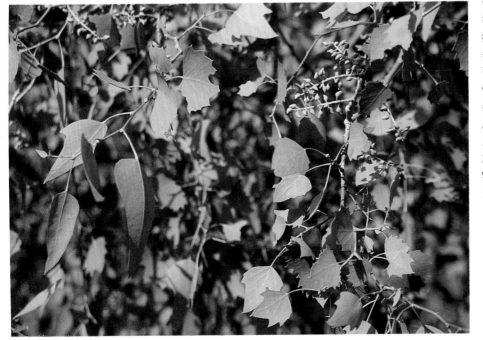

521 樺樹皮

來源 樺木科植物東北白樺 Betula mandshurica Nakai 的樹皮。

形態 落葉喬木，高 10～20 m。樹皮白色，可層層剝離。單葉互生，寬卵形，邊緣有不規則重齒。花單性，雌雄同株，葇荑花序；雄花 3 朵聚生於一鱗片內；雌花生於枝頂。果穗長而窄，翅果橢圓形，具膜質翅。

分佈 生於林區濕潤處。分佈於東北。

採製 春季剝下柔軟樹皮，或在已採伐的樹上剝取，切絲曬乾。

成分 樹皮含酚苷—樺木苷 (betuloside) 及樺木素 (betulin)。

性能 苦，平。清熱利濕，解毒。

應用 用於急性扁桃體炎，支氣管炎，肺炎，腸炎，痢疾，肝炎，急性乳腺炎，尿少色黃。外用於燒燙傷，癰癤腫毒。用量 15～25 g，外用適量。

文獻 《滙編》上，661。

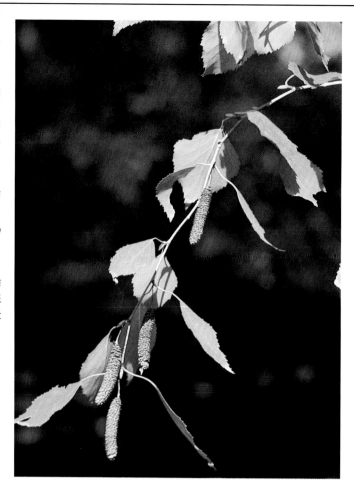

522 麻櫟

來源 殼斗科植物麻櫟 Quercus acutissima Carr. 的果實及葉。

形態 落葉喬木，高達 20 m。單葉互生，橢圓狀披針形，邊緣具芒狀鋸齒，下面脈腋有毛。花單性，同株；雄花成葇荑花序；花被通常 5 裂；雄蕊 4；雌花 1～3 集生新葉腋，子房 3 室，花柱 3。殼斗盃形，包堅果約 1/2；鱗片披針形，呈覆瓦狀排列，反曲，被灰白色柔毛。堅果卵狀球形或長圓形，果臍突起。

分佈 生於丘陵或山谷疏林中。分佈於華北、華東、中南、華南、西南及陝西等。

採製 秋季採果，曬乾。夏季採鮮葉。

成分 葉含鞣質。

性能 苦、澀，微溫。解毒消腫。葉收斂止痢。

應用 果用於乳腺炎。葉用於久瀉痢疾。用量 3～10 g。

文獻 《滙編》下，525。

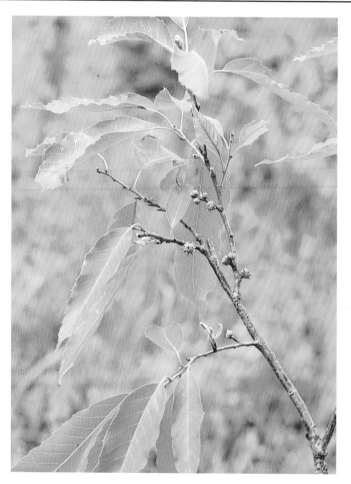

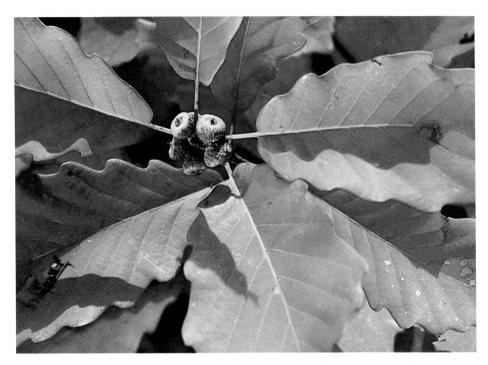

523 槲皮

來源 殼斗科植物槲櫟 Quercus aliana Bl. 的皮。

形態 落葉喬木，高可達 25m。樹皮暗灰色，有深溝；小枝粗壯，淡黃色或灰黃色，被星狀柔毛。葉互生，革質，倒卵形至倒卵狀楔形，邊緣有 4～10 對波狀齒。花單性，雌雄同株；雄花爲葇荑花序；雌花數朵集生幼枝上，柱頭 3。殼斗杯狀，包圍堅果½，鱗片披針形，覆瓦狀排列，向外反卷。

分佈 生於山地向陽山坡。分佈於中國大部省區。

採製 全年四季均可剝皮，曬乾。

成分 含鞣質 3.70～14.44%。

性能 苦，平。清熱解毒。

應用 用於惡瘡，瘰癧，痢疾等。也可外用。用量 10～30g。外用適量。

文獻 《大辭典》下，5437。

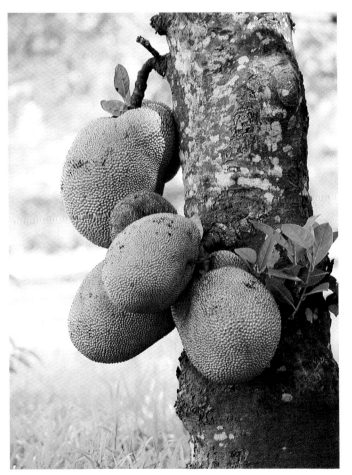

524 菠蘿蜜

來源 桑科植物木菠蘿 Artocarpus heterophyllus Lam. 的樹液，果仁。

形態 常綠喬木，有乳汁。葉厚革質，橢圓形或倒卵形，生於幼枝上葉 3 裂。花多數，單性，雌雄同株；雄花序頂生或腋生，圓柱形；雌花序長圓形，生樹幹或主枝上。聚花果成熟時重可達 20 kg。

分佈 廣植於熱帶地區。廣東、廣西、雲南東南部有栽培。

採製 樹液隨時可採。果仁在果熟時採摘，吃果肉後留下果仁。

性能 果仁甘、微酸，平；益氣通乳。樹液淡，澀；散結消腫，止痛。

應用 果仁用於產後乳少或乳汁不通，脾胃虛弱。樹液用於瘡癤紅腫，急性淋巴結炎，濕疹。用量仁 60～120 g。樹汁外用適量。

文獻 《滙編》下，780。

525 菩提樹

來源 桑科植物思維樹 Ficus religiosa L.的樹皮和花。

形態 常綠大喬木，高達 30 m，有垂生氣根。葉革質，卵圓形，先端驟狹而成一長尾尖，約佔葉片長的 1/4～1/2，基部半心形，全緣或微波形，葉柄長 7～10 cm。花序托扁球形，無柄，成對腋生，基生苞片 3～4；雌、雄及癭花同株同序；雄花花被片 3；雌花和癭花為 5，子房具粗長柄。

分佈 中國南方多栽培於寺廟里。

採製 11 月採花，曬乾。

成分 樹皮含 β-穀甾醇-D-葡萄糖甙 (β-sitosterol-D-glucoside)。

性能 樹皮收斂；花鎮靜，解熱。

應用 樹皮汁漱口，治牙痛，固齒齦。花發汗。用量適量。

文獻 《大辭典》上，1525。

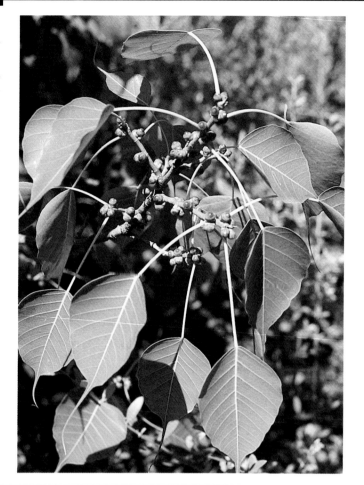

526 五指毛桃

來源 桑科植物粗葉榕 Ficus simplicissima Lour. 的根。

形態 灌木或小喬木，高 1～2 m，全株具貼伏短硬毛和白色乳汁。莖直立。葉互生多型，變異極大，有全緣，亦有 3～5 深裂如手指狀，葉片長 8～25 cm，粗糙，邊緣有鋸齒，基部心形，托葉披針形，有粗毛。花序托成對腋生，無柄。果球形，熟時由紅變黑，密被毛。

分佈 生於山坡山谷灌木叢中或疏林下。分佈於中國南部及西南各地。

採製 全年可採，洗淨曬乾。

成分 含香豆精、氨基酸、糖類、甾體等。

性能 甘，微溫。健脾化濕，行氣化痰，舒筋活絡。

應用 用於慢性氣管炎，肺結核，風濕關節炎，腰腿痛，產後無乳，白帶。用量 15～60 g。

文獻 《滙編》上，151。

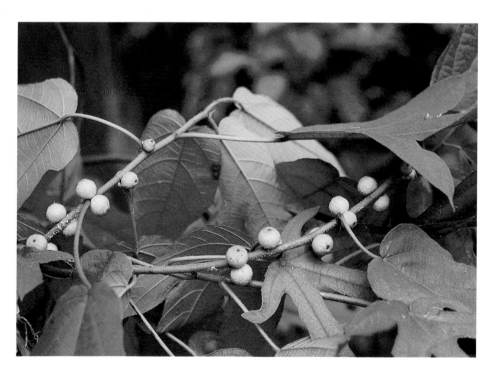

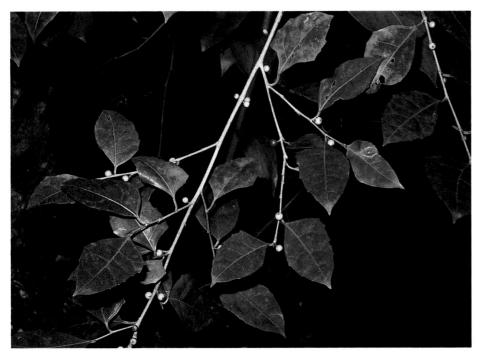

527 斜葉榕

來源 桑科植物斜葉榕 Ficus tinctoria Forst. f. ssp. gibbosa (Bl.) Corner 的全株、樹皮、寄生。

形態 喬木,有乳狀液汁。葉斜菱狀橢圓形或長圓形,邊緣全緣或有粗齒。花序托具柄,球狀梨形,單生或成對腋生;雄花生於花序托內壁近口處,花被片4～5;雄蕊1;雌花生於另一花序托內,花被片4。瘦果小。

分佈 生於山谷、山坡、石縫中。分佈於華南、西南及福建、台灣。

採製 全株及樹皮全年可採。寄生夏秋採曬乾。

性能 苦,寒。清熱消炎,解痙。

應用 樹皮、寄生用於感冒,高熱抽搐,腹瀉,痢疾。外用於風火眼痛。全株外用於風濕關節炎,跌打損傷,骨折。用量15～30 g。外用適量。

文獻 《滙編》下,780;《廣西民族藥簡編》,145。

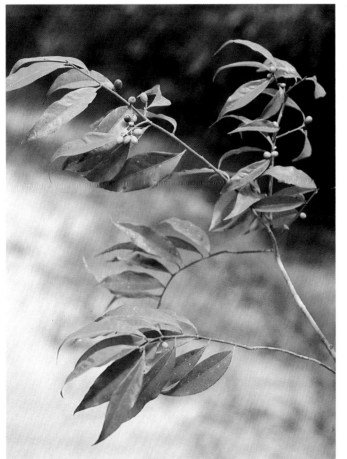

528 變葉榕

來源 桑科植物變葉榕 Ficus variolosa Lindl. ex Benth. 的根及枝葉。

形態 喬木,有乳狀汁液,節間極短,節上有環狀凸起的托葉痕。葉互生,長橢圓形,全緣而背捲,側脈每邊8～10。花雌雄同株異序,生於肉質,球形的隱頭花序內,花序直徑約1 cm,紅色,有小瘤狀凸起,頂部具臍狀凸起;總花梗長4～8 mm,基部苞片卵狀三角形;瘦花與雄花生於同一花序內;雄花具柄,散生於花序內壁,萼片線形,瘦花萼片舟狀披針形,柱頭膨大。瘦果。

分佈 生於山間野地。分佈於中國東南及西南部。

採製 全年可採,鮮用或曬乾。

性能 甘,溫。補脾健胃,去風濕。

應用 用於風濕痺痛,脾虛泄瀉。用量6～9 g。

文獻 《鼎湖山植物手冊》,263。

529　石油菜

來源　蕁麻科植物波緣冷水花 Pilea cavaleriei Lévl. 的全株。

形態　多年生肉質草本。莖無毛，節處收縮，節間稍膨大。葉寬卵形或菱狀寬卵形，邊緣全緣或波狀，鐘乳體條線形，密生；有托葉。花淡綠色，單性同株，雄花花被片 4；雄蕊 4；雌花花被片 3。瘦果扁卵形，無毛。

分佈　喜生於石灰巖山的石縫中。分佈於華南及貴州、湖北、湖南。

採製　全年可採，鮮用或沸水略燙後曬乾。

性能　甘、淡，涼。清熱解毒，潤肺止咳，消腫止痛。

應用　用於肺結核，腎炎水腫，肺熱咳嗽。外用於跌打損傷，燒燙傷，瘡癤。用量 15～30 g。外用適量。

文獻　《滙編》下，180。

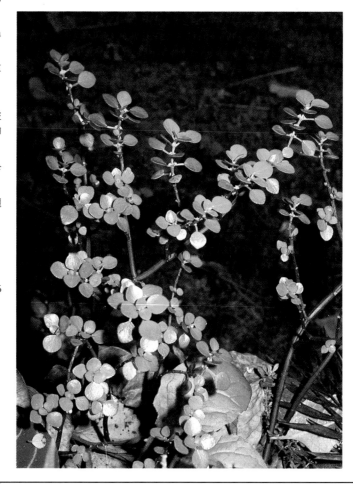

530　小葉冷水草

來源　蕁麻科植物小葉冷水草 Pilea microphylla (L.) Liebm. 的全草。

形態　纖細草本，多分枝。葉倒卵形，全緣，鐘乳體多數，長線形，橫向排列，整齊，分佈均勻。花單性，雌雄同株，花序短而密集，雄花序在下部；雌花序在上部，與葉片等長或稍短；雄花萼片 4，先端有小尖頭，雄蕊 4，花藥近圓形，雌花萼 3 裂，通常與子房等長，退化雄蕊缺，子房卵狀長橢圓形。瘦果卵形，尖頭，壓扁。

分佈　栽培植物。分佈於台灣、廣東、海南、廣西。

採製　夏秋採集，洗淨，鮮用或曬乾。

性能　淡、澀，涼。清熱解毒，安胎。

應用　外用於無名腫毒，癰瘡腫毒，燒燙傷等；外用適量。

文獻　《滙編》下，782。

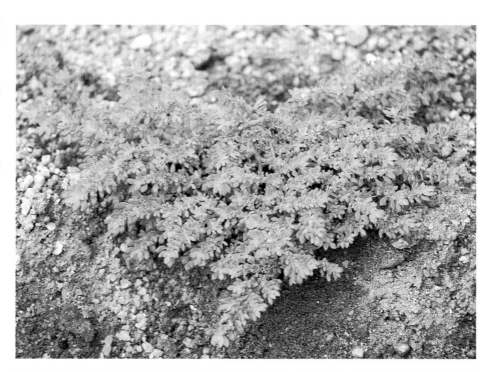

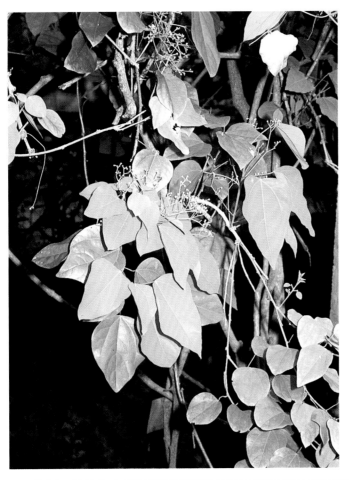

531 腥藤

來源 鐵青樹科植物赤蒼藤 Erythropalum scandens Bl. 的全株。

形態 木質藤本。卷鬚腋生，頂端分叉。葉卵形，下面粉綠色。基出脈 3 條，鮮葉搓爛有魚腥臭氣。二歧聚傘花序頂生或腋生，花黃綠色，花萼 4～5 裂，花冠 5 裂；雄蕊 5。核果卵狀長圓形。

分佈 生於密林中或山谷溪邊。分佈於廣東、海南、廣西、雲南、貴州。

採製 秋季採，切段曬乾。

性能 微苦，平。清熱利尿。

應用 用於肝炎，腸炎，尿道炎，急性腎炎，小便不利，肺結核。外用於風濕骨痛。用量 12～15 g。外用適量。

文獻 《滙編》下，785；《廣西民族藥簡編》，157。

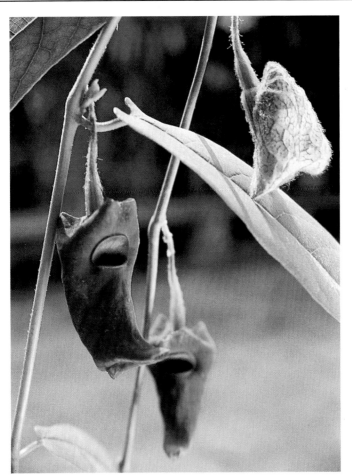

532 三筒管

來源 馬兜鈴科植物三筒管 Aristolochia championii (Champ.) Merr. et Chun 的塊根。

形態 多年生纏繞藤本。嫩莖被鏽色毛。葉披針形，下面粉綠色，被毛。花暗紫色，單生於葉腋，花被管狀，彎曲，上部 3 淺裂；雄蕊 6。蒴果，有 6 條縱稜。

分佈 生於山地林中。分佈於廣西。

採製 秋季採，切片曬乾。

成分 含生物鹼等。

性能 苦，寒。清熱解毒，止痛。

應用 用於急性胃腸炎，細菌性痢疾，肝炎，水腫，蛇傷。外用於瘡疥。用量 9～15 g，外用適量。

文獻 《滙編》下，20；《中草藥通訊》(1977：8)，17。

533 金線草

來源 蓼科植物金線草 Antenoron fili-forme (Thunb.) Roberty et Vautier 的塊根或全株。

形態 多年生草本。全株被毛。葉倒橢圓形或倒卵形，上面常有倒 "V" 字形黑色斑紋，托葉鞘管狀，膜質，抱莖。穗狀花序頂生或腋生，花紅色；花被 4 裂；雄蕊 5。瘦果卵圓形，包於宿存花被內。

分佈 生於陰濕的山坡草地。分佈於華東、華中、華南、西南及陝西、山西、山東。

採製 秋季採，分別曬乾。

性能 辛，涼。涼血止血，祛瘀止痛。

應用 用於肺結核咯血，子宮出血，痢疾，胃痛，淋巴結結核。外用於跌打損傷，骨折。用量 15～30 g。外用適量。

文獻 《滙編》上，534。

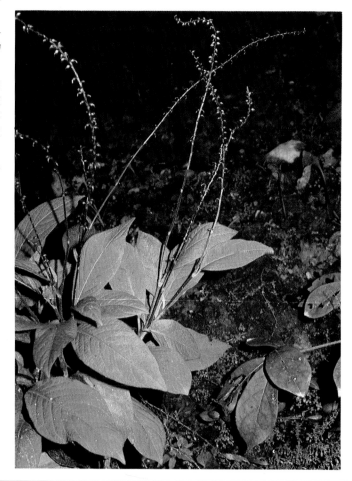

534 沙拐麥

來源 蓼科植物沙拐麥 Calligonum mogolicum Turcz. 的根及帶果全草。

形態 灌木，高 1～1.5 m，剛硬，多分枝。葉互生，托葉鞘膜質。花兩性，淡紅色，2～3 朵簇生於葉腋，花被片 5；雄蕊 12～16；子房四角形。瘦果寬橢圓形或稍扭轉，肋狀突起具 3 行刺毛。

分佈 生於砂丘、砂地。分佈於內蒙古、甘肅、寧夏、新疆。

採製 採挖根或全草，曬乾。

性能 苦、澀，微溫。

應用 用於小便混濁，皮膚輝裂等。用量根 15～30 g。外用全草適量。

文獻 《滙編》下，745。

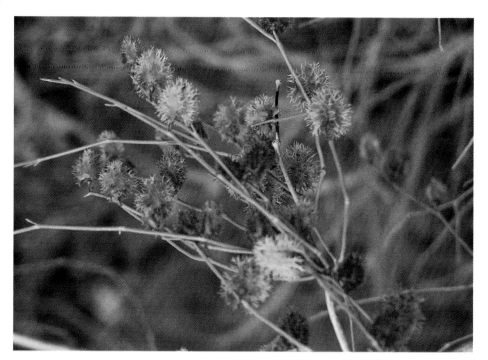

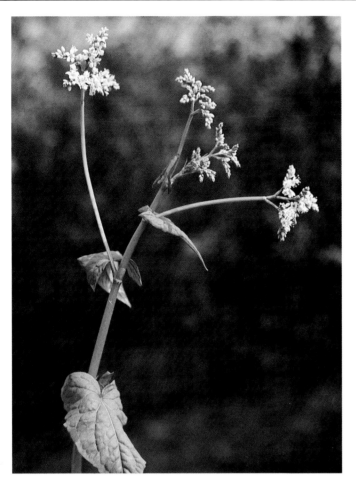

535 金蕎麥

來源 蓼科植物野蕎麥 Fagopyrum cymosum (Trev.) Meisn. 的根莖。

形態 多年生草本。根莖橫走，結節狀。莖常帶紅色。葉具長柄，托葉鞘筒狀，葉片戟狀三角形。花小，集成頂生或腋生的聚傘花序；花被片5，白色；雄蕊8，花藥帶紅色。小堅果卵狀三角稜形，角稜銳利，超出花被1～2倍。

分佈 生於荒地、路旁、河邊陰濕地。分佈於河南、江蘇、湖南、陝西等省。

採製 秋季採挖，切碎曬乾。

成分 含雙聚原矢車菊甙元 (dimericprocyanidin) 為主要有效成分。

性能 澀、微辛，涼。清熱解毒，清肺排痰，排膿消腫，祛風化濕。

應用 用於肺膿瘍，咽炎，扁桃體炎，跌打損傷，風濕關節炎等。用量15～25 g。

文獻 《中藥誌》一，468。

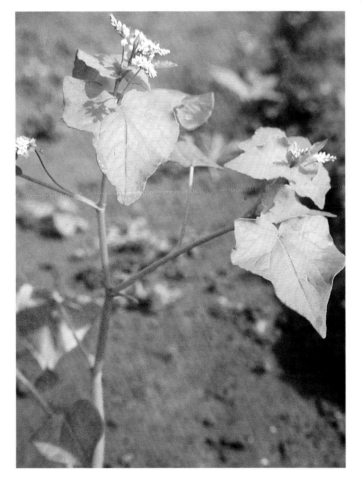

536 蕎麥

來源 蓼科植物蕎麥 Fagopyrum esculentum Moench 的成熟種子、莖、葉。

形態 一年生草本。莖直立，分枝，光滑。葉互生，下部葉有長柄，上部葉近無柄，葉片三角形或卵狀三角形。總狀花序，合成圓錐狀或傘房狀花序，頂生或腋生，花小，白色帶淡紅色。瘦果卵形，革質，有三稜。種子形狀與瘦果相同，有豐富白色胚乳。

分佈 生於荒地或路旁。中國各地都有栽培。

採製 秋季採收，曬乾。

成分 瘦果含水楊胺，N-水楊叉替水楊胺 (N-salicy-lidene-salicylamine) 等。

性能 種子甘，涼。健胃，收斂。莖、葉酸，寒。止血、噎食。

應用 種子用於開胃寬腸，下氣消積。莖、葉用於噎食，癰腫，止血，蝕惡肉。用量種子6 g。

文獻 《大辭典》下，3311。

537 何首烏

來源 蓼科植物何首烏 Polygonum multiflorum Thunb. 的塊根。

形態 多年生纏繞草本。葉互生，窄卵形或心形；托葉鞘膜質，抱莖。花小而多，密集多枝圓錐花序；小苞片卵狀披針形，內生小花 2～4 朵或更多；花綠白色或白色，花被 6，倒卵形，外側 3 片背部有翅；雄蕊 8，不等長。瘦果橢圓形，三稜。

分佈 生於山坡石縫中、林下或灌叢中。分佈於華東、中南、華南、西南及河北、河南。

採製 春秋採，切塊片曬乾。

成分 含大黃素 (emodin) 等。

性能 生首烏：微苦，平。潤腸通便，解瘡毒。製首烏：甘、澀，微溫。補肝腎，益精血。

應用 生首烏用於瘰癧，癰瘡，便秘。用量 6～12 g。製首烏用於肝腎陰虛血少，眩暈失眠等。用量 6～12 g。

文獻 《中藥誌》一，487。

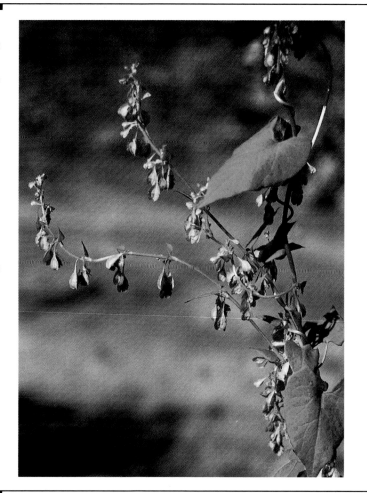

538 波葉大黃

來源 蓼科植物波葉大黃 Rheum undulatum L. 的根莖和根。

形態 多年生草本，莖高 60～80 cm。托葉鞘廣闊，不脫落，暗褐色，抱莖。根生葉大，卵形至廣卵形，基部心形，波狀邊緣，具 5 脈；莖生葉較根生葉小，卵形，邊緣呈波狀。圓錐花序直立頂生，生稠密的花；苞肉質，內具 3～5 個花；花被片 6，雄蕊 9；子房二角狀卵形，花柱 3。小堅果三稜形，有翅，基部心形。

分佈 生於山溝、峯頂巖間或石礫子上。分佈於東北及陝西。

採製 秋季採挖，刮去粗皮，切片曬乾。

成分 含大黃酚 (chrysophanol)，大黃素 (emodin)，土大黃甙 (rhaponticin)。

性能 苦，寒。瀉火通便，行瘀血。

應用 用於實熱便秘，口舌生瘡，瘀血經閉。用量 6～10 g。

文獻 《滙編》下，59。

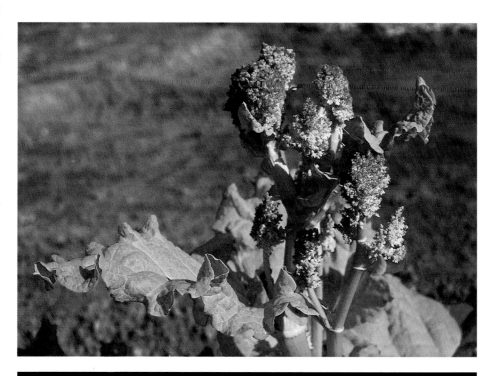

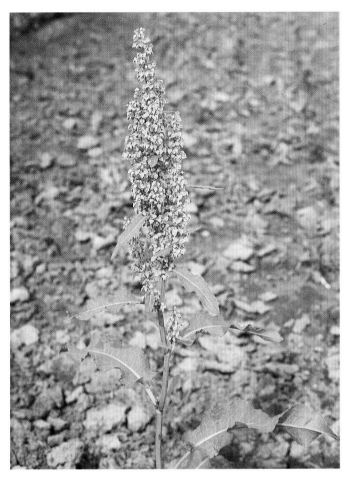

539 羊蹄

來源 蓼科植物羊蹄 Rumex japonicus Houtt. 的根。

形態 多年生草本，高約 1 m。根生葉叢生，長橢圓形，邊緣波狀，莖生葉較小，基部呈心形。總狀花序，花被 6，外輪 3 片展開，內輪 3 片成果被，卵狀心形，邊緣有整齊齒牙；雄蕊 6，成 3 對；子房具稜，花柱 3，柱頭細裂。瘦果三角形，角稜銳利。

分佈 生於山野、路旁或濕地。分佈於中國各地。

採製 春秋採挖，切片曬乾。

成分 含大黃根酸 (chrysophanic acid)、大黃素 (emodin) 等。

性能 苦，寒。有小毒。清熱，通便，利水，止血，殺蟲。

應用 用於大便燥結，淋濁，黃疸，吐血，腸風，功能性子宮出血，禿瘡，疥癬，癰腫，跌打損傷。用量 10～15 g。外用適量。

文獻 《大辭典》上，1938。

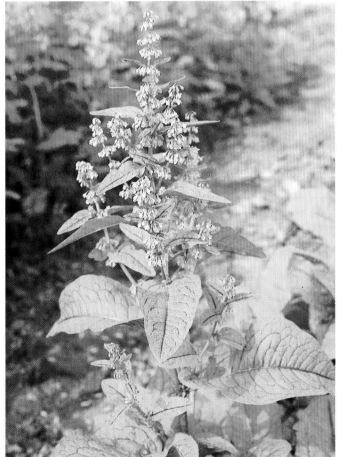

540 金不換

來源 蓼科植物鈍葉酸模 Rumex obtus-ifolius L. 的根莖。

形態 多年生草本，高約 1 m。基生葉，托葉膜質，易破裂，早落。葉片卵形至卵狀長橢圓形，基部心形；莖生葉卵狀披針形，互生。花簇集成圓錐狀的總狀花序，花小，淡綠色。瘦果卵形，有 3 稜，包於增大的翅狀宿存花被中。

分佈 生於山脚或山坡近水旁，常有栽培。分佈於河南、江蘇、浙江、廣東、四川。

採製 秋季挖取，曬乾。

成分 含大黃酚 (chrysophanol)、大黃素甲醚 (physcion)、大黃素 (emodin)。

性能 辛、苦，涼。清熱解毒，破瘀消腫。

應用 用於咳嗽吐血，癰腫瘡毒，水火燙傷。用量 9～15 g。外用鮮根適量。

文獻 《中藥誌》一，36。

541 繁穗莧

來源 莧科植物繁穗莧 Amaranthus paniculatus L. 的種子。

形態 一年生草本，高 1～2 m。莖直立，單一或分枝，具稜槽。葉互生，有長柄；葉片卵狀長圓形或卵狀披針形，頂端銳尖或圓鈍，具小芒尖。花單性或雜性；圓錐花序腋生或頂生，由多數穗狀花序組成，直立，後下垂；花被片膜質，綠色或紫色。胞果卵形，蓋裂。種子倒卵狀廣橢圓形，淡黃色。

分佈 生於田園間。栽培或逸為野生。分佈於東北至雲南等省區。

採製 果穗成熟時採摘，曬乾，打下種子，去雜質。

性能 淡，平。消腫止痛。

應用 用於跌打損傷，骨傷腫痛，惡瘡腫毒，血崩等症。外用適量調敷患處。

文獻 《滙編》下，229。

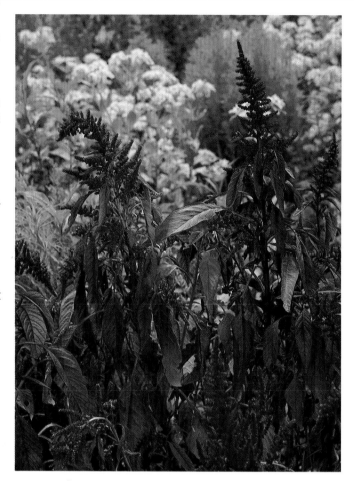

542 刺莧菜

來源 莧科植物刺莧 Amaranthus spinosus L. 的全草或根。

形態 一年生草本，高 0.4～1 m。莖直立，有分枝，綠色或紅色。單葉互生，基部兩側各有 1 刺，刺長 0.5～1 cm；葉片菱狀卵形或橢圓狀披針形，先端鈍，頂端有小針刺，基部楔形，全緣。花淡綠白色，簇生於葉腋或頂生稠密的穗狀花序；苞片窄披針形，部分苞片變成尖刺。胞果長圓形，蓋裂。

分佈 生於村邊路旁或草坡上。分佈於華東、華南、西南及陝西、河南。

採製 夏秋採控，曬乾。

成分 含黃酮類化合物等。

性能 甘、淡，涼。清熱利濕，解毒消腫，涼血止血。

應用 用於痢疾，腸炎，胃、十二指腸潰瘍出血，痔瘡便血。用量 30～60 g。

文獻 《滙編》上，486。

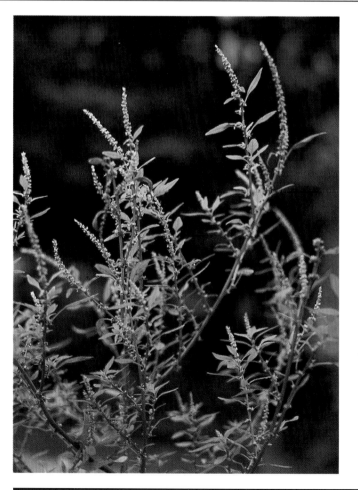

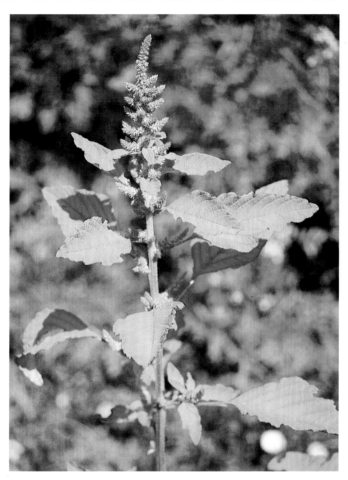

543 野莧菜

來源 莧科植物皺果莧 Amaranthus viridis L. 的全株。

形態 一年生草本，高 40～80 cm。單葉互生，葉柄長，葉片卵形或卵狀長圓形，兩面光滑，上面常有 "V" 字形白斑。穗狀花序組成圓錐花序，苞片及小苞片披針形；花被 3，膜質；雄蕊 3；柱頭 3 或 2。胞果扁球形，綠色，不開裂，極皺縮。種子近球形，黑色或黑褐色，具薄而銳的環狀邊緣。

分佈 生於房屋旁的雜草地或田野間。分佈於東北、華北、華南及陝西、雲南。

採製 夏秋採挖、洗淨曬乾。

性能 甘、淡，微寒。清熱解毒，利尿止痛。

應用 用於細菌性痢疾，腸炎，乳腺炎，痔瘡腫癰。用量 30～60 g。

文獻 《滙編》下，564。

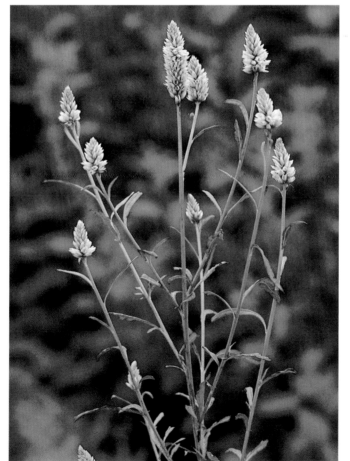

544 青葙子

來源 莧科植物青葙 Celosia argentea L. 的種子。

形態 一年生草本，高 30～100 cm。葉互生，紙質，披針形或長圓披針形，全緣。穗狀花序圓錐狀或圓柱狀；苞片、小苞片均披針形，乾膜質，白色，光亮；花被片 5，長圓狀披針形，初為白色，頂端紅色或全部淡紅色；雄蕊 5，花絲基部連合成盃狀。胞果卵形，蓋裂，包裹在宿存花被片內。種子扁圓形，黑色。

分佈 生於坡地、田間、路旁等。廣佈於中國各地；也有栽培。

採製 秋季割取地上部或摘取果穗曬乾，收集種子。

成分 含脂肪油、菸酸等。

性能 苦，微寒。清肝，明目，降血壓。

應用 用於目赤腫痛，角膜炎，角膜雲翳，眩暈，皮膚風熱瘙癢，疥癬。用量 4.5～9 g。

文獻 《中藥誌》三，441。

545　美洲蔏陸（蔏陸）

來源　蔏陸科植物美洲蔏陸　Phytolacca americana L. 的根。

形態　多年生草本，高 1.5～2 m，全體光滑無毛。根粗壯，圓錐形，水紅色。莖分枝多，赤紫色。葉互生，葉片卵狀長橢圓形。總狀花序頂生或側生；萼片 5；無花瓣；雄蕊 10；雌蕊 10，合生。果穗下垂，漿果球形，密集。

分佈　中國各地多有栽培。

採製　除夏季外均可採挖。去鬚根及泥沙，切成塊或片，曬乾或陰乾。

成分　含蔏陸毒素 (Phytolaccatoxin)、黃薑味草醇 (Xanthomicrol)、糖類、油脂和有機酸。

性能　苦，寒。有毒。逐水消腫，通利二便，解毒散結。

應用　用於水腫脹滿，二便不通。外用於癰腫瘡毒。用量 3～9 g。外用鮮品搗爛或乾品研末塗敷。孕婦禁用。

文獻　《大辭典》下，3555。

附註　本植物的葉及種子亦入藥。

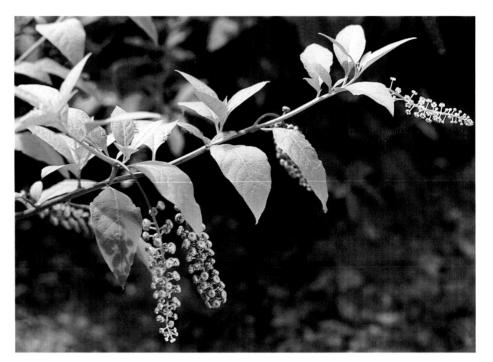

546　龍鬚海棠

來源　番杏科植物龍鬚海棠 Mesembryanthemum spectabile Haw. 的全草。

形態　多年生常綠草本，高約 30 cm，肉質。葉對生，線狀三稜形，蒼白色，突尖頭，基部抱莖，有多數小點。花單生枝端，苞片對生，葉狀；萼片 5，不等大，葉狀；花瓣多數，淡紅紫色，線形；雄蕊多數；子房下位，5 室。蒴果肉質，成熟時星狀開裂為 5 瓣。

分佈　原產南非，中國有栽培。

採製　全年可採。鮮用。

性能　甘、酸，微寒。清熱涼血，消腫止痛。

應用　用於喉炎，扁桃體炎，口腔炎，跌打損傷，火燙傷，濕疹。鮮用適量。

附註　調查資料。

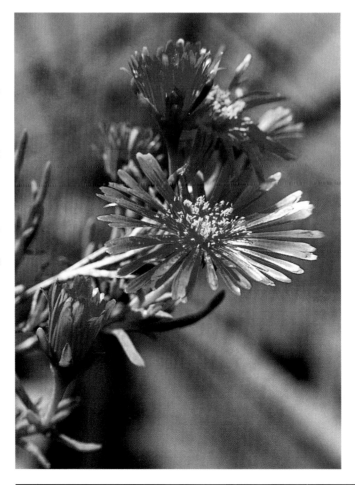

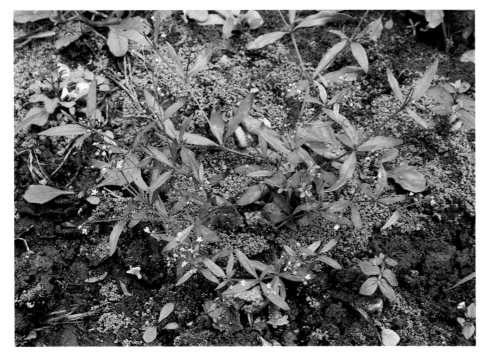

547 粟米草

來源 番杏科植物粟米草 Mollugo pentaphylla L. 的全株。

形態 一年生矮小草本。莖無毛，多分枝，鋪散地上。葉披針形或條狀披針形，常 3～4 片假輪生或對生。二歧聚傘花序頂生或腋生，花黃綠色；萼片 5；花瓣缺；雄蕊 3。蒴果寬橢圓形或近球形。

分佈 生於空曠濕潤的荒地。分佈於黃河以南。

採製 夏秋季採，曬乾。

成分 含石竹素 (oleanolic acid)、β- 穀甾醇 (β- sitosterol)、烷烴 (alkanes) 等。

性能 淡，平。清熱解毒，利濕。

應用 用於感冒咳嗽，腹痛，泄瀉，小兒疳積，皮膚風疹。外用於眼結膜炎，瘡癤腫毒，燒燙傷。用量 9～30 g。外用適量。

文獻 《滙編》下，597；C.A.，101 (1984)：35938t。

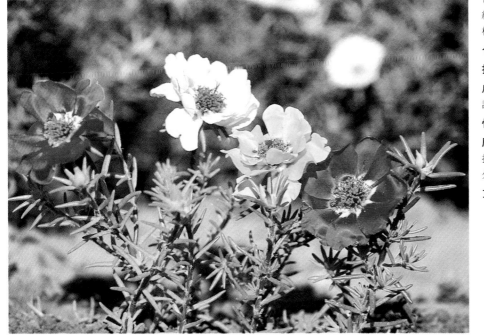

548 打砍不死

來源 馬齒莧科植物大花馬齒莧 Portulaca grandiflora Hook. 的全草。

形態 一年生肉質草本，高 10～15 cm。莖匍匐或斜生，分枝多。葉散生，線形或近圓柱形，先端鈍，基部有長白毛。花單生，萼片 2；花瓣單瓣者 5，重瓣者多數，黃色、紅色、白色或紫色；雄蕊多數；花柱線形，上端 5～9 歧。蒴果環裂。種子細小、棕黑色。

分佈 各地有栽培。

採製 夏秋採，曬乾或鮮用。

成分 含馬齒莧醛 (portulal)；莖、花含甜菜花青素 (betacyanin) 等。

性能 苦，寒。清熱，解毒。

應用 用於咽喉腫痛。外用於燙傷，跌打損傷，濕瘡，刀傷出血。用量 5～10 g。外用適量。

文獻 《大辭典》上，1551。

549　金鐵鎖

來源　石竹科植物金鐵鎖 Psammosilene tunicoides W.C. Wu et C.Y. Wu 的根。

形態　多年生草本，平臥蔓生。莖綠色或帶紫綠色，有毛。葉對生，近無柄，卵形。聚傘花序，花小；萼管窄漏斗狀，具稜及頭狀腺毛；花冠管狀鍾形，5裂，紫紅色；雄蕊6；花柱2。蒴果棒狀。具1種子。

分佈　生於松林下，乾荒地或山坡石縫中。分佈於貴州、四川、雲南。

採製　秋季採挖，去外皮曬乾。

成分　含五環三萜皂甙，水解後為絲石竹皂甙元 (gypsogenin) 等。

性能　苦、辛，溫。有小毒。散瘀止痛，祛風除濕，攻癰排膿。

應用　用於跌打損傷，創傷出血，筋骨疼痛，風濕痛，胃寒痛，面寒痛。外用於瘡癤，蛇傷，外傷出血。用量0.3～0.5 g。

文獻　《中藥誌》一，471。

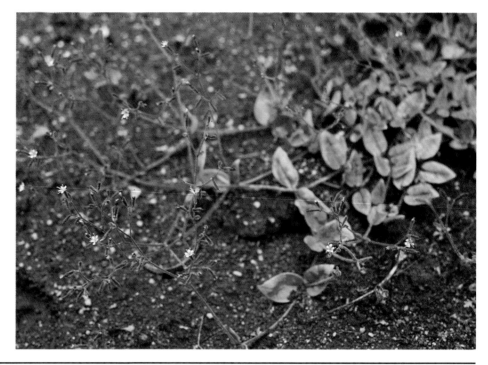

550　銀柴胡

來源　石竹科植物銀柴胡 Stellaria dichotoma L. var. lanceolata Bge. 的根。

形態　多年生草本，高20～40 cm。主根圓柱形，外皮淡黃色，頂端有多疣狀痕迹。莖節明顯，上部2叉狀分歧。葉對生，莖下部葉較大，披針形，兩面被短毛或上面無毛。花小，單生，白色，萼片5，外具腺毛；花瓣5；雄瓣5；雄蕊10；雌蕊1，花柱3。蒴果近球形。

分佈　生於乾燥的草原，懸崖的石縫或碎石中。分佈於寧夏、內蒙古、陝西、甘肅。

採製　秋季採挖，除去莖、葉及鬚根，曬乾。

成分　含三萜皂甙、甙元是棉根皂甙元 (gypsogenin)。

性能　甘、苦，涼。清熱涼血。

應用　用於虛勞骨蒸，陰虛久瘧，小兒疳熱羸瘦。用量3～9 g。

文獻　《大辭典》下，4481。

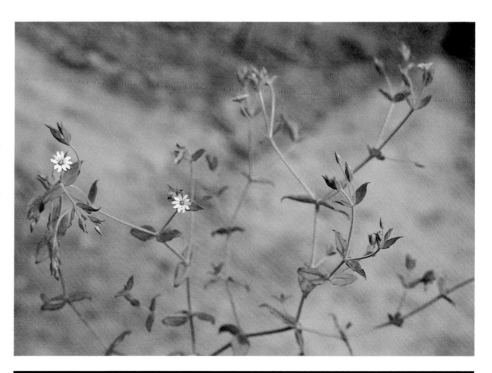

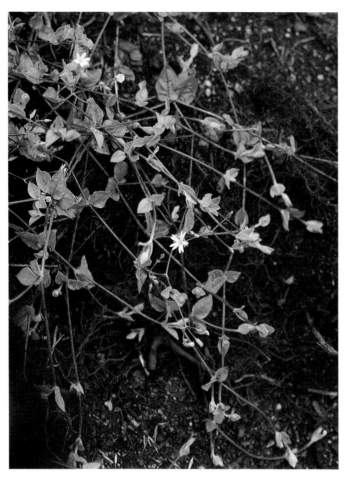

551 千針萬線草

來源 石竹科植物雲南繁縷 Stellaria yunnanensis Franch. 的根。

形態 多年生宿根草本。根多條叢生，肉質，長紡錘形。莖數枝叢生，二歧分枝，節部略膨大。單葉對生，長 2.5～4 cm，寬 0.5～1 cm，邊緣有細毛狀倒齒或全緣。花多集成頂生二歧聚傘花序；花瓣 5，常較萼片短，2 全裂。蒴果卵圓形。

分佈 生於山坡、路旁或溝邊。分佈於雲南。

採製 秋季挖根，切段，曬乾。

性能 甘，溫。健脾補腎。

應用 用於病後體虛，貧血，頭暈，耳鳴，腰酸，遺精，月經不調，白帶，小兒疳積。用量 50～100 g。

文獻 《滙編》上，121。

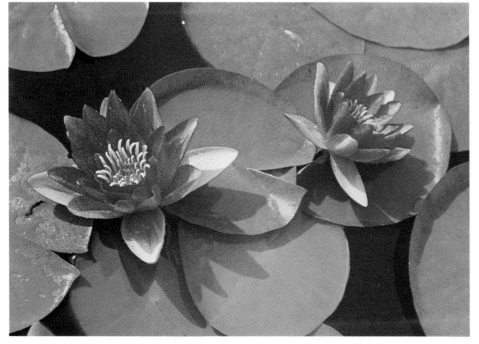

552 紅睡蓮

來源 睡蓮科植物紅睡蓮 Nymphaea alba L. var. rubra Lonnr 的花及根莖。

形態 多年水生草本。根狀莖匍匐。葉紙質；葉柄長達 50 cm；葉片近圓形，直徑 10～25 cm，基部具深度彎缺，裂片尖銳，近平行或開展，全緣或波狀，兩面無毛。花直徑約 10 cm，近全日開放；萼片披針形；花瓣 20～25，玫瑰紅色，外輪比萼片稍長；花托圓柱形；花粉粒皺縮，具乳突；柱頭具 14～20 輻射線，扁平。漿果扁平至半球形，長 2.5～3 cm。種子橢圓形。

分佈 生於池沼中。原產瑞典；中國各大城市有栽培。

採製 6～8 月採花；秋冬採根莖，洗淨，鮮用或曬乾。

性能 淡，平。清暑解醒。

應用 花用於小兒急、慢性驚風。根莖用於肺結核。

文獻 《廣西藥園名錄》，41。

553 秋牡丹根

來源 毛茛科植物秋牡丹 Anemone hu-pehensis Lem. var. japonica (Thunb.) Bowles et Stearn 的根。

形態 多年生草本，高 30～80 cm。根出葉有長柄，初時有白色短柔毛，頂端具 3 小葉，寬卵圓形，邊緣 5～7 淺裂；莖生葉數對，3 出，再分 3 裂。花莖 3 歧分枝，具葉狀總苞，下部的由 3 小葉所成；上部的為單葉，2～3 裂。花單生或成稀疏聚傘花序，花被片外輪萼片狀，綠色，內輪深紅色，呈花瓣狀。瘦果聚生呈球狀，具白色絹狀毛。

分佈 生於向陽低山坡草叢中及疏林下。分佈於浙江等省。

採製 秋季挖根，曬乾。

成分 含白頭翁素 (anemonine)。

性能 苦、寒，有毒。殺蟲，下氣。

應用 用於小兒寸白蟲，蛔蟲，足癬。用量 15～18 g。

文獻 《浙藥誌》上，396。

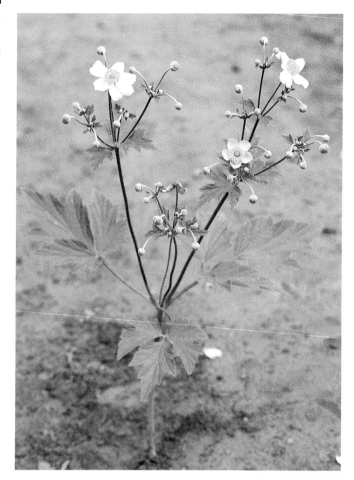

554 虎掌草

來源 毛茛科植物草玉梅 Anemone rivularis Buch.-Ham. 的根。

形態 多年生草本。基生葉 3～6 片，葉片腎狀五角形，3 全裂，中央全裂片近菱形，3 裂，側裂片不等 2 深裂。花葶 1～3，聚傘花序 1 至 3 回分枝；總苞苞片 3（～4），具鞘狀柄；萼片花瓣狀，6～8（～10），白色，狹倒卵形，頂端有髯毛，無花瓣；雄蕊多數；心皮 30～60。瘦果窄卵形，宿存花柱鈎狀彎曲。

分佈 生於山溝、荒坡、路旁及疏林中。分佈於甘肅、四川、雲南、貴州。

採製 秋季採挖根，洗淨曬乾。

性能 辛、苦，寒。有小毒。清熱利濕，消腫止痛，活血舒筋。

應用 用於咽喉腫痛，扁桃體炎，慢性肝炎，風濕疼痛，跌打損傷。用量 3～9 g。

文獻 《滙編》上，511。

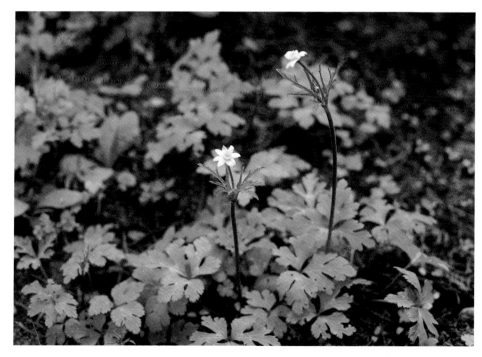

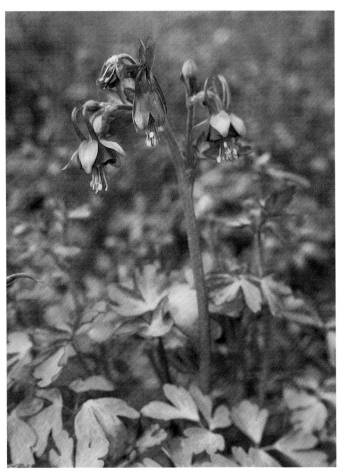

555　紫花漏斗菜

來源　毛茛科植物紫花漏斗菜 Aquilegia viridiflora Pall. f. atropurpurea (Willd.) Kitag. 的全草。

形態　多年生無毛草本，高達 40 餘cm；基生葉具長柄，1～2 回三出複葉，最終小葉片倒卵形，先端 2～3 淺裂；莖生葉漸無柄，多為三出複葉，小葉片線狀披針形。花藍紫色，直徑 2.5 cm以上；萼片 5，近卵形，先端漸尖；花瓣 5，基部距長；雄蕊多數；心皮 5，離生。蓇葖果常 5 個聚生，有毛。

分佈　生於山坡、草地。分佈於東北及寧夏。

採製　夏季採收，洗淨，切碎，放鍋中熬煎至濃縮成膏用。

性能　苦、微甘，平。調經止血。

應用　用於月經不調，經期腹痛，功能性子宮出血，產後流血過多。用量 3～9 g。

文獻　《滙編》下，684。

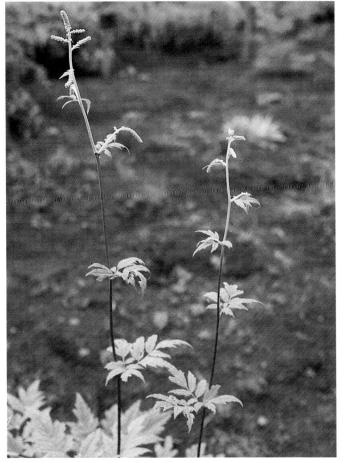

556　升麻

來源　毛茛科植物升麻 Cimicifuga foetida L. 的根莖。

形態　多年生草本。莖圓柱形，中空。2～3 回三出羽狀複葉，頂生小葉菱形，紙質，下面沿脈被白色柔毛。圓錐花序具分枝，花兩性；萼片 5；退化雄蕊與萼片不同，頂端微凹或 2 淺裂；心皮 2～5。蓇葖果，頂端有短喙。種子全體生膜質鱗翅。

分佈　生於山地林緣或路旁草叢中。分佈於河南、山西、湖北、陝西、寧夏、甘肅、青海及西南。

採製　秋季採收，去鬚根，曬乾。

成分　根莖和全株含有生物碱。

性能　微甘、苦，微寒。發表，透疹，清熱解毒，升提中氣。

應用　用於風濕頭痛，齒齦腫痛，咽痛口瘡，麻疹不透，胃下垂，久瀉，脫肛，子宮脫垂。用量 1.5～4.5 g。

文獻　《中藥誌》二，284。

557 大葉鐵線蓮（鐵線蓮）

來源 毛茛科植物大葉鐵線蓮 Clematis heracleifolia DC. 的根。

形態 落葉亞灌木，高達 1 m 左右。根粗而長。莖直立或橫臥。三出複葉對生，頂生小葉寬卵形，側生小葉斜卵形而較小，邊緣有不規則粗齒牙，兩面被白色短柔毛。圓錐花序頂生和腋生，花雜性或雌雄異株；花萼管狀，萼片 4，先端向外反折，藍色，外被白色絹毛，無花瓣；雄蕊多數。瘦果卵形，有宿存的短羽狀花柱。

分佈 生於較高山坡的雜木林內。分佈於華北、華東及東北。

性能 辛、鹹，溫。祛風濕，止痛。

應用 用於手足關節痛風。用量 4～9 g。

文獻 《大辭典》上，2294。

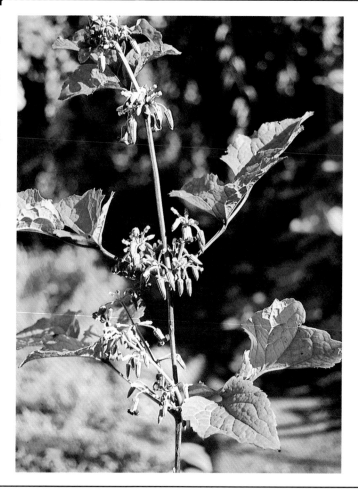

558 毛萼甘青鐵線蓮

來源 毛茛科植物毛萼甘青鐵線蓮 Clematis tangutica (Maxim.) Korsh. var. pubescens M.C. Chang et P. Ling 的全草。

形態 落葉藤本，長 1～4 m。羽狀複葉，小葉 5～7；小葉片基部常淺裂或全裂，側生裂片小，中裂片較大，卵狀長圓形，邊緣有缺刻狀鋸齒。花單生，有時為單聚傘花序，有 3 花，腋生；萼片 4，黃色外帶紫色，狹卵形，外面邊緣有短絨毛，內面有較密的短柔毛；瘦果倒卵形，有長柔毛，宿存花柱長 4 cm。

分佈 生於山坡草地、林中或河漫灘。分佈於四川、西藏。

採製 植株茂盛時採收，曬乾。

性能 苦，涼。清熱利尿，消食健胃。

應用 用於消化不良，大便秘結，腹中脹滿，消痞塊。用量 3～8 g。

附註 調查資料。

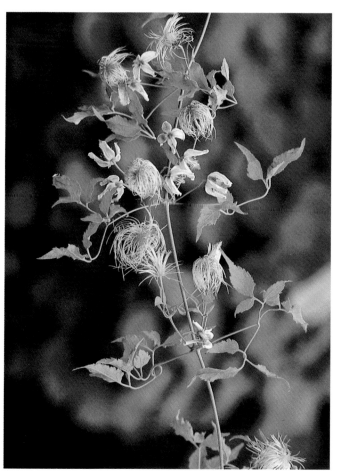

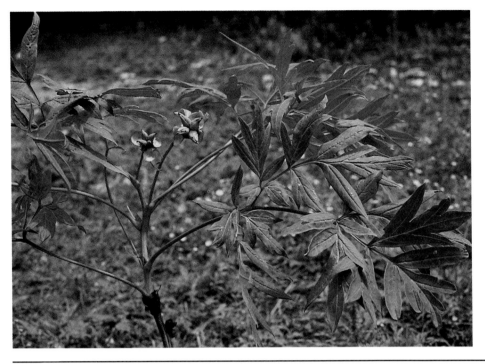

559 黃牡丹

來源 毛茛科植物野牡丹 Paeonia delavayi Franch. 的根皮。

形態 亞灌木，高 1.5 m。當年生小枝草質，小枝基部具數枚鱗片。葉為 2 回三出複葉，葉片輪廓寬卵形，羽狀分裂，裂片長圓狀披針形。花 2～5 朵，生枝頂和葉腋，苞片 3～4（～6）；萼片 3～4，寬卵形；花瓣 9（～12），紅色、紅紫色，倒卵形；雄蕊乾時紫色，花盤肉質，包住心皮基部，頂端裂片三角形或鈍圓。骨葖果長約 3 cm。

分佈 生於山地陽坡及草叢中。分佈於雲南、四川、西藏。

採製 9 月挖根，用刀縱剖開，去除木心，曬乾。

成分 含丹皮酚（paeonol），芍藥甙（paeoniflorine）。

性能 辛、苦，微寒。清血熱，散瘀血。

應用 用於胸腹脅肋痛，血痢，經閉癥瘕。用量 4～12 g。

文獻 《原色中國本草圖鑑》 25 冊。

560 草芍藥（赤芍）

來源 毛茛科植物草芍藥 Paeonia obovata Maxim. 的根。

形態 多年生草本，高 40～60 cm。根粗壯，多分歧，紡錘狀，褐色。莖直立，無毛。葉紙質，2 回三出複葉，中央小葉倒卵形，側生小葉橢圓形。花單一頂生；花瓣 6，粉紅色或白色；心皮 1～5。骨葖果長圓形，呈弓形彎曲。

分佈 生於林下草地。分佈於東北、華北、西北、華東等地。

採製 春秋季採挖，去泥土雜質，曬乾。

成分 含芍藥甙（Paeoniflorin）及揮發油、脂肪油、樹脂、鞣質、糖、澱粉等。

性能 酸、苦，微寒。活血行瘀，調經止痛，涼血清肝，消癰散腫。

應用 用於血瘀通經，經閉，瘀血腹痛，胸脅疼痛，跌打損傷，癰腫瘡瘍。用量 10～15 g。孕婦忌用。反藜芦。

文獻 《大辭典》上，2225。

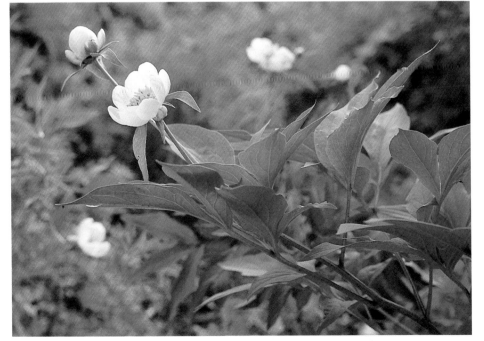

561 細葉小蘗（三顆針）

來源　小蘗科植物細葉小蘗 Berberis poiretii Schneid. 的根。

形態　落葉灌木，高達 2 m。小枝紫紅色，具條稜。刺單一，短細，長 1 cm以下。葉紙質，披針形，無毛，長 1.5～4 cm，寬 3～6 mm，全緣。總狀花序下垂，有花 8～20；花小，直徑 1 cm以下。漿果鮮紅色，長圓形，長不及 1 cm。

分佈　生於丘陵山地，山溝河邊。分佈於東北、華北等地。

採製　春秋採挖根，除雜質，切片，烤乾或弱陽光下曬乾。

成分　含小蘗鹼 (berberine)、藥根鹼 (jatrorrhizine)、巴馬亭 (palmatine)、小蘗胺 (berbamine)。

性能　苦，寒。清熱燥濕，瀉火解毒。

應用　用於痢疾，腸炎，黃疸，咽痛，上呼吸道感染，目赤。用量 9～15 g。

文獻　《中藥誌》一，278。

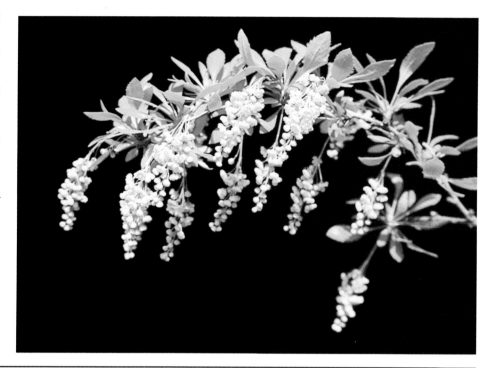

562 粉葉小蘗（三顆針）

來源　小蘗科植物粉葉小蘗 Berberis pruinosa Franch. 的根。

形態　常綠灌木。刺 3 分叉，粗壯，長 1～3.5 cm，幼枝淡黃色。葉革質堅硬，橢圓形或長圓形，長 3～5 cm，寬 1～2 cm，葉緣有 1～6 刺狀粗鋸齒，下面被白粉，葉脈不明顯。花 8～25 朵簇生，黃色；小苞片宿存；花瓣先端缺裂；胚珠 2～3。果卵圓形，黑色，密被白粉，無宿存花柱。

分佈　生於山地灌叢或山谷溪邊。分佈於廣西、雲南、西藏。

採製　春秋採挖，洗淨切片，烤乾或弱陽光下曬乾。

成分　含小蘗鹼 (berberine) 等。

性能　苦，寒。清熱燥濕，瀉火解毒。

應用　用於痢疾，腸炎，黃疸，咽喉腫痛，上呼吸道感染，目赤，急性中耳炎。用量 9～15 g。

文獻　《中藥誌》一，278。

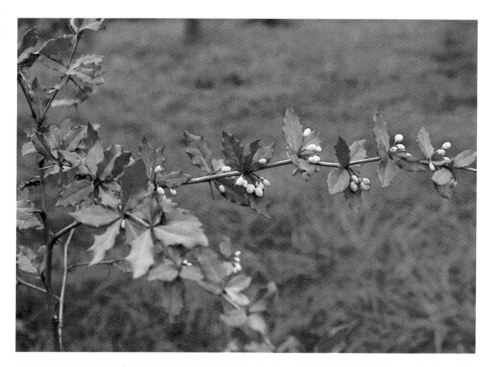

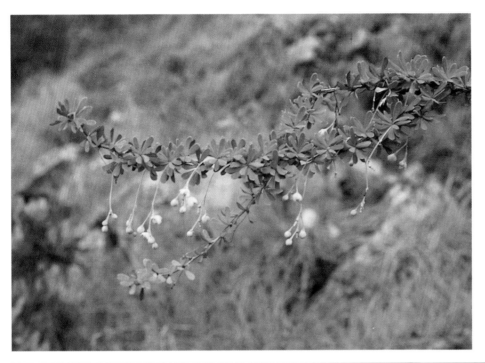

563 金花小蘗（三顆針）

來源 小蘗科植物金花小蘗 Berberis Wilsonae Hemsl. 的根。

形態 落葉或半常綠小灌木。枝叢生，幼枝紅褐色，具條稜，有柔毛；刺 3 分叉，細弱，長 1～2 cm。葉倒披針形至窄卵形，長 0.8～2 cm，寬 2～6 mm，頂端有一短尖頭，全緣，下面常被白粉。花 2～7 朵簇生呈傘房花序狀，金黃色，直徑 1 cm 以下。漿果圓球形，紅色，具 0.5 mm宿存的花柱。

分佈 生於山地、石山或山溝灌木叢中。分佈於西北、西南。

採製 春秋採挖，切片，烤乾或弱陽光下曬乾。

成分 含小蘗碱(berberine) 等。

性能 苦，寒。清熱燥濕，瀉火解毒。

應用 用於痢疾，腸炎，黃疸，肝硬化腹水，泌尿系感染，口腔炎，目赤腫痛，外傷感染。用量 9～15 g。

文獻 《中藥誌》一，278。

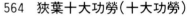

564 狹葉十大功勞（十大功勞）

來源 小蘗科植物狹葉十大功勞 Mahonia fortunei (Lindl.) Fedde. 的根、莖及葉。

形態 常綠灌木，高達 4 m。根及莖黃色。奇數羽狀複葉，小葉 3～9，長圓狀披針形或狹披針形，寬 0.7～2.5 cm，邊緣每側有 6～13 刺狀齒。花黃色，總狀花序 4～8，簇生；萼片 9；花瓣 6；雄蕊 6。漿果藍黑色，有白粉。

分佈 生於山坡灌叢中。分佈於華東，中南及陝西、河南、四川。

採製 秋冬採挖，曬乾；葉全年可採。

成分 含小蘗碱(berberine) 等。

性能 苦，寒。滋陰清熱。根及莖清熱解毒。

應用 葉用於肺結核，感冒。根及莖用於細菌性痢疾，急性胃腸炎，肝炎，肺炎，肺結核，支氣管炎，咽喉腫痛。外用於眼結膜炎，癰癤腫毒，燒、燙傷。用量 15～30 g。

文獻 《滙編》上，7。

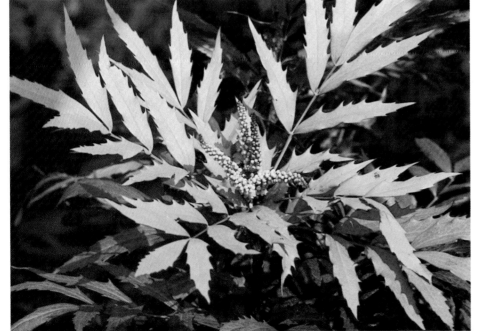

565 藤黃連

來源 防己科植物天仙藤 Fibraurea re-cisa Pierre. 的根、莖。

形態 木質藤本，全株無毛。根和莖斷面均黃色。葉橢圓形，革質，基出脈 3。圓錐花序着生於老枝葉腋，花綠色，單性異株；外萼片 3，卵形，內萼片 3，比外萼片長 5 倍；花瓣 3；雄蕊 3，花絲與花藥近等長。核果長橢圓形。

分佈 生於山谷密林中。分佈於廣東、海南、廣西。

採製 全年可採，切片曬乾。

成分 含棕櫚鹼 (palmatine)、黃藤素 (fi-branine) 甲、乙等。

性能 苦，寒。有小毒。清熱解毒，抗菌消炎。

應用 用於流腦。呼吸道炎，菌痢，眼結膜炎。外用於霉菌性陰道炎，皮膚潰瘍。用量 6～12 g。外用適量。

文獻 《滙編》上，931。

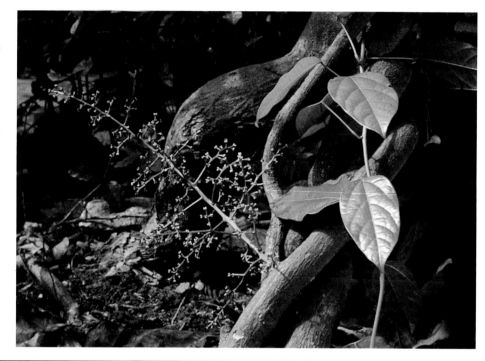

566 海南千金藤

來源 防己科植物海南千金藤 Stephania hainanensis H. S. Lo et Tsoong. 的塊根。

形態 多年生纏繞藤本，全株無毛。根外皮棕褐色，斷面白色。葉互生，葉片常稍短於葉柄，卵圓形或近寬三角形，長寬略相等，先端鈍尖，基部平截或略凹，邊緣疏波狀或 3 淺裂。傘形花序腋生；花小，黃綠色，單性異株；花被肉質；雄蕊柱頂端環繞 6 枚花藥。核果紅色。

分佈 生於林下，溝邊、路旁。分佈於海南。

採製 秋季挖根部，切片，陰乾。

成分 含左旋四氫巴馬亭 (1-tetrahydro-palmatine) 等生物鹼。

性能 苦、辛，寒。祛風除濕，消腫解毒。

應用 用於風濕性關節炎，水腫，止痛。用量 7～15 g。

文獻 《藥學學報》(1983：18.6)，460-467。

附註 調查資料。

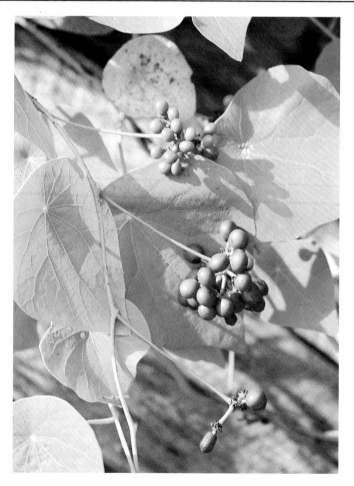

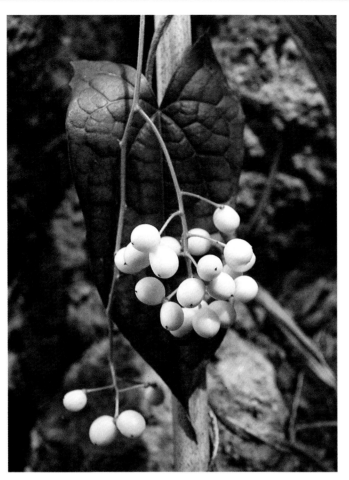

567 金果欖

來源 防己科植物青牛膽 Tinospora sa-gittata (Oliv.) Gagnep. 的塊根。

形態 多年生纏繞藤本。塊根卵形，數個成串珠樣，土黃色。莖被毛。葉箭狀披針形，嫩時兩面均被毛。花黃白色，單性異株，組成腋生總狀花序；花萼6；花瓣6；雄蕊6。核果近球形。

分佈 生於山坡疏林下或石縫中。分佈於華南、西南。

採製 秋季採，烘乾或曬乾。

成分 含棕櫚鹼 (palmatine)、二萜類苦味素青牛膽苦素 (tinosporine, columbin) 等。

性能 苦，寒。清熱解毒，利咽。

應用 用於咽喉腫痛，風熱咳嗽，癰癤。外用於毒蛇咬傷。用量3～9 g。外用適量。

文獻 《中藥誌》二，431。

568 地楓皮

來源 木蘭科植物地楓皮 Illicium di-ffengpi K.I.B. et K.I.M. 的樹皮、根皮。

形態 常綠灌木，高達3 m，全株無毛。葉倒披針形或長橢圓形，革質，全緣，稍內卷。花淡紅色，單生或2～4朵簇生於葉腋；花被片15～20，雄蕊常為21；心皮常為13。聚合果星狀，常由9～11個蓇葖組成。

分佈 生於石灰巖山頂或疏林下。特產廣西。

採製 秋季採，陰乾。

成分 含 α-蒎烯 (α-pinene)、芳樟醇、黃樟醚等。

性能 辛、澀，溫。有小毒。祛風濕，行氣止痛。

應用 用於風濕性關節炎，腰肌勞損。外用於蜈蚣咬傷。用量10～15 g。外用適量。

文獻 《滙編》下，232；《中草藥》(1981: 5)，17。

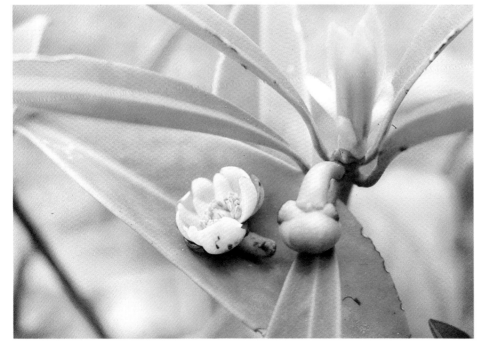

569 白玉蘭

來源 木蘭科植物白蘭花 Michelia alba DC. 的根、葉、花。

形態 常綠喬木。嫩枝被毛。葉長橢圓形，無毛或下面脈上被毛，托葉痕達葉柄中部以上。花白色，極香，單生葉腋，花被片10以上；雄蕊多數；心皮多數。蓇葖果。

分佈 栽培。長江流域及以南有栽培。

採製 夏秋季採，鮮用或曬乾。

成分 根、樹皮含去甲含笑鹼 (michelalbine) 等，葉含生物鹼、揮發油、酚類等。

性能 苦、辛，微溫。芳香化濕，利尿，止咳化痰。

應用 根和葉用於泌尿系感染，支氣管炎。花用於支氣管炎，百日咳，前列腺炎，白帶。用量根和葉15～30 g。花6～12 g。

文獻 《滙編》下，199；《香港中草藥》三，28。

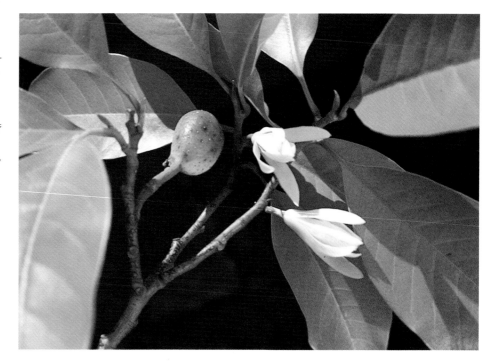

570 黃緬桂

來源 木蘭科植物黃蘭 Michelia champaca L. 的根。

形態 常綠喬木，高達20 m。葉互生，披針狀卵形或披針狀長橢圓形，先端長漸尖或尾狀。花單生於葉腋，橙黃色，極香；花被片15～20，披針形；雄蕊的藥隔頂端伸出成長尖頭；雌蕊羣柄長約5mm。聚合果，蓇葖倒卵狀長圓形，外有白色斑點。種子有紅色假種皮。

分佈 常栽培於村邊、庭園中。分佈於福建、廣東、廣西、雲南。

採製 全年可採，切片曬乾。

成分 含小白菊內酯 (parithenolide)、樹皮含黃心樹甯鹼 (ushinsunine) 等。

性能 苦，涼。祛風濕、利咽喉。

應用 用於風濕骨痛，骨刺卡喉。用量15～30 g。

文獻 《大辭典》下，4214。

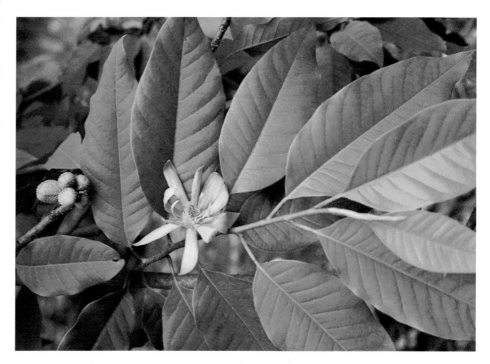

571 牛心果

來源 番荔枝科植物圓滑番荔枝 Annona glabra L. 的全株、葉。

形態 常綠喬木，高達 10 m。全株無毛。葉卵形或卵圓形，側脈兩面凸起，網脈明顯。花單生，腋上生或與葉對生，花蕾卵圓形或近圓球狀；花萼 3；花瓣 6；內輪花瓣較外輪的短而狹；雄蕊多數。聚合果卵形，肉質，表面無刺，長 8～10 cm，寬 6～7.5 cm。

分佈 栽培。台灣、福建、浙江、廣東、海南、廣西、雲南有栽培。

採製 全年可採，鮮用或曬乾。

應用 全株用於腫瘤。葉用於慢性氣管炎。外用於跌打損傷。用量 10～15 g，外用適量。

文獻 《廣西藥園名錄》，30。

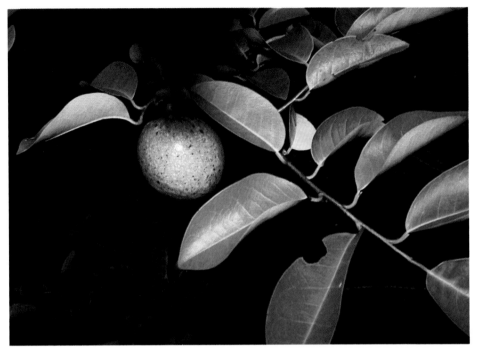

572 番荔枝

來源 番荔枝科植物番荔枝 Annona squamosa L. 的根、葉、果。

形態 灌木或小喬木，樹皮薄，灰白色。葉近革質，披針形或長圓形，幼時下面有微毛，花單生或 2～4 朵聚生於枝頂或葉腋內，青黃色，下垂；萼片小，被毛；花瓣 2 輪，外輪狹而厚，肉質，內輪極小，鱗片狀，被毛。果實球形或心狀圓錐形，肉質，黃綠色，由多數圓形或橢圓形心皮癒合而成，易於分開。

分佈 福建、廣東、海南、廣西、雲南有栽培。

採製 夏秋季採葉及果；根全年可採。

性能 甘、澀、溫。澀腸，解鬱，殺蟲，解毒。

應用 用於止瀉，急性赤痢，精神抑鬱，脊髓骨病。果為水果。

附註 調查資料。

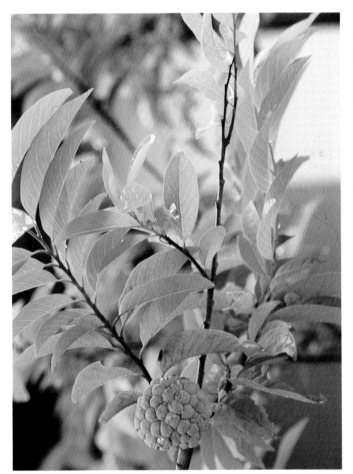

573 毛黃肉楠

來源 樟科植物毛黃肉楠 Actinodaphne pilosa (Lour.) Merr. 的根、樹皮、葉。

形態 小喬木或灌木。葉倒卵形，具羽狀脈，下面被柔毛。花序腋生，圓錐狀，花淡黃色；單性異株，花被裂片6；雄花能育雄蕊9，退化雌蕊小；雌花退花雄蕊與雄花的同數，棍棒狀。果實球形，果托盤狀。

分佈 生於山地林中或村旁。分佈於華南及雲南。

採製 全年可採，鮮用或曬乾。

性能 祛風消腫，散瘀解毒，止咳。

應用 根用於胃痛，坐骨神經痛。葉用於咳嗽。樹皮、葉用於跌打損傷，瘡癤。用量15～30 g。外用適量。

文獻 《廣西民族藥簡編》，24；《廣西藥園名錄》，32。

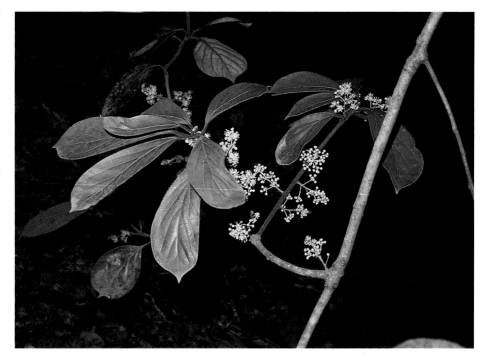

574 無根藤

來源 樟科植物無根藤 Cassytha filiformis L. 的全株。

形態 寄生纏繞草本，借助盤狀吸根攀附於寄主上。莖無毛或稍被毛。葉退化為小鱗片。穗狀花序，花白色；花被6；雄蕊9，花藥2瓣裂，退化雄蕊3。果球形，包藏於宿存花被內，頂端具宿存花被裂片。

分佈 生於山地灌木上。分佈於華南、西南及江西、福建、台灣、湖南、浙江。

採製 全年可採，曬乾，禁採寄生在有毒植物上的。

成分 含月桂坦他寧 (laurotetanine)、無根藤鹼 (cassifiline) 等。

性能 甘、微苦，涼。有小毒。清熱利濕，涼血止血。

應用 用於感冒，肝炎，腎炎。外用於濕疹。用量9～15 g。外用適量。

文獻 《滙編》上，158。

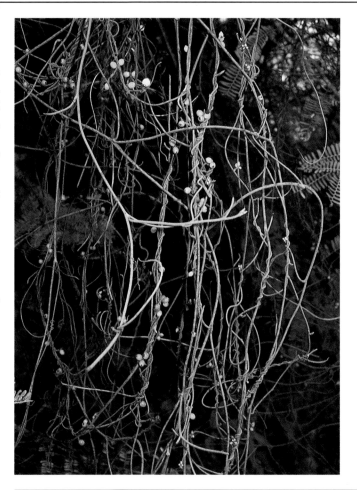

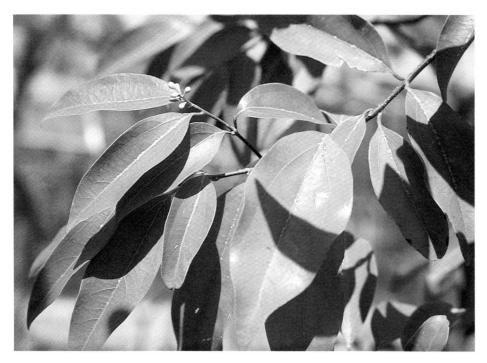

575 陰香

來源 樟科植物陰香 Cinnamomum burmannii (Nees.) Bl. 的根和皮。

形態 喬木，高達 14 m。樹皮內紅色，味似肉桂。葉互生，卵長圓形至披針形，寬 2～5 cm，下面粉綠色，離基三出脈的基生側脈在葉端之下消失，脈腋無腺窩。圓錐花序比葉短，密被灰白色柔毛，花梗長 4～6 mm；花綠白色，花被片 6。果卵球形，長 8 mm，果托具整齊 6 齒裂，齒端截平。

分佈 生於疏林、丘陵山坡。分佈於福建、廣東、廣西、雲南。

採製 夏秋採收，陰乾。

成分 含桂皮醛、丁香酚 (eugenol)、黃樟醚 (safrole)。

性能 辛，溫。祛風散寒，溫中止痛。

應用 用於虛寒胃痛，腹瀉，風濕關節痛，跌打腫痛，瘡癬。用量 6～9 g。

文獻 《大辭典》上，1982。

576 肉桂

來源 樟科植物肉桂 Cinnamomum cassia Presl 的樹皮。

形態 常綠喬木。嫩枝、芽、花序、葉柄均被毛。葉革質，長圓形，離基 3 出脈，下面灰綠色。聚傘圓錐花序頂生或腋生，花黃綠色；花被 6；雄蕊 9，退化雄蕊 3。果實橢圓形。

分佈 栽培。分佈於福建、廣東、廣西、雲南。

採製 秋季採，每隔 40 cm作環狀切割，將樹皮剝下，曬乾。

成分 含肉桂醇 (cinncassiol E)、桂皮醛 (cinnamic aldehyde) 等。

性能 甘、辛，大熱。溫中補陽，散寒止痛。

應用 用於腎陽不足，胃寒痛，肺寒喘咳，虛寒泄瀉。用量 0.9～4.5 g。

文獻 《滙編》上，358；*Phytochemistry* (1982：8)，26。

附註 本種未成熟果實稱桂子，嫩枝稱桂枝。

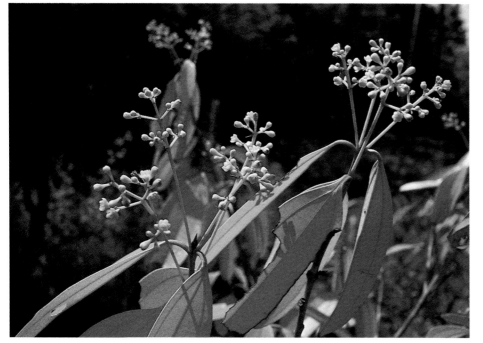

577 白屈菜

來源 罌粟科植物白屈菜 Chelidonium majus L. 的全草。

形態 多年生草本，高 30～60 cm。多分枝，具白色長柔毛，有黃色液汁。1～2 回羽狀分裂，頂端小葉廣倒卵形，上部 3 裂，每裂又 2～3 淺裂。花黃色，傘形花序；萼片 2，橢圓形，疏生柔毛；花瓣 4，倒卵形或長圓狀倒卵形；雄蕊多數；子房線形，心皮 2。蒴果線狀圓柱形，熟時由基部向上開裂。

分佈 生於山谷濕地、村旁或水溝邊。分佈於東北、華北、西北及山東、江蘇、江西、四川。

採製 花盛期採割地上部，曬乾或鮮用。

成分 含白屈菜碱 (chelidonine) 等多種生物碱。

性能 苦，涼，有毒。清熱解毒，止痛，止咳。

應用 用於胃炎，胃潰瘍，腹痛，痢疾，黃疸。外用於水田皮炎。用量 3～9 g。

文獻 《滙編》上，293。

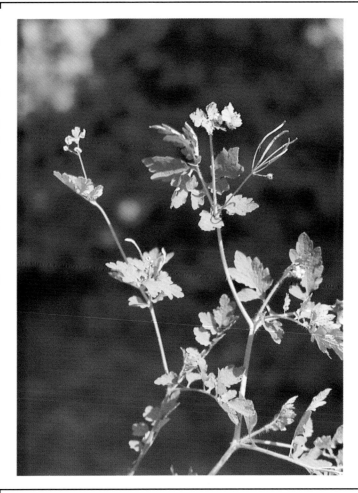

578 東北延胡索(元胡)

來源 罌粟科植物東北延胡索 Corydalis ambigua Cham. et Schltd. var. amuremsis Maxim. 的塊莖。

形態 多年生草本，無毛。塊莖球形。葉具細柄，2 回三出全裂，末回裂片橢圓形、狹倒卵形或狹卵形。總狀花序頂生；苞片卵形或狹卵形；花瓣淡紫紅至藍色，上花瓣長約 1.2 cm，頂端微凹，無短尖，距圓筒形。蒴果條形。

分佈 生於山地林下、林邊或溝谷陰處，腐植層厚的土壤中。分佈於東北地區。

採製 5～6 月間莖葉枯萎時採挖塊莖。搓掉浮皮，入開水燙煮至內無白心，撈出曬乾。

成分 含多種原小檗碱型生物碱及原阿片碱 (protopine)。

性能 辛、苦，溫。活血，散瘀，理氣，止痛。

應用 用於心腹腰膝痛，月經不調，產後血暈，跌打損傷。用量 15～25 g。

文獻 《大辭典》上，1850。

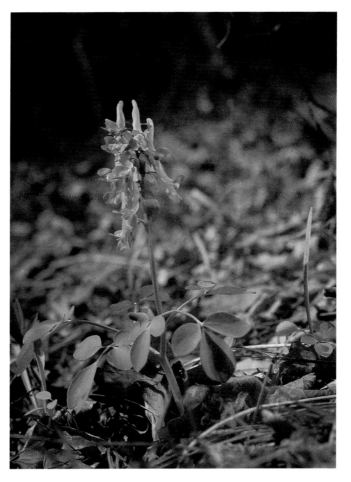

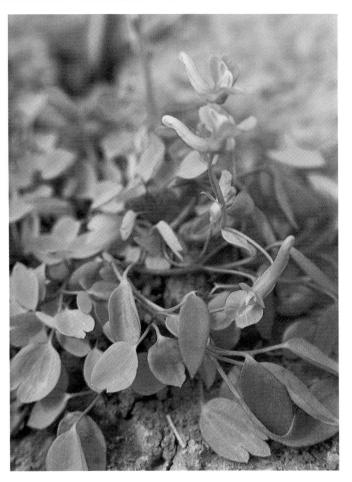

579 土元胡

來源 罌粟科植物徐洲延胡索 Corydalis hsuchowensis Lian nov. ined. 的塊莖。

形態 多年生草本，高 8〜15 cm。塊莖圓柱狀，黃色。具鱗片葉 1〜2。莖從基部或鱗片葉腋中生出小分枝。葉具長柄，1〜2回三出複葉，小葉卵狀橢圓形或寬橢圓形，頂端鈍尖或櫛狀分裂。總狀花序；苞片長橢圓形或卵狀披針形，全緣或少有細裂；花萼小，早落；花冠上淡藍色花瓣先端微凹，凹部中央有小突尖；雄蕊 6。蒴果卵狀橢圓形，長 0.6〜1 cm。

分佈 生於山坡巖石邊。分佈於山東、江蘇、安徽。

採製 5〜6 月採挖，置開水中煮約 5 分鐘，撈起曬乾。

成分 含 l-四氫黃連鹼（l-tetrahydro-coptisine）等多種生物鹼。

性能、應用 見元胡項。

580 齒瓣延胡索（元胡）

來源 罌粟科植物齒瓣延胡索 Corydalis remota Fisch. ex Maxim. 的塊莖。

形態 多年生草本，高 10〜20 cm。塊莖扁圓球狀，內黃色；莖生葉互生，2 回三出深裂或全裂，小裂片披針形、窄卵形或倒狹卵形，通常 2〜3 淺裂或齒裂。總狀花序多花，排列緊密；苞片闊披針形，常分裂，基部楔形；花藍紫色或紅紫色；花萼 2，早落；花瓣 4；雄蕊 6。蒴果線形。種子細小。

分佈 生於山地陰坡。分佈於東北及河北。

採製 5〜6 月採挖，置開水中煮約 5 分鐘，撈起曬乾。

成分 含延胡索乙素（l-tetrahydro-coptisine）等。

性能 辛、苦，溫。活血散瘀，利氣止痛。

應用 用於全身各部氣滯之痛，痛經，經閉，產後瘀阻，癥瘕，疝痛，跌撲傷。用量 3〜9 g。

文獻 《中藥誌》一，60。

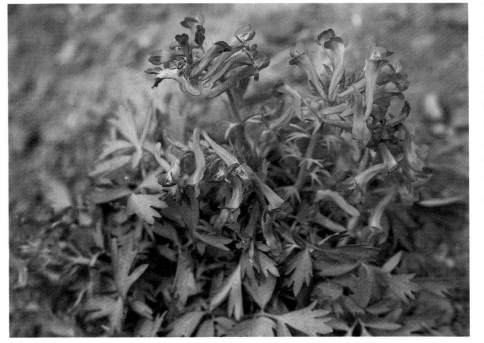

581 博落回

來源 罌粟科植物博落回 Macleaya cordata (Willd.) R. Brown 的全株。

形態 多年生大型草本或近灌木狀。莖圓柱形，有白粉，中空，有黃色汁液。單葉互生，廣卵形，常 5～7 掌狀分裂，下面白色，密被細毛。圓錐花序，花梗細弱，下垂，紫紅色，苞片膜質；萼片 2，黃白色，無花瓣；雄蕊 20～36；花柱短，柱頭 2 裂。蒴果長圓形，柱頭宿存。種子 4～6。

分佈 生於山坡或草叢中。分佈於長江以南及河北、陝西、甘肅。

採製 夏秋採割，曬乾。

成分 含普洛托品 (protopine) 等多種生物碱。

性能 苦，寒，有大毒。祛風解毒，散瘀消腫，殺蟲。

應用 外用於跌打損傷，風濕痛，癰癤腫毒，下肢潰瘍，濕疹，陰道滴蟲。本品有毒，不作內服。

文獻 《滙編》上，811。

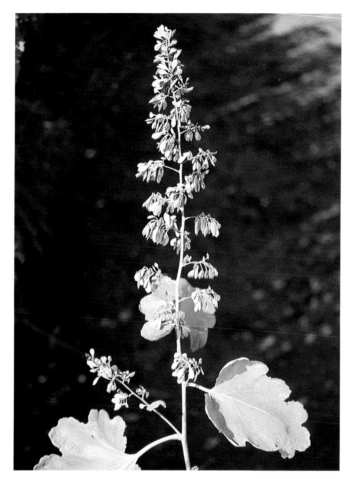

582 小果博落回（博落回）

來源 罌粟科植物小果博落回 Macleaya microcarpa (Maxim.) Fedde 的全株。

形態 多年生大型草本或近灌木狀。莖圓柱形，有白粉，中空，有黃色汁液。單葉互生，廣卵形，常 5～7 掌狀分裂，下面白色，密被細毛。圓錐花序，花梗細弱；苞片膜質；萼片 2，黃白色，無花瓣；雄蕊 8～12；蒴果近圓形；具 1 種子。

分佈 生於山坡、谷地、路旁。分佈於湖北、四川、陝西。

採製、成分、性能、應用等， 見博落回。

文獻 《滙編》上，812。

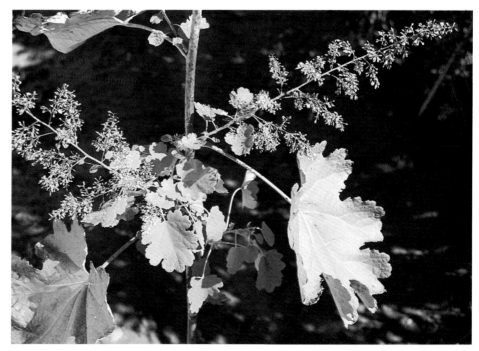

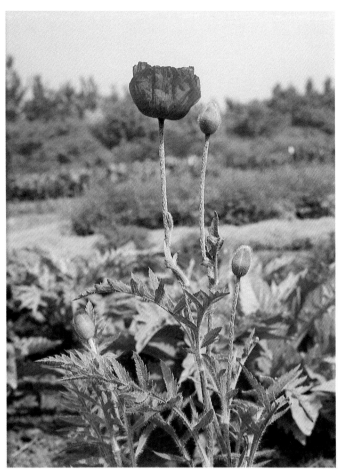

583 東方罌粟

來源 罌粟科植物東方罌粟 Papaver orientalis L. 的果實及全草。

形態 多年生草本，高 70～100 cm，全株被硬毛。葉羽狀半裂，長 30 cm，長圓狀披針形，先端齒尖銳。花單生莖頂，花梗具粗糙緊貼白色柔毛，花大，直徑 10～15 cm，無苞片；萼片 2，早落；花瓣 4～6，有時重瓣，倒卵形，紅色，基部具各種顏色斑點。雄蕊多數；柱頭 11～15。蒴果近球形。

分佈 原產地中海。中國庭園有栽培。

採製 夏秋採。

成分 含生物鹼。

性能 鎮痛，鎮咳，止瀉。

應用 用於咳嗽，腹痛等適量。

附註 調查資料。

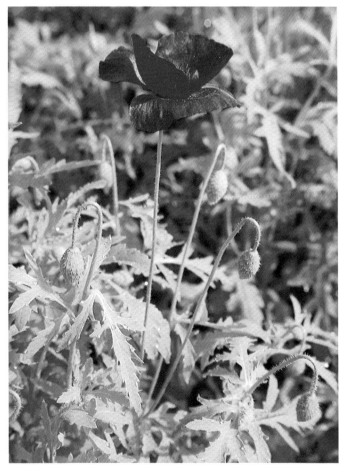

584 麗春花

來源 罌粟科植物虞美人 Papaver rhoeas L. 的花、果實或全草。

形態 一年生草本，高 30～80 cm，全株密被粗毛。葉互生，羽狀深裂，裂片披針形或線狀披針形，頂端急尖，邊緣有粗鋸齒，兩面有糙毛。花蕾卵球形，未開放時下垂；萼片 2，橢圓形；花瓣 4，寬倒卵形或近圓形，紫紅色，基部常有深紫色斑；雄蕊多數，花絲深紅紫色；雌蕊倒卵球形，柱頭輻射狀。蒴果半圓柱狀。

分佈 全中國各園林多有栽培。

採製 春夏花時採收。

成分 全草含麗春花定鹼 (rhoeadine) 等多種生物鹼。種皮含嗎啡 (morphine)、那可汀 (narcotine) 等。

性能 澀，溫。鎮咳，鎮痛，止瀉。

應用 用於咳嗽，腹痛，痢疾。用量 10～15 g；花 1.5～3 g。

文獻 《大辭典》上，2131。

585 草大青（板藍根）

來源 十字花科植物草大青 Isatis indigotica Fort. 的根。

形態 二年生草本，高 40～90 cm，全株無毛或稍有柔毛。主根灰黃色。莖直立，上部多分枝，稍帶粉霜。基生葉長圓形，有柄，莖生葉長圓形或長圓披針形，基部垂耳圓形，半抱莖，全緣或有不明顯鋸齒。總狀花序，花黃色。短角果頂端圓鈍或截形。

分佈 生於肥沃沙質壤土，耐寒，怕水浸。分佈於長江流域、江蘇、甘肅有栽培。

採製 初冬可採根，曬乾。

成分 含靛甙 (indoxyl -β- glucoside)。

性能 苦、寒。清熱解毒，涼血。

應用 用於流感，乙腦，流腦，流行性腮腺炎，急性傳染性肝炎等。用量 9～30 g。

文獻 《滙編》上，497。

附註 本品葉（大青葉）及加工製品（青黛）均入藥。

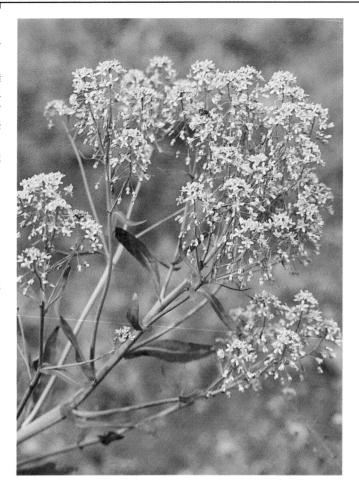

586 辣木

來源 辣木科植物辣木 Moringa oleifera Lam. 的根、樹皮及葉。

形態 喬木，高約 10 m。樹皮軟木質。根辛辣味。3 回羽狀複葉，羽片 4～6 對，小葉 6～9 對，卵形至橢圓形，下面蒼白色。圓錐花序，苞片線形；萼管狀，5 裂；花瓣 5，白色，有香味；雄蕊 2 輪，5 枚發育；子房有毛，柱頭細小。莢果長 20～50 cm，下垂，3 瓣裂，每瓣有肋紋 3 條。種子 3 棱形，棱上有膜質翅。

分佈 原產印度。廣東、海南、廣西有栽培。

採製 根、樹皮、葉全年可採，鮮用或曬乾。

性能 根辛，涼。收斂，止血。葉消腫毒。

應用 根用於腹瀉，胃腸炎，外傷止血。葉外用於消癰腫，瘡毒等。用量 5～10 g。葉外用適量。

附註 調查資料。

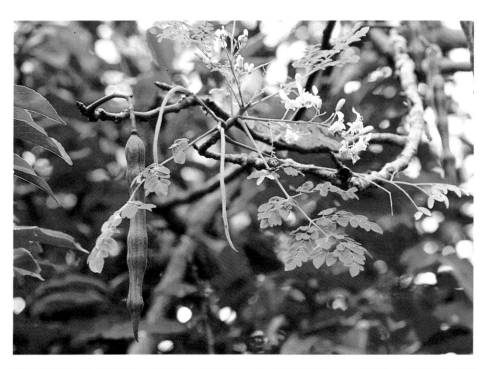

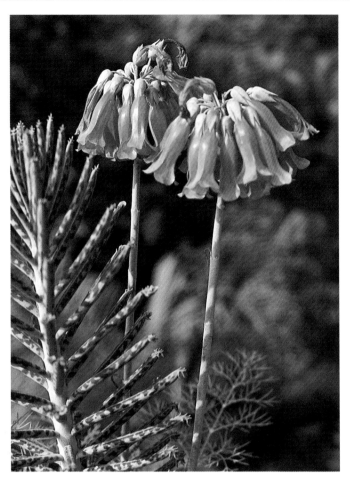

587 洋吊鐘

來源 景天科植物洋吊鐘 Kalanchoe verticilata Elliot 的莖葉。

形態 多年生草本，高可達 1 m，全株光滑，莖單生，直立。葉對生或輪生，長線形，近圓柱狀，無柄，淡綠色，有紫褐色斑點，先端常萌發小植株。聚傘花頂生，倒垂，花赤橙色或深紅色，花萼 4 裂；花冠高腳碟狀，4 裂；雄蕊 8，2 列。

分佈 生於村旁或栽培於庭園。分佈於華南。

採製 全年可採。洗淨鮮用。

性能 酸，涼。清熱解毒。

應用 外用於燒燙傷，外傷出血，瘡癤紅腫。外用適量。

文獻 《廣西本草選編》下，1466。

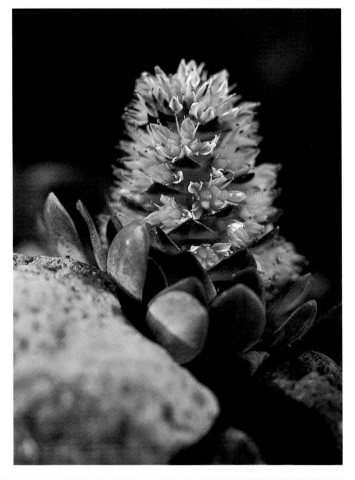

588 鈍葉瓦松

來源 景天科植物鈍葉瓦松 Orostachys malacophyllus (Pall.) Fisch. 的去根全草。

形態 二年生草本，第一年植株蓮座狀，蓮座葉全緣，長圓狀披針形，第二年自蓮座葉叢中抽出花莖，高 10－30 cm。莖生葉互生。花序穗狀或總狀；花瓣 5，白帶綠色；雄蕊 10；心皮 5。種子卵狀長圓形。

分佈 生山坡林下，多石質山坡。分佈於東北、華北。

採製 夏、秋季採挖，去泥土及根，晾乾。

成分 含草酸。

性能 酸，平。有毒。止血通經，止痢斂瘡。

應用 用於瀉痢，便血，痔瘡出血，功能性子宮出血。外用於諸瘡癤腫。用量 1.5～3 g。外用鮮品適量。

文獻 《大辭典》上，398；《長白山植物藥誌》，490。

589 常山

來源 虎耳草科植物常山 Dichroa febri-fuga Lour. 的根。

形態 落葉灌木。嫩枝被毛，節明顯。葉橢圓形，邊緣有鋸齒，嫩時兩面均被毛。圓錐聚傘花序傘房狀，頂生或腋生，花淡藍色，萼齒 5～6；花瓣 5～6；雄蕊 10～12。漿果近球形。

分佈 生於山地、溝邊林下。分佈於華南、西南、華東、華中。

採製 秋季採，曬乾。

成分 含黃常山碱甲、乙、丙 (α，β，r-dichroine)、常山碱 (febrifugine)、異常山碱 (isofebrifugine) 等。

性能 苦，微寒。有毒。截瘧，解熱。

應用 用於間日瘧，三日瘧，惡性瘧。用量 5～10 g。孕婦慎服。

文獻 《中藥誌》二，515。

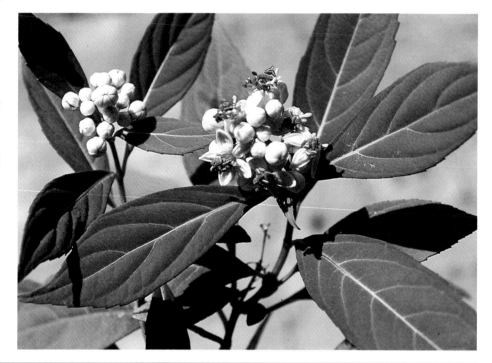

590 八仙花

來源 虎耳草科植物繡球 Hydrangea macrophylla (Thunb.) Ser. 的根、葉及花。

形態 落葉灌木。葉對生，橢圓形至寬卵形，葉緣除基部外有粗鋸齒，無毛或下面脈上有粗毛。傘房花序頂生，有柔毛；花全為不孕性，成大的圓球形，白色、粉紅色或藍色；萼片 4，濶卵形或圓形。

分佈 中國各地園林多有栽培。

採製 春夏季採收。

成分 根含白瑞香素 (daphnetin)；花含芸香甙 (tufin) 等。

性能 苦、微辛，寒，有小毒。

應用 用於瘧疾，心熱驚悸，煩燥，又用於心臟病。用量 10～14 g。外用適量。

文獻 《大辭典》上，45。

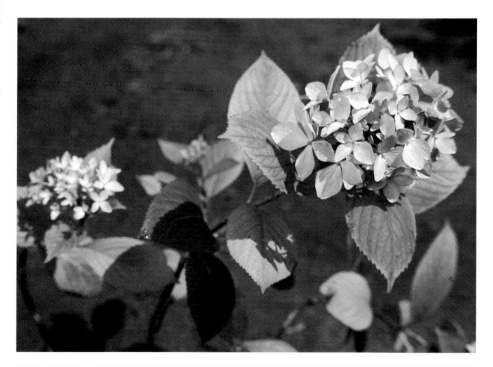

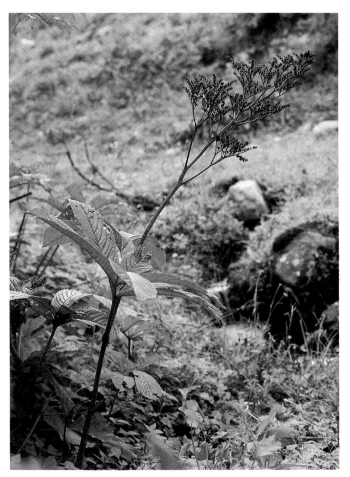

591 蛇疙瘩

來源 虎耳草科植物羽葉鬼燈檠 Rodgersia pinnata Franch. 的根狀莖。

形態 多年生草本，高達 1.5 m。根狀莖近橫生，有棕褐色鱗片。莖直立，帶紫色。奇數羽狀複葉，互生，有長柄；小葉片對生，莖下部葉的側生小葉常密集成輪生狀，小葉邊緣具鋸齒，兩面被粗毛。圓錐花序頂生，花芳香，黃白色。花萼 5，無花瓣；雄蕊 10，比萼片稍長；心皮 2，基部合生。蒴果，先端有外彎短喙。種子細小。

分佈 生於山地、溪谷邊陰濕地。分佈於湖北及西南。

採製 夏秋採收，曬乾。

性能 苦、微甘、澀，平。消炎止痢，調經止痛，止血。

應用 用於腸炎，菌痢，月經不調、痛經，風濕疼痛，骨折，跌打瘀血腫痛。用量 15～25 g。

文獻 《滙編》下，575。

592 海桐花

來源 海桐花科植物海桐 Pittosporum tobira (Thunb.) Ait. 的枝、葉。

形態 常綠灌木或小喬木，高達 6 m。嫩枝被褐色柔毛。葉聚生於枝頂，革質，嫩葉兩面被柔毛，倒卵形或倒卵狀披針形，深亮綠色，全緣。傘房狀傘形花序，密被黃褐色柔毛；花白色，芳香，萼片，花瓣均離生；雄蕊二型，少於 25 個，退化雄蕊花絲長 2～3 mm，正常雄蕊花絲長 5～6 mm。側膜胎座 3。蒴果圓球形，有稜，3 爿裂，木質，具橫格。

分佈 長江以南濱海各省栽培。

採製 採枝、葉曬乾。

成分 樹皮含 (edergenin)。

性能 微甘，涼。清熱除濕，解毒，活血消腫。

應用 用於疝氣，止痛。外洗疥瘡。用量 25～50 g。

文獻 《中國藥用植物綱要》上，279。

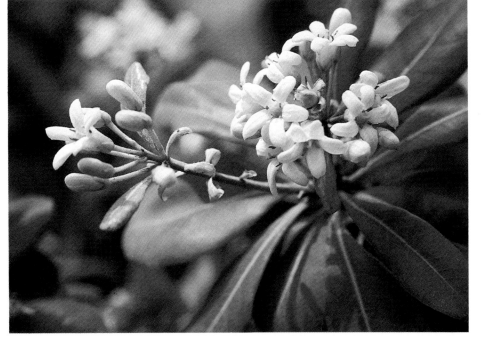

593 黃龍尾（龍芽草）

來源 薔薇科植物黃龍尾 Agrimonia pilosa Ldb. var. nepalenis (D.Don) Nakai 的全草。

形態 多年生草本，高 30～120 cm。莖下部密被粗硬毛。小葉 7～9，倒卵形或卵狀披針形，有鋸齒，上面脈上被長硬毛，脈間密被柔毛。總狀花序被毛，苞片 3 深裂，萼片 5，花瓣 5，黃色；雄蕊 5～15；花柱 2。果實倒圓錐狀。

分佈 生於溪旁、草地或疏林中。分佈於華北、華東、西北及西南。

採製 夏秋採、切段曬乾。

成分 含仙鶴草素 (agrimonin) 等；冬芽含仙鶴酚 (agrimopholum)。

性能 苦澀，平。收斂止血，消炎止痢。冬芽驅蟲。

應用 用於嘔血，咯血，衄血，便血，痢疾，胃腸炎，腸道滴蟲。外用於癰癤疔瘡。冬芽治絛蟲病。用量 10～30 g，外用適量。

文獻 《滙編》上，277。

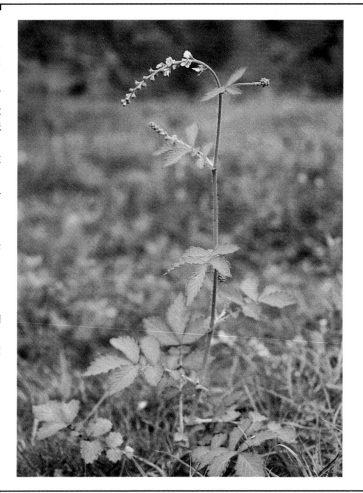

594 木桃（木瓜）

來源 薔薇科植物毛葉木瓜 Chaenomeles eathayensis (Hemsl.) Schneid. 的果實。

形態 落葉灌木或小喬木，高 2～6 m。枝有刺，枝條堅硬，單葉互生，葉片橢圓形或卵狀披針形，邊緣有芒狀細鋸齒，托葉腎形、耳形或半圓形。花先葉開放，2～3 朵簇生，萼筒鐘狀，萼片 5，直立，全緣或有淺齒，花瓣 5，淡紅色或白色，倒卵形或近圓形，雄蕊多數，花柱基部被毛。果實卵圓形。

分佈 生於山坡、林緣，也有栽培。分佈於中南、西北、西南。

採製 果熟採摘，縱剖成 2 或 4 瓣，曬乾。

成分 含還原糖、蘋果酸、果膠酸等。

性能 酸、澀，溫。舒筋活絡，和胃化濕。

應用 用於風濕痺痛，腳氣腫痛，菌痢，吐瀉，腓腸肌痙攣等。用量 6～9 g。

文獻 《中藥誌》三，213。

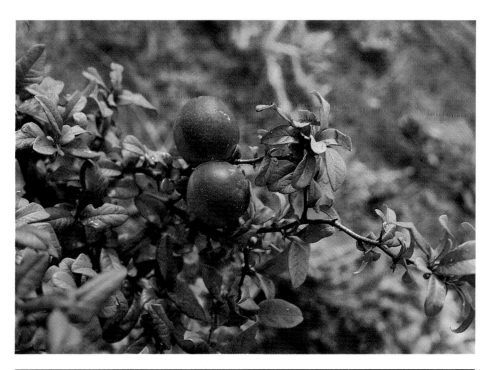

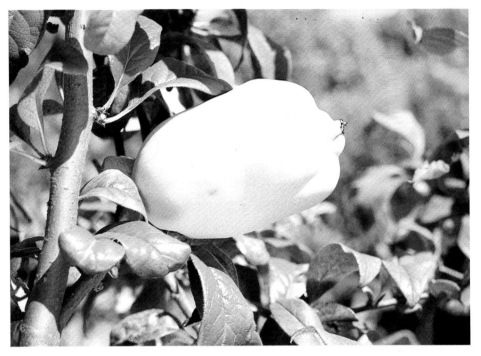

595 光皮木瓜(木瓜)

來源 薔薇科植物木瓜 Chaenomeles sinensis (Thouin) Koehne 的果實。

形態 落葉灌木或小喬木，小枝紫紅色或紫褐色，無刺。單葉互生，橢圓卵形或長橢圓形，邊緣有刺芒狀鋸齒，齒尖有腺，托葉卵狀披針形，膜質，邊緣具腺齒。花單生於葉腋，萼筒鐘狀，反折，花瓣淡粉紅色。果實長橢圓形，暗黃色，木質。

分佈 常見栽培。分佈於華東、華南及河南、陝西、湖北、湖南、貴州、四川。

採製 夏、秋二季果實綠黃色時採摘，縱剖 2 或 4 瓣，置沸水中燙後曬乾。

成分 種子含氫氰酸。

性能 酸、澀，溫。舒筋活絡，和胃化濕。

應用 用於風濕痺痛，腳氣腫痛，菌痢，吐瀉，腓腸肌痙攣。用量 6～9 g。

文獻 《中藥誌》三，213。

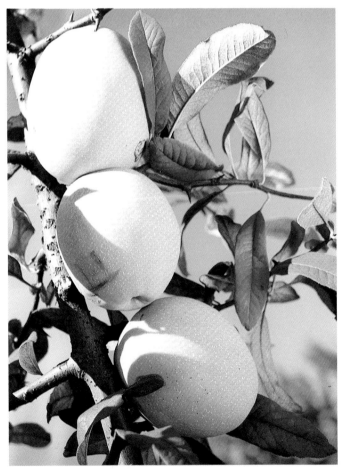

596 皺皮木瓜(木瓜)

來源 薔薇科植物皺皮木瓜 Chaenomeles speciosa (Sweet) Nakai 的果實。

形態 落葉灌木，高約 2 m。枝常具刺，無毛。葉互生，卵形至橢圓形，邊緣具鋸齒，尖有腺。花先葉或同時開放，常 3 朵簇生；萼筒鐘狀，外面無毛，內面密生柔毛；花瓣 5，淡粉紅色；雄蕊多數；花柱 5，基部合生。果實球形或卵圓形。

分佈 各地常見栽培。分佈於華東、中南、面北、西南及廣東。

採製 夏秋果綠黃色採摘，置沸水中燙至外皮灰白色，對半縱剖，曬乾。

成分 含還原糖、蔗糖等。鮮果含過氧化氫酶 (catalase) 等。

性能 酸、澀，溫。舒筋活絡，和胃化濕。

應用 用於風濕痺痛，腳氣腫痛，菌痢，吐瀉等。用量 6～9 g。

文獻 《中藥誌》三，213。

597 石楠

來源 薔薇科植物石楠 Photinia serrulata Lindl. 的葉。

形態 常綠灌木或小喬木，高 4～6 m。單葉互生，葉片革質，邊緣有疏生帶腺點的細鋸齒，下面有白粉。複傘房花序頂生，萼筒杯狀，萼片 5；花瓣 5；雄蕊多數；心皮 2。梨果卵圓形，頂端有宿存花萼。

分佈 生於曠野山坡、雜木林中或栽培。分佈於江蘇、浙江、湖南。

採製 夏季採收，洗淨，曬乾。或鮮用隨採隨用。

成分 含野櫻甙 (prunasin)，水解後產生氫氰酸，並含烏索酸 (ursolic acid) 等。

性能 辛、苦，平。有小毒。祛風止痛。

應用 用於頭風頭痛，腰膝無力，風濕筋骨疼痛。用量 3～9 g。

文獻 《滙編》下，185。

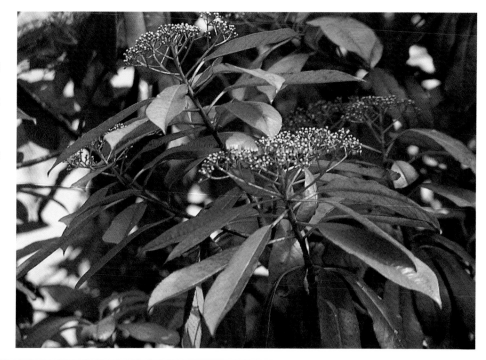

598 銀毛委陵菜

來源 薔薇科植物銀毛委陵菜 Potentilla fulgens Wall. 的根。

形態 多年生草本，高 10～40 cm，全株被黃白柔毛。基生葉叢生，單數羽狀複葉，小葉 13～23，橢圓形或倒卵形，有鋸齒，兩面均被毛，下面密被銀白色絲光毛。聚傘花序，花瓣 5，黃色；雄蕊多數。瘦果小，卵形，淺棕色，為乾燥花托所包被。

分佈 生於路邊、山地陽坡草叢中。分佈於四川、貴州、雲南、西藏。

採製 秋季採挖，洗淨，切片曬乾。

性能 苦、澀，寒。涼血止血，收斂止瀉。

應用 用於鼻衄，肺結核咯血，上呼吸道及消化道出血，痢疾，腸炎，消化不良，紅崩，白帶。外用於創傷出血，燒燙傷。用量 9～15 g，外用適量。

文獻 《滙編》上，800。

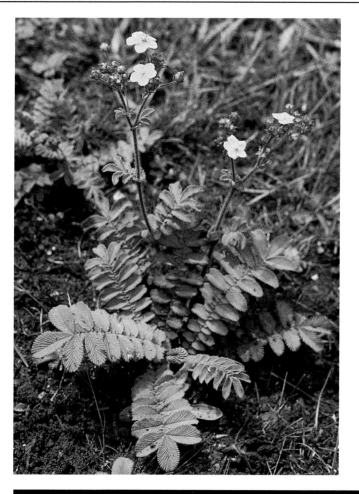

599　杏仁

來源　薔薇科植物杏 Prunus armeniaca L. 的成熟種子。

形態　落葉喬木，冬芽簇生，開花時大部分脫落。葉互生，具長柄，葉片寬卵圓形或近圓形，基部圓形或近心形，先端具短尖頭，邊緣具圓鈍鋸齒。花單生，無柄或具極短的柄。核果心狀卵圓形，果肉多汁，成熟時不開裂。

分佈　多栽於低山地或村邊。分佈於東北、華北、西北。

採製　夏季果實成熟後採摘，去果肉及核，取種子曬乾。

成分　含杏仁貳(amygdalin)，苦杏仁酶(emulsin)及脂肪油(杏仁油)。

性能　苦，溫。有小毒。止咳，平喘，通便。

應用　用於咳嗽，氣喘，便秘。用量 4.5～9 g。

文獻　《中藥誌》三，78。

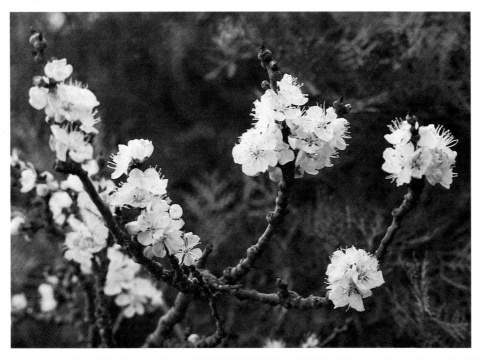

600　臭李子

來源　薔薇科植物稠李 Prunus padus L. 的果實。

形態　喬木，高達 15 m。小枝有稜，有短柔毛或無毛。葉卵圓形，邊緣有銳鋸齒，托葉條形。總狀花序下垂；萼筒杯狀，裂片卵形，花後反折；花瓣白色。核果球形，成熟時黑色。

分佈　生於山坡雜木林中。分佈於東北、內蒙古、河北、河南、山西、陝西、甘肅。

採製　秋後果熟時採收，陰乾。

性能　苦、澀，平。澀腸止瀉，平肝和胃。

應用　用於腹瀉，痢疾，胸腹脹痛，消化不良。用量 15～25 g。

文獻　《原色中國本草圖鑑》第 20 冊。

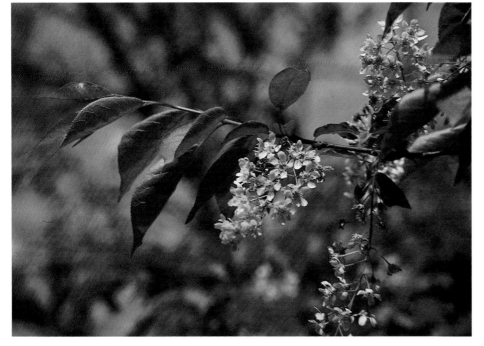

601 毛櫻桃（郁李仁）

來源 薔薇科植物毛櫻桃 Prunus tomentosa Thunb. 的種子。

形態 落葉灌木，枝條開張。幼枝密生黃絨毛，芽通常3個並生。單葉互生，或於短枝上簇生，葉片倒卵形至寬橢圓形，上面多皺有毛，下面密被柔毛。花單生或兩朵並生，花梗短；花瓣白色，初時淡粉色。核果球形，深紅色略帶黃色，稍被短柔毛，核球形或橢圓形。

分佈 生向陽山坡，林中。分佈於東北、華北、山東、河南、陝西、甘肅、江蘇、四川、雲南、西藏。

採製 夏末果實成熟後採，搓去果肉，去核。

成分 含油。

性能 辛、苦，平。緩瀉，利尿。

應用 用於大便秘結，水腫，尿少。用量4～9 g。

文獻 《中藥誌》三，87。

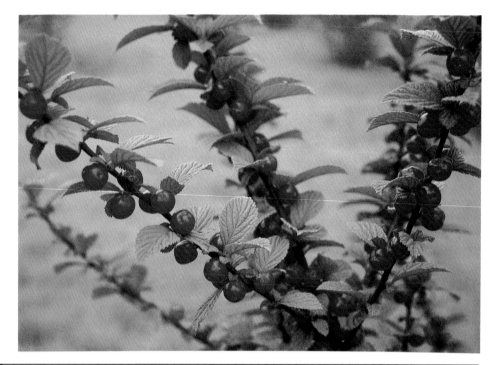

602 十姐妹

來源 薔薇科植物十姐妹 Rosa multiflora Thunb. var. platyphylla Thory 的根。

形態 落葉灌木，莖細長，攀援，有刺。奇數羽狀複葉，互生；小葉5～7，橢圓形至卵圓形；托葉梳狀分裂。圓錐狀傘房花序；萼片卵形，外面有腺體；花冠深紅色，重瓣；雄蕊多數；雌蕊多數，花柱無毛，結合成柱狀，常與雄蕊等長。薔薇果球形。

分佈 中國各地多有栽培。

採製 秋季挖根，曬乾。

性能 苦、微澀，平。祛風活血，清熱解毒。

應用 用於跌打損傷，黃疸。用量15～30 g。外用適量。

文獻 《大辭典》上，0024。

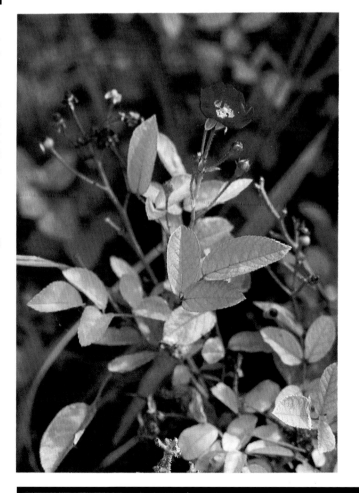

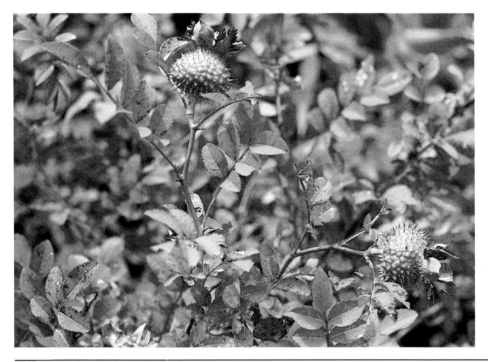

603 刺石榴

來源 薔薇科植物峨嵋薔薇 Rosa omei-ensis Rolfe. 的果。

形態 灌木。小枝常密生刺毛及較長皮刺。奇數羽狀複葉，互生，葉柄和葉軸具皮刺和腺毛；小葉 9～17。花白色，直徑 2.5～3.5 cm，單生，無苞片；花梗和花托均平滑；萼片 4，披針形；花瓣 4，倒心形；雄蕊多數；心皮多數，稍超出萼筒。薔薇果梨形，鮮紅色，果梗粗厚黃色，頂端具宿存花萼，內有瘦果多數，果有宿存花柱，全體被毛。

分佈 生於高山混交林下或灌叢中。分佈於陝西、甘肅、青海、湖北及西南。

採製 果熟時採，去果柄及宿萼，曬乾。

成分 果含維生素 C。

性能 微酸、苦，平。止血，止痢。

應用 用於吐血，衄血，崩漏，白帶，痢疾。用量 10～20 g。

文獻 《滙編》下，367。

604 硬枝黑鎖梅

來源 薔薇科植物灰毛果莓 Rubus nive-us Thunb. 的根或葉。

形態 落葉小灌木。枝、葉柄及花序均具刺，枝被絨毛。奇數羽狀複葉，小葉 5～11，濶卵圓形或菱狀披針形，頂生小葉最大，菱形或 2～3 裂，有重鋸齒或粗鋸齒，下面白色、有細絨毛。聚傘花序，花小，萼片 5，披針形或卵狀三角形；花瓣 5，桃紅色，倒卵形，基部有短爪；雄蕊多數。聚合果扁球形，紅色，熟時紫黑色，密被絨毛。

分佈 生於山坡、灌叢中。分佈於西南各省區。

採製 根秋季採，洗淨，切片曬乾。

性能 微苦、澀，平。收斂，止血，止咳，消炎。

應用 用於脫肛，紅白痢，百日咳，月經不調。葉外用於毒蛇咬傷。用量 10～15 g。外用適量。

文獻 《大辭典》下，4852。

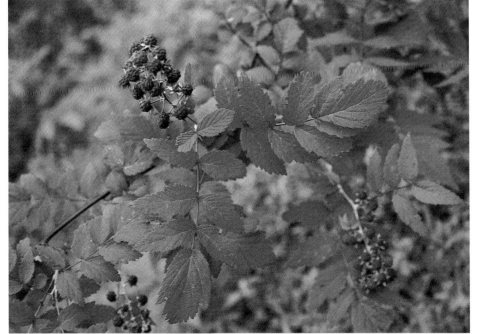

605 珍珠梅

來源 薔薇科植物東北珍珠梅 Sorbaria sorbifolia (L.) A. Brown 的莖皮、枝和果穗。

形態 落葉灌木，高達 2 m。奇數羽狀複葉，葉柄基部托葉 1 對，披針形，小葉 11～17，廣披針形或長圓狀披針形，先端長漸尖或尾狀，有尖銳重鋸齒；圓錐花序大而密集，總花梗及花梗被星狀毛及柔毛；萼片 5，花瓣 5，卵圓形；雄蕊多數。蓇葖果長圓形。

分佈 生於山坡疏林、村邊灌叢中。分佈於東北、華北及陝西。

採製 春秋採莖皮、枝、曬乾。秋冬採果穗，曬乾，研粉。

成分 含 β-苯丙胺。

性能 苦，寒，有毒。活血散瘀，消腫止痛。

應用 用於骨折，跌打損傷，關節扭傷紅腫疼痛，風濕性關節炎。用量莖皮、果穗 0.6～1.2 g；枝 10～15 g。外用適量。

文獻 《滙編》上，578。

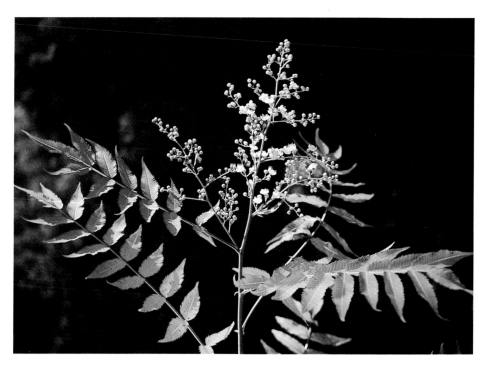

606 空心柳

來源 薔薇科植物柳葉繡線菊 Spiraea salicifolia L. 的全株。

形態 直立灌木，高 1～2 m。莖圓柱形，光滑。葉互生，卵狀披針形至披針形，長 4～8 cm，寬 1～2.5 cm。圓錐花序頂生，被細柔毛；花粉紅色；萼片 5，管杯狀；花瓣 5；雄蕊多數；心皮 5，分離。

分佈 生於山地草叢，河流沿岸等處。分佈於東北及內蒙古、河北等地。

採製 夏季花、莖葉盛時採收，曬乾。

性能 苦，平。通經，活血，通便，利水。

應用 用於閉經，便結腹脹，小便不利，跌打損傷。用量 20～25 g。

文獻 《大辭典》上，3065。

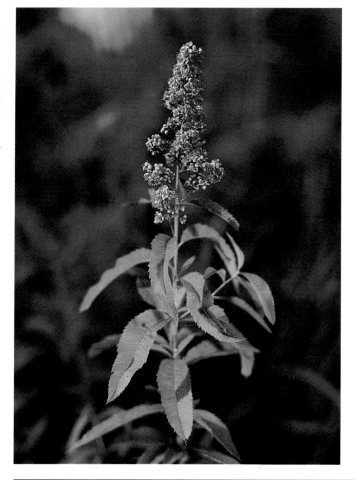

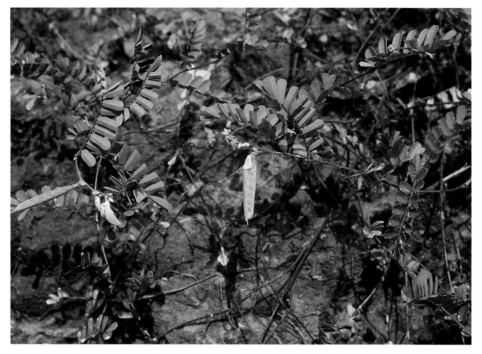

607 雞骨草

來源 豆科植物廣州相思子 Abrus cantoniensis Hance 的全株。

形態 藤狀小灌木。嫩莖被毛。1 回偶數羽狀複葉，小葉 8～11 對，倒卵狀長圓形，兩面均被毛；小托葉鑽形。總狀花序腋生，花紫紅色；花萼鐘狀；花冠蝶形；雄蕊 9，單體。莢果扁平長圓形，被毛。

分佈 生於向陽山坡。分佈於華南及台灣。

採製 全年可採，摘去莢果，曬乾。

成分 含相思子鹼 (abrine)、廣州相思子三醇 (cantoniensistriol)、甘草甜素 (glycyrrhizin) 等。

性能 甘、淡，涼。清熱利濕，舒肝止痛。

應用 用於肝炎，肝硬化，胃痛。外用於乳腺炎。用量 30～60 g。外用適量。

文獻 《滙編》上，430；*Planta Med.* (1982：46)，52。

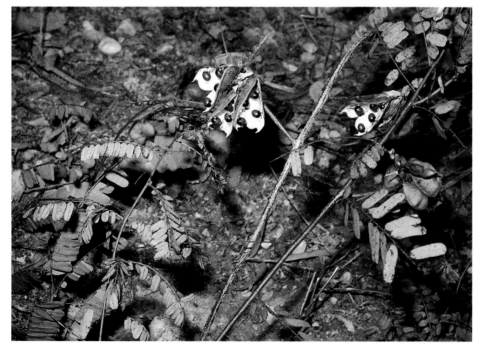

608 相思子

來源 豆科植物相思子 Abrus precatorius L. 的種子、根、莖、葉。

形態 纏繞性藤本。嫩莖被毛。雙數羽狀複葉，小葉 8～20 對，長圓形，下面被毛。總狀花序腋生，花紫紅色；萼 4 裂；花冠蝶形；雄蕊 9，單體。莢果長圓形，稍腫脹。種子一端紅色，另一端黑色。

分佈 生於山地灌木叢中。分佈於華南及福建、台灣、雲南。

採製 夏秋季採，分別曬乾。

成分 種子含相思子鹼 (abrine)、相思子毒蛋白 (abrin) 等。根、莖、葉含甘草酸 (glycyrrhizic acid) 等。

性能 種子苦，平。有毒。殺蟲。根、莖、葉甘，平。清熱利尿。

應用 種子外用於疥癬。根、莖、葉用於肝炎。用量 6～15 g。外用適量。

文獻 《滙編》下，423。

609 海紅豆

來源 豆科植物海紅豆 Adenanthera pavonina L. 的種子。

形態 落葉喬木,高6~10 m。2回羽狀複葉,有羽片3~12對,近互生或對生;小葉8~14,互生,長圓形或卵形,兩面被柔毛。圓錐花序,花小,白色或淡黃色,萼很短,被毛;花瓣5,披針形,長約3 mm,基部稍合生;雄蕊10,分離,雄蕊與花冠等長或稍長;子房被柔毛;花柱絲狀。莢果帶狀,開裂時彎曲而旋卷。種子鮮紅色。

分佈 生於林中或山溪溝邊和山坡,亦有栽植。分佈於廣東、廣西、雲南。

採製 採收成熟果實,剝取種子曬乾。

成分 含衛矛醇 (dulcitol) 等。

性能 甘,微寒。有小毒。

應用 用於花癬,頭面游風,人黑皮皯黷。根有催吐,瀉下作用。葉有收斂作用。

文獻 《大辭典》下,3983。

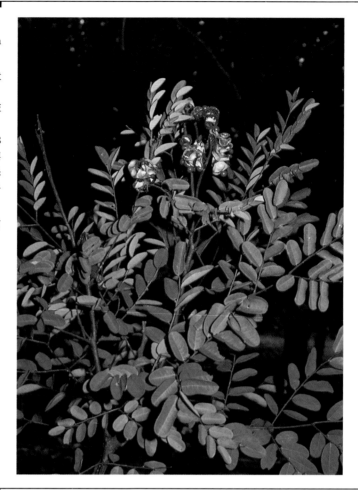

610 合歡皮

來源 豆科植物合歡 Albizzia julibrissin Durazz. 的樹皮。

形態 落葉喬木,高達10 m。樹幹灰黑色;小枝無毛,有稜角。2回羽狀複葉,互生,羽片5~15對,小葉片鐮狀長方形,先端短尖,基部截形,不對稱,全緣;托葉線狀披針形。頭狀花序生於枝端,總花梗被柔毛,花淡紅色,萼筒狀,5裂,外被柔毛。莢果扁平。

分佈 生於山坡、路旁,常栽於庭園。分佈於東北、華東、華南、西南及河北、河南、湖北。

採製 夏秋季採剝樹皮,曬乾。

成分 含皂甙、鞣質等。

性能 甘,平。解鬱,和血,寧心,消癰腫。

應用 用於心神不安,憂鬱失眠,肺癰,癰腫,瘰癧,筋骨扭傷等。用量5~15 g。

文獻 《大辭典》上,1879。

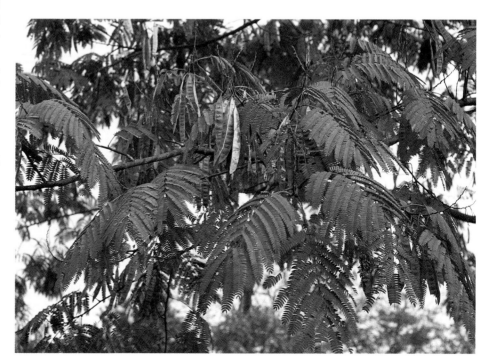

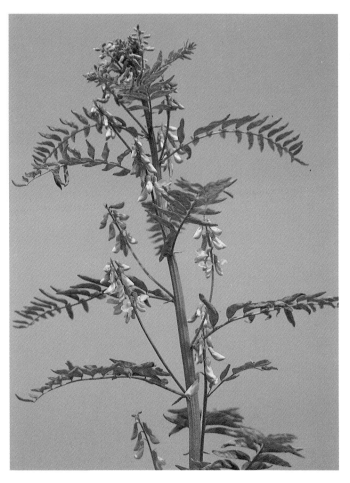

611 華黃芪（沙苑子）

來源 豆科植物華黃芪 Astragalus chi-nensis L. 的種子。

形態 多年生草本，高 20～100 cm。奇數羽狀複葉，小葉 21～31，線狀橢圓形或長橢圓形，長爲寬的 3～4 倍，下面被毛。總狀花序，苞片披針形；花萼鐘狀，萼齒短於萼筒；花冠黃色，翼瓣比龍骨瓣短小。莢果堅果狀，倒卵狀或橢圓狀球形，果皮硬革質，有短柔毛。種子腎形。

分佈 生於鹽碱地、沙質地或山地草地。分佈於東北、華北、山東、河南。

採製 秋冬採，去果皮，曬乾。

性能 苦，溫。補肝益腎，明目固精。

應用 用於肝腎不足，腰膝酸痛，肝腎陰虛頭昏，視物不清，遺精，早泄，尿頻，遺尿。用量 6～10 g。

文獻 《滙編》上，398。

612 濕地黃芪

來源 豆科植物濕地黃芪 Astragalus uliginosus L. 的根。

形態 多年生草本，高 30～90 cm。莖直立，1 至數個。奇數羽狀複葉，具 7～11 對小葉；小葉橢圓形至長圓形。莖上部腋生總狀花序；花密集多數，下垂，白綠色稍帶黃色；雄蕊 10；子房無毛。莢果長圓形，膨脹，內具假隔膜，2 室。

分佈 生於林緣草地。分佈於東北地區。

採製 春、秋季挖取，曬至半乾切段後再曬乾。

性能 甘，微溫。補氣升陽，托瘡生肌，利尿消腫。

應用 用於氣虛無力，癰瘡內陷或久潰不愈。用量 10～30 g。

文獻 《大辭典》下，4153，《長白山植物藥誌》，606。

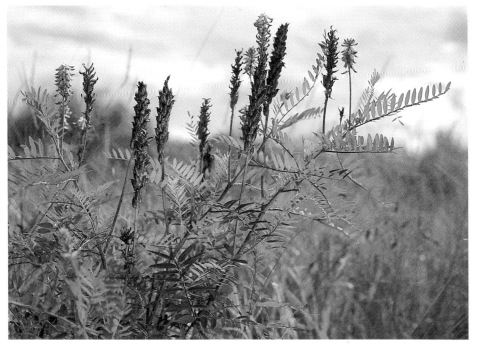

613 刀豆

來源 豆科植物刀豆 Canavalia gladia-ta (Jacq.) DC. 的種子、果殼、根。

形態 纏繞草質藤本。莖無毛或稍被毛。三出複葉，小葉寬卵形，無毛，側生小葉基部偏斜。總狀花序腋生，花淡紅或淡紫色；萼 5 裂；花冠蝶形；雄蕊 10，兩體 (9 +1)。莢果長方形。種子腎形，種皮紅色或褐色。

分佈 栽培。華東、華南、華中有栽培。

採製 秋季採，曬乾。

成分 種子含尿素酶、刀豆氨酸 (canav-anine) 等。

性能 甘，溫。種子溫中降逆，補腎。果殼活血通經，止瀉。根散瘀止痛。

應用 種子用於虛寒呃逆，腎虛腰痛。果殼用於久痢，閉經。根用於跌打損傷。用量種子 4.5～9 g，果殼、根 30～60 g。

文獻 《滙編》下，9。

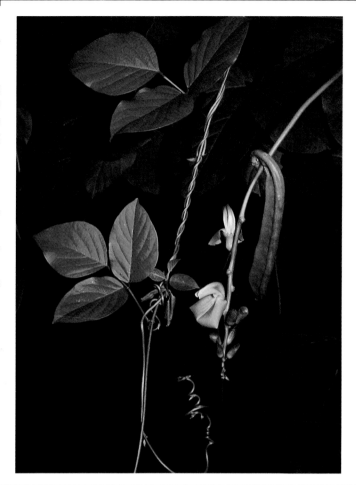

614 紅花錦雞兒

來源 豆科植物紅花錦雞兒 Caragana rosea Turcz. 的根。

形態 直立多枝矮小灌木，小枝有稜，無毛。小葉 4，假掌狀排列，長橢圓狀倒卵形，先端有尖刺，下面脈凸起，邊緣卷曲；托葉硬化或細針刺狀。花單生，花梗中部有關節；花萼近筒狀；花冠黃色，龍骨瓣白色或粉紅色，旗瓣狹，長橢圓狀倒卵形。莢果近圓筒形。

分佈 生於山坡、溝邊或灌叢中。分佈於東北及河北、河南、甘肅、江蘇、四川。

採製 初夏和秋末挖根，洗淨，去掉鬚根，剖去木心，切段。

性能 甘、微辛，平。健脾強胃，活血催乳，利尿通經。

應用 用於虛損勞熱，陽虛咳喘，淋濁白帶。用量 15～30 g。

文獻 《大辭典》上，2073。

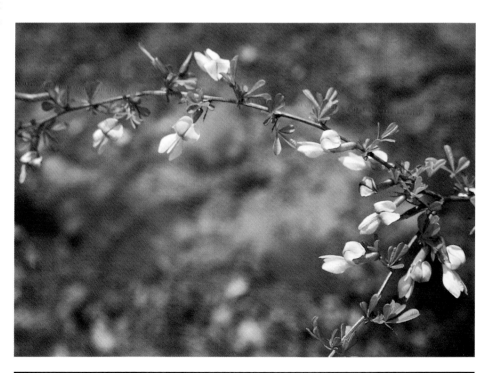

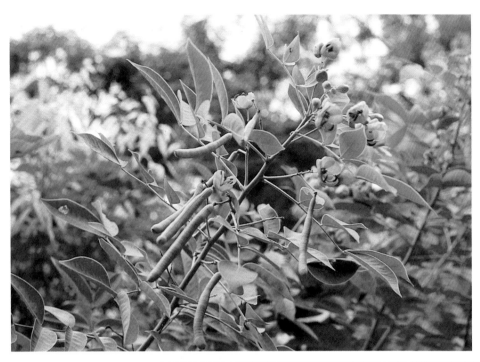

615 光葉決明

來源 豆科植物光葉決明 Cassia flori-bunda Cav. 的根、葉及果實。

形態 直立灌木，高達 2 m，全株無毛。葉互生，偶數羽狀複葉，小葉 4～6 對，葉軸上每對小葉之間有一圓柱狀腺體。短繖房狀或頂生圓錐花序，腋生；萼片 5，不等長，花瓣 5，黃色；能育雄蕊 6；子房彎曲，花柱短。莢果圓柱狀，熟時多少膨脹。

分佈 生於山坡路旁、疏林下半陰濕地。廣東、廣西、雲南有栽培。

採製 夏秋可採，去雜質、曬乾。

性能 苦、澀，涼。清熱通便，明目。

應用 用於感冒，角膜雲翳，慢性結膜炎，胃痛，喉痛，牙痛，便秘。種子有驅蛔蟲的作用。用量 3～10 g。

文獻 《滙編》下，766。

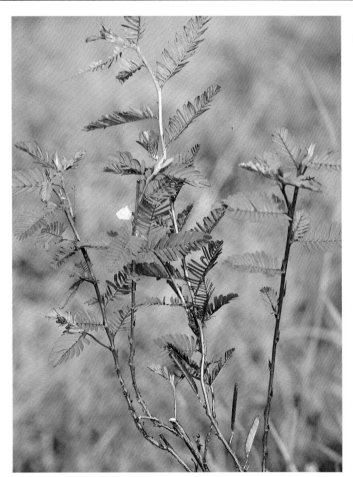

616 鐵箭矮陀

來源 豆科植物大葉山扁豆 Cassis les-chenaultiana DC. 的全草或根。

形態 多年生亞灌木狀草本，植物體密被毛。偶數羽狀複葉，小葉 10～25 對，長 7～15 mm，寬 1.5～4 mm，托葉較大，多脈。花腋生，1～2 朵，萼片 5，小而狹窄，頂端漸尖，邊緣膜質；花瓣 5；能育雄蕊 10，不等長。莢果長鐮形，扁平。

分佈 生於山坡、草叢中。分佈於長江以南各省區。

採製 秋冬採，洗淨，曬乾。

成分 果實含蘆薈大黃素 (aloe-emo-din)。

性能 微苦、澀，平。清熱平肝，安神。

應用 根用於痢疾，白內障，角膜混濁，失眠，癩皮病。全草用於便秘，疔瘡。用量 25～50 g。

文獻 《滙編》下，517。

617 蝶豆

來源 豆科植物蝴蝶花豆 Clitoria terna-tea L. 的根。

形態 纏繞草本。莖被毛。1回羽狀複葉，小葉 5〜9，卵形，兩面均被毛，托葉披針形，小托葉針狀。花藍色，單生，腋生；萼 5 裂；花冠蝶形；雄蕊 10，兩體 (9＋1)。莢果條狀。

分佈 栽培。華南有栽培。

採製 秋季採，曬乾。

成分 全株含皂甙 (saponin)、類黃酮類 (flavonoids)、生物碱類 (alkaloids)，葉含山奈酚 -3- 葡萄糖苷 (kaempferol -3-glucoside)，花含翠雀素 3，3'，5'-三葡萄糖苷 (delphinidin 3, 3', 5'-triglucoside) 等。

應用 根有毒。為峻瀉劑，作瀉藥用。用量 0.3 g。

文獻 *C.A.* (1985：103)，157396b；《藥學雜誌》(1977：6)，649；《廣西藥園名錄》，160。

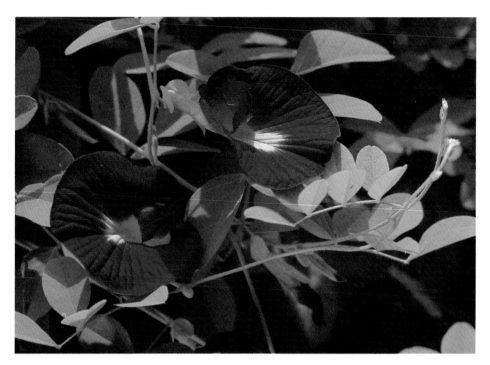

618 大豬屎豆

來源 豆科植物大豬屎豆 Crotalaria assamica Benth. 的根、葉、種子。

形態 亞灌木狀草本。嫩枝被緊貼的絲毛。葉為單葉，長圓形或倒披針狀長圓形，下面被緊貼的絲毛；托葉錐尖狀。總狀花序頂生，花黃色；萼 5 裂；花冠蝶形，雄蕊 10，單體，花藥 2 型。莢果腫脹，無毛。

分佈 生於山坡或林緣。分佈於華南、西南及台灣。

採製 夏秋季採，曬乾。

成分 含農吉利碱 (mucrotaline) 等。

性能 淡，微涼。清熱解毒，涼血降壓，利水，抗癌。

應用 根用於熱咳，吐血，降壓。葉用於心臟病，冠心病。種子用於鱗狀上皮癌，子宮頸癌。用量根、葉 30〜60 g。種子 3〜9 g。

文獻 《滙編》下，768；《廣西植物》1 (1982)，8。

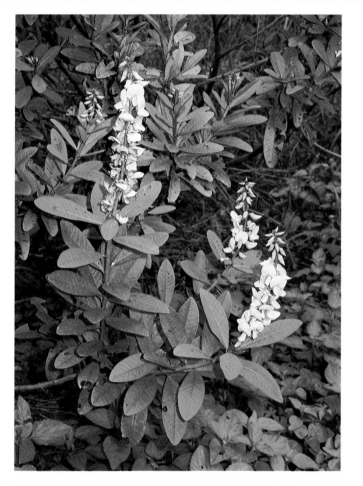

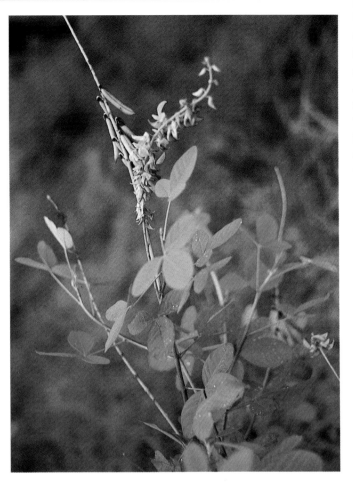

619 光萼豬屎豆

來源 豆科植物光萼豬屎豆 Crotalaria Zanzibarica Benth. 的全草、種子。

形態 半灌木狀草本，高約 1 m。葉互生，小葉 3，中間小葉略比側葉大，長橢圓形，長 6～12 cm。花序軸長，頂部花序軸光滑。黃色蝶形花成串生於枝頂，花萼無毛，近鐘形，5 齒裂近等長。花冠長於花萼一倍以上，龍骨瓣喙部不扭轉。莢果長圓形，長 3～4 cm，下垂。種子多數。

分佈 生於村邊、路旁灌木叢中。分佈於廣東、廣西。

採製 秋季採老莢果，曬乾取種子。全草全年可採、鮮用。

性能 種子甘、澀，平。補肝腎，明目，固精。全草苦、辛，平。清熱解毒，散結祛瘀。

應用 種子用於頭暈眼花，神經衰弱，遺精，早泄。用量 6～15 g。全草外用於瘡癤。

附註 調查資料。

620 降香

來源 豆科植物降香黃檀 Dalbergia odorifera T. Chen 的根部心材。

形態 喬木，高 10～15 m，皮孔密集。奇數羽複葉，小葉 9～13，卵形或橢圓形。圓錐花序腋生，苞片濶卵形，花小，多數；萼鐘狀，5 齒裂，下面 1 裂齒較長；花冠黃色或乳白色，旗瓣近倒心形，頂端微凹，翼瓣長橢圓形，龍骨瓣半月形，各瓣具爪；雄蕊 9，1 組；子房狹橢圓形。莢果舌狀長橢圓形。

分佈 生於熱帶常綠濶葉中。分佈於廣東、海南。

採製 全年可採，挖根去外皮、鋸成小段，曬乾。

成分 含揮發油等。

性能 辛，溫。理氣，止血，行瘀，定痛。

應用 用於吐血，咯血，跌打損傷，風濕腰腿痛，心胃氣痛。外用瘡腫。用量 3～5 g。外用適量。

文獻 《大辭典》上，3075。

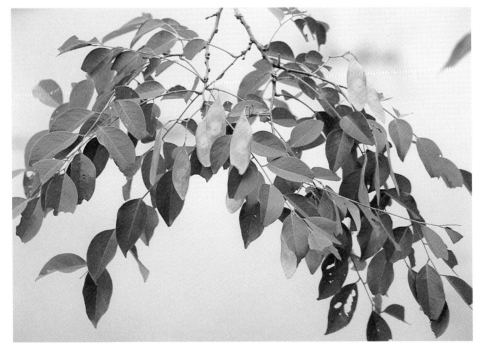

621 小槐花

來源 豆科植物小槐花 Desmodium caudatum (Thunb.) DC. 的根或全株。

形態 落葉灌木，高 1～4 m。莖直立，分枝多。三出複葉互生；小葉片長橢圓形或披針形，全緣，疏被短柔毛。總狀花序；苞片條狀披針形；花萼近二唇形；蝶形花冠綠白色並帶淡黃暈；2 體雄蕊。莢果條形，被鉤狀短毛。

分佈 生於山坡、草地、村邊。分佈於華東、華南、西南。

採製 夏秋採集，洗淨曬乾。

成分 葉含黃酮素類衍生物當藥黃素 (Swertisin)。

性能 微苦、辛，平。清熱解毒，祛風利濕。

應用 感冒發熱，胃腸炎，痢疾，疳積，風濕關節痛。用量 15～30 g。外用於癰癤疔瘡，乳腺炎。

文獻 《滙編》上，97。

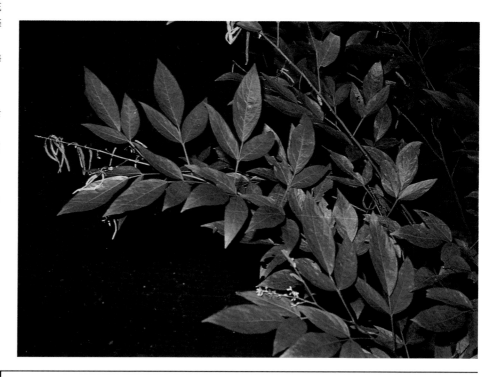

622 黏人草

來源 豆科植物大葉山螞蝗 Desmodium gangeticum (L.) DC. 的根。

形態 小灌木。莖被毛。小葉 1，長圓形，下面被毛，有小托葉。頂生圓錐花序或腋生總狀花序；花淺黃綠色；萼 5 裂，花冠蝶形；雄蕊 10，兩體 (9+1)。莢果被鉤狀毛，腹縫直，背縫呈波狀。

分佈 生於向陽山坡或草地上。分佈於華南、西南及台灣。

採製 秋季採，曬乾。

成分 根含大麥鹼 (hordenine)、N,N-二甲基色胺 (N, N-dimethyltryptamine) 等。

性能 甘、微辛，平。消炎殺菌，調經止痛。

應用 用於子宮脫垂，閉經，腹痛。外用於牛皮癬，神經性皮炎。用量 15～30 g。外用適量。

文獻 《滙編》下，768；*C.A.* 70(1969)，65128n。

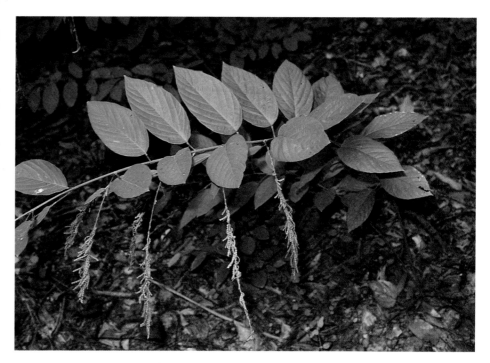

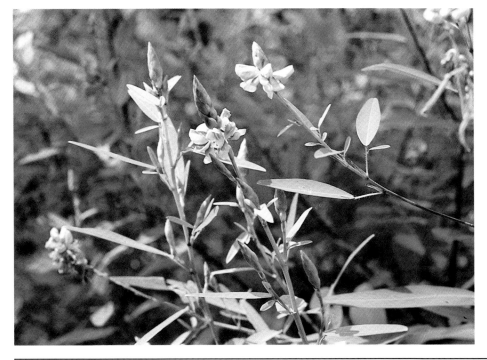

623 舞草

來源 豆科植物舞草 Desmodium gyrans (L.) DC. 的全株。

形態 小灌木，高約 1 m。小葉 1～3，頂端 1 片較大，葉背被緊貼柔毛。頂生圓錐花序或腋生總狀花序，有細毛，苞片大，有明顯的縱條紋。花紫紅色，萼齒短。莢果直或稍彎，疏生柔毛。

分佈 生於山坡或山溝灌木叢中。分佈於台灣、福建、廣東、廣西、雲南。

採製 全年可採。洗淨鮮用或切段曬乾。

性能 微澀、甘，平。去瘀生新，活血消腫。

應用 用於跌打腫痛，骨折，風濕腰痛。用量 15～30 g。外用適量。

文獻 《廣西本草選編》上，514。

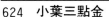

624 小葉三點金

來源 豆科植物小葉三點金 Desmodium microphyllum (Thunb.) DC. 的根和全草。

形態 多年生草本。莖平臥，分枝多。葉互生，三出複葉，小葉橢圓形或長圓形，中間小葉較大，長 3～9 mm，總狀花序，被毛，蝶形花冠淡紫紅色，花萼淺鐘狀，被白色柔毛，旗瓣近圓形，二體雄蕊。莢果具 2～4 莢節，節間明顯，每節有 1 種子。

分佈 生於山坡草地、路旁及灌木叢中。分佈於江西、福建、台灣、湖南及華南、西南。

採製 夏秋採，曬乾。

成分 含生物鹼、三萜皂甙、香豆精等皂甙。

性能 甘，平。健脾利濕，止咳平喘，解毒消腫。

應用 用於小兒疳積，黃疸，咳嗽，哮喘，支氣管炎，痢疾。用量 25～50 g。

文獻 《滙編》上，89。

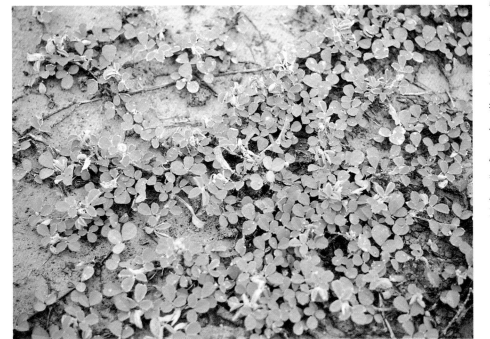

625 豬仔笠

來源 豆科植物豬仔笠 Eriosema chinense Voeg. 的塊根。

形態 多年生草本，高 0.2～0.5 m。莖被黃褐色長柔毛。塊根 1～2，肉質，紡錘形或球形，表皮暗褐色。單葉互生，線狀披針形，葉背被灰白色柔毛，中脈有鏽色疏長毛。總狀花序腋生，苞片線狀披針形；萼齒 5；花冠淡黃色；雄蕊 10；雌蕊 1。莢果長圓形。

分佈 生於向陽山坡、草地。分佈於廣東、廣西、雲南、貴州。

採製 夏秋採挖，洗淨曬乾。

性能 甘，平。清肺止咳，生津止渴。

應用 用於肺熱咳嗽，熱病煩渴，肝炎，痢疾，跌打損傷。用量 10～15 g。

文獻 《大辭典》上，2200；《廣西本草選編》上，528。

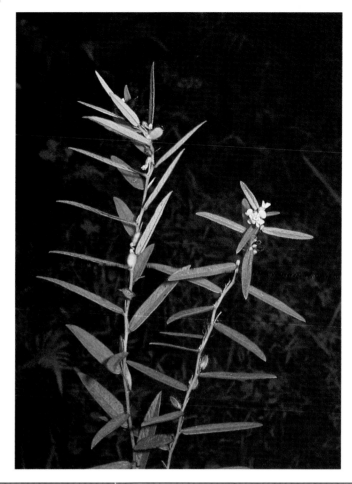

626 象牙紅

來源 豆科植物龍牙花 Erythrina corallodendron L. 的樹皮。

形態 灌木，高達 4 m。小葉 3，菱狀卵形，先端漸尖而鈍，基部寬楔形，兩面無毛，有時下面中脈上有刺；葉柄及小葉柄有刺。總狀花序腋生；萼鐘狀，萼齒不明顯，僅下面 1 萼齒較突出；花冠紅色，旗瓣橢圓形，較翼瓣、龍骨瓣長得多，均無爪；雄蕊二組，不整齊；子房具長柄，有白色短柔毛。莢果長約 10 cm。種子數粒，深紅色，有黑斑。

分佈 原產熱帶地區，中國各公園多有栽培。

採製 春季割取樹皮，曬乾。

成分 皮含龍牙花素 (erythrocoralloidin)。

應用 樹皮用於麻醉劑，鎮靜作用。

文獻 《中國藥用植物綱要》，331。

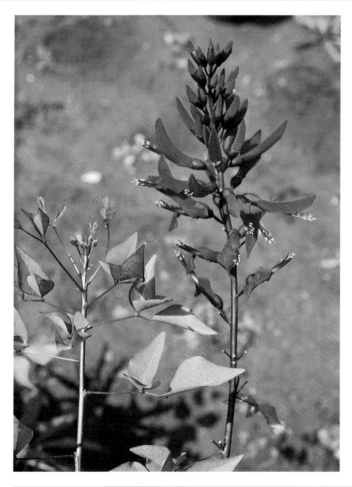

627　豬牙皂（附：大皂角）

來源　豆科植物豬牙皂 Gleditsia sinensis Lam. 的畸形果實。

形態　落葉喬木，高達 15 m。樹幹有棘刺。偶數羽狀複葉；小葉 3～8，長圓形或卵形，邊緣有細齒。總狀花序，雜性；花萼鐘狀，4 裂；花冠左右對稱，花瓣 4，淡綠色；雄蕊 6～8；子房扁平。莢果長條狀略彎，紅棕色。種子多數。

分佈　生於溫暖向陽處，中國各地有栽培。

採製　秋季果熟時採收，曬乾。

成分　含多種皂甙，樹皮和葉含皂甙及黃酮甙。

性能　辛，溫。有小毒。開竅，祛痰，解毒。

應用　用於突然昏厥，中風牙關緊閉，咳嗽痰壅，癲癇。外用於癰瘡腫毒。用量 1～1.5 g。外用適量。

附註　大皂角的療效同上。種子用於便秘，便血，下痢裏急後重，瘰癧，腫毒，瘡癬。用量 3～10 g。外用適量。

文獻　《中藥誌》三，604。

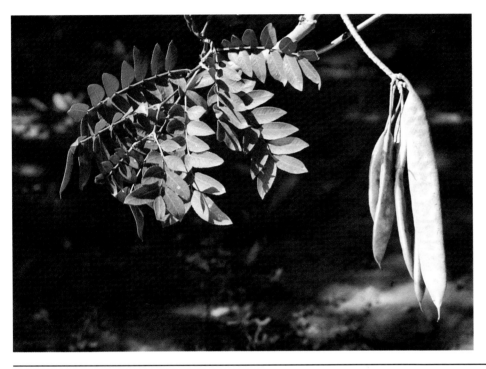

628　刺果甘草

來源　豆科植物刺果甘草 Glycyrrhiza pallidiflora Maxim. 的根及果實。

形態　多年生草本。主根及根狀莖粗壯直立，木質化。莖直立，基部木質化，有條稜；被鱗片狀腺體。奇數羽狀複葉，互生，小葉 5～13，披針形或寬披針形，先端漸尖，基部楔形，兩面有鱗片狀腺體。總狀花序腋生；緊密似頭狀；花紫紅色，花萼鐘狀，先端 5 裂，被鱗片狀腺體和短毛；花冠蝶形；雄蕊二體。莢果卵形，密生長刺毛。種子 2。

分佈　生於田邊、路邊草叢中。分佈於東北、華北及陝西、山東、江蘇。

採製　根全年可採；果秋冬採，曬乾。

性能　甘、辛，溫。果序催乳。根殺蟲。

應用　果序用於乳汁缺少。根外用於陰道滴蟲。用量果序 6～9 g。根外用適量。

文獻　《滙編》下，369。

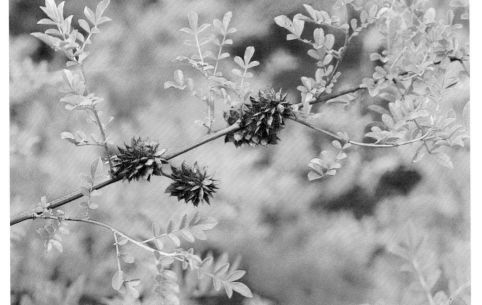

629　短序胡枝子

來源　豆科植物短序胡枝子 Lespedeza cyrtobotrya Miq. 的莖及葉。

形態　落葉灌木，高約 2 m。幼枝生白色柔毛。3 出羽狀複葉，頂生小葉較側生小葉大，倒卵形、卵狀披針形或寬披針形，長 1.5～4 cm，寬 1～3 cm。總狀花序，花序梗比葉短；萼筒狀鐘形，有柔毛，5 裂；花冠紫色，旗瓣最長，基部有短爪。莢果倒卵狀長圓形，被短柔毛。

分佈　生於乾旱山坡、灌叢或雜木林中。分佈於東北、華北及陝西。

採製　夏秋採，曬乾或鮮用。

成分　含槲皮素、山奈酚等。

性能　甘，平。清熱潤肺，利尿通淋。

應用　用於肺熱咳嗽，感冒發熱，百日咳，淋病，風濕骨痛，跌打損傷，骨折。用量 6～10 g。

附註　調查資料。

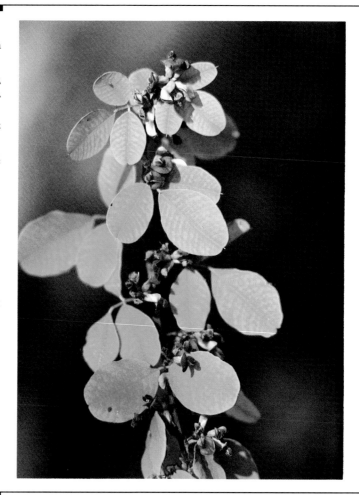

630　銀合歡

來源　豆科植物銀合歡 Leucaena glauca (L.) Benth. 的根皮及種子。

形態　小喬木，高 2～8 m。幼枝被短柔毛。托葉三角形。葉有羽片 4～8 對，在第一對羽片着生處有 1 黑色腺體，小葉 5～15 對，線狀橢圓形。頭狀花序單生。總花梗伸長，花萼 5 齒裂，外被毛；花瓣 5，白色，上部被毛；雄蕊 10，分離，常疏被柔毛，子房具短柄，被柔毛，柱頭凹下或杯狀。莢果薄，扁平，帶狀。

分佈　生於低海拔荒地或疏林中。分佈於台灣、福建、廣東、海南、廣西、雲南。

採製　全年可採，曬乾。秋季採種子。

性能　微苦，平。解鬱，消腫止痛。

應用　用於心煩失眠，跌打損傷，骨折，肺癰，癰腫。種子用於糖尿病。用量 3～9 g。種子 2～5 g。

文獻　《新華本草綱要》。

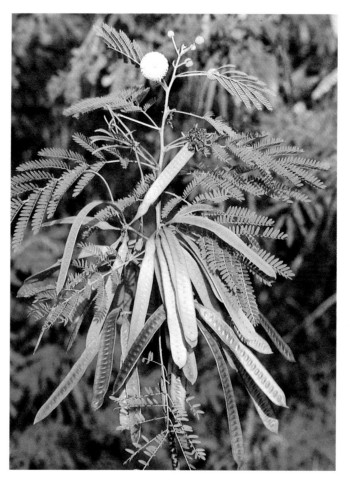

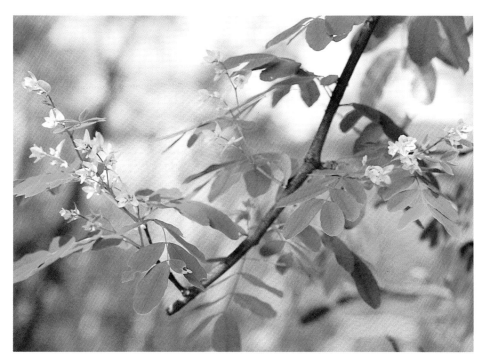

631 鐵羅傘

來源 豆科植物儀花 Lysidice rhodoste-gia Hance 的根和葉。

形態 常綠灌木或喬木，高 3～20 m。根淡紅色。葉互生，偶數羽狀複葉，3～5 對小葉，全緣，葉脈明顯。花紫紅色，總狀或圓錐花序；苞片大，橢圓形，長約 1 cm，粉紅色，花萼管狀，裂片 4；花瓣 5，上面 3 片發達，有長爪，發育雄蕊 2。莢果長圓形，扁平，長 15～22 cm，無毛，頂部有喙。

分佈 生於河邊或樹林中。分佈於廣東、廣西、台灣、貴州、雲南。

採製 全年可採，洗淨切碎，曬乾。

性能 苦、辛，溫。有小毒。活血散瘀，消腫止痛。

應用 根用於風濕痹痛，跌打損傷。根葉用於外傷出血。用量根 9～15 g。外用適量。

文獻 《大辭典》上，3050。

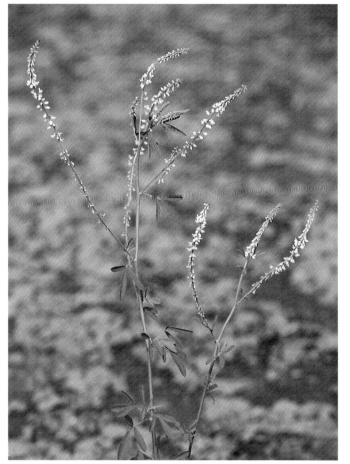

632 細齒草木犀

來源 豆科植物細齒草木犀 Melilotus dentatum (Wald. et Kit.) Pers. 的全草。

形態 草本，高 20～50 cm。葉具 3 小葉，小葉長橢圓形，邊緣有密鋸齒；托葉窄三角形，基部有時具齒。總狀花序腋生；花萼鐘狀，萼齒三角形；花冠黃色，旗瓣較翼瓣長。莢果橢圓形，無毛，表面具皺紋。種子 2 粒，褐色，長圓形。

分佈 生於山溝、溪旁或路邊。分佈於華北。

採製 夏秋植株生長茂盛時，割取地上部，曬乾。

性能 甘、辛，涼。和中健胃，清熱化濕，利尿。

應用 用於暑濕胸悶，口膩。葉用於口臭，赤白痢，瘑瘡。

文獻 《新華本草綱要》。

633 綠豆

來源　豆科植物綠豆 Phaseolus radiatus L. 的種子種皮（綠豆衣）。

形態　一年生草本，高達 80 cm。莖直立，有時頂部纏繞狀，疏被長硬毛。三出複葉，互生，具長柄，密被長硬毛；葉片寬卵形或菱狀卵形，兩側小葉稍斜，略小。總狀花序，蝶形花冠黃綠色。莢果圓柱形，長約 10 cm，熟時黑色。種子暗黃綠色。

分佈　中國各地均有栽培。

採製　秋季採摘果實或割取全株，曬乾打下種子，再曬乾。

成分　含維生素 A 樣物質，維生素 B_1、B_2，菸酸及肽類等。

性能　甘，寒。清熱祛暑，解毒。

應用　用於預防中暑，暑熱煩渴，瘡癤腫毒，藥物，食物中毒。用量 16～30 g。綠豆衣 10～15 g。

文獻　《滙編》上，808。

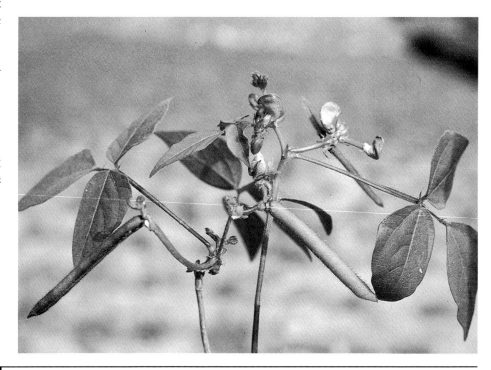

634 四季豆

來源　豆科植物菜豆 Phaseolus vulgaris L. var. humilis Alef. 的種子。

形態　一年生草本，直立，高 30～50 cm。三出羽狀複葉，托葉披針形，頂生小葉較大，寬卵形或菱狀卵形，全緣，兩面脈上有毛，側生小葉斜卵形。總狀花序腋生，苞片卵形或寬卵形；花萼鐘狀，萼齒 5；花冠白色、淡紫色或黃色，旗瓣扁橢圓形或腎形，龍骨瓣先端卷曲。莢果圓柱形。種子腎形。

分佈　中國各地廣泛栽培。

採製　果熟時採摘，曬乾或鮮用。

成分　含蛋白質、糖、氨基酸、豆甾醇等。

性能　甘、淡，平。滋養，解熱，利尿，消腫。

應用　用於水腫，腳氣病等。用量 50～100 g。

文獻　《大辭典》上，1427。

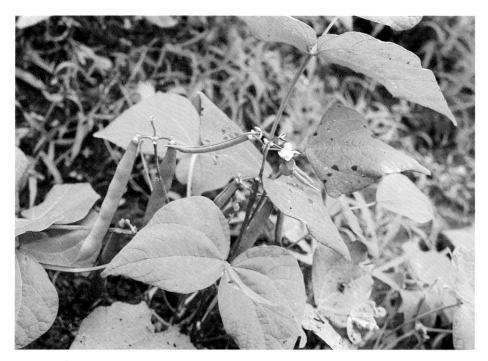

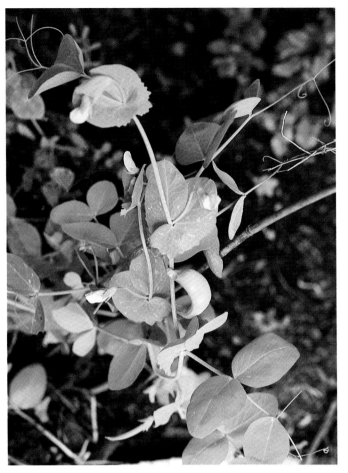

635 豌豆

來源 豆科植物豌豆 Pisum sativum L. 的種子。

形態 一年生攀援草本,高達 2 m。羽狀複葉,葉軸頂端有羽狀分枝的卷鬚;托葉卵形,葉狀,常大於小葉,基部耳狀,包着葉柄或莖,下部有細牙齒。小葉 2～6,寬橢圓形,全緣。花 1～3 朵生於葉腋,白色或紫色;萼鐘形,5 裂;花冠蝶形,翼瓣與龍骨瓣貼生;雄蕊 10,二組;花柱扁平。莢果長橢圓形。

分佈 中國各地有栽培。

採製 果熟後採割地上部,打下種子,曬乾。

成分 含植物凝集素 (phytagglutinin) 等。

性能 甘,平。和中下氣,利小便,解瘡毒。

應用 用於脚氣,癰腫,霍亂轉筋。適量。

文獻 《大辭典》下,5452。

636 槐花

來源 豆科植物槐 Sophora japonica L. 的花蕾(槐米)和花(槐花)入藥。

形態 落葉喬木,高 10～25 m。樹冠圓形,葉多而密,樹皮灰棕色。奇數羽狀複葉互生,小葉 7～12,對生或近對生,小葉片卵形,全緣。圓錐花序頂生,萼鐘狀;花冠蝶形乳白色或黃色。莢果肉質。

分佈 生於山坡、田野。南北方各地都有,常栽培。

採製 夏季摘花蕾或花曬乾。

成分 含蘆丁 (rutin)、樺木素及槐二醇 (sophoradiol),果含槐實甙 (sophorin) 等。

性能 苦,微寒。涼血止血,清肝明目。果涼血止血。

應用 用於吐血,便血,高血壓,風熱目赤等。槐角用於便血,血痢等。用量 9～15 g。

文獻 《滙編》上,864。

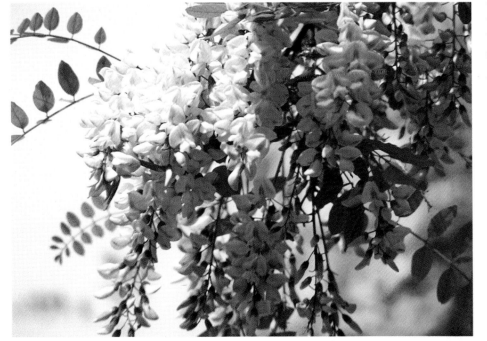

637 紅車軸草

來源 豆科植物紅車軸草 Trifolium pratense L. 的全草。

形態 多年生草本，高 30～80 cm。葉互生，具三小葉，小葉卵形或長橢圓形，花數朵密生成頭狀的總狀花序；總苞卵圓形，大型；萼筒狀，5 齒；花冠淡紅色或紫紅色。莢果包被於宿存萼內。

分佈 中國各地多有栽培和野生。

採製 6～7 月採收，曬乾。

成分 含鷹嘴豆芽素 A(bioelanin A)、刺柄花素(formononetin)、染料木素 (genistein)、大豆黃酮 (daiazein)、紅車軸草根甙 (trifolirhizin)、紅車軸草素 (pratensein) 等。

性能 微甘，平。止咳，止喘，鎮痙。

應用 用於咳嗽，支氣管炎等。用量 20～30 g。

文獻 《大辭典》上，2049；《滙編》下，774。

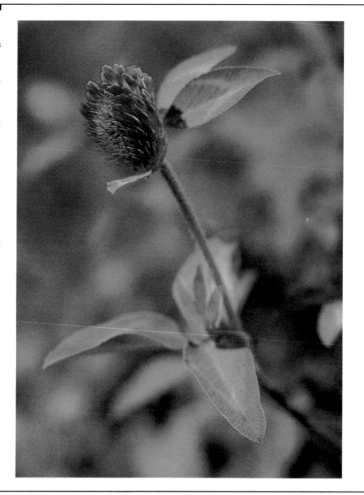

638 胡蘆巴

來源 豆科植物胡蘆巴 Trigonella foenum-graecum L. 的種子。

形態 一年生草本，高 40～80 cm，全株有香氣。葉互生，三出羽狀複葉，托葉與葉柄相連合，寬三角形，小葉 3，小葉片長卵形，上部邊緣有鋸齒。花 1～2 朵生於葉腋，淡黃白色或白色；花萼筒狀，萼齒披針形；花冠蝶形，旗瓣長圓形，翼瓣狹長圓形，龍骨瓣長方倒卵形；雄蕊 10，9 枚合生成束，1 枚分離。莢果線狀圓筒形。種子黃棕色。

分佈 生於肥沃和排水良好土壤中，多為栽培。

採製 秋季採收種子，曬乾。

成分 含胡蘆巴鹼 (trigonelline)。

性能 苦，溫。溫腎陽，逐寒濕，止痛。

應用 用於腹脇寒氣脹痛，寒濕腳氣，疝氣。用量 3～10 g。

文獻 《中藥誌》三，491。

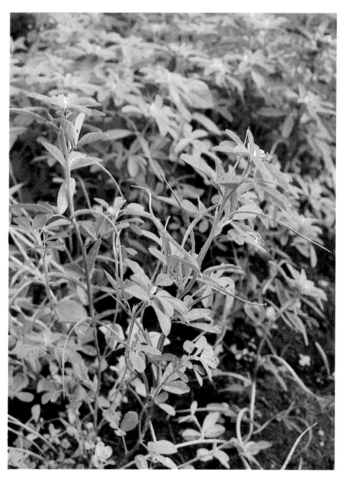

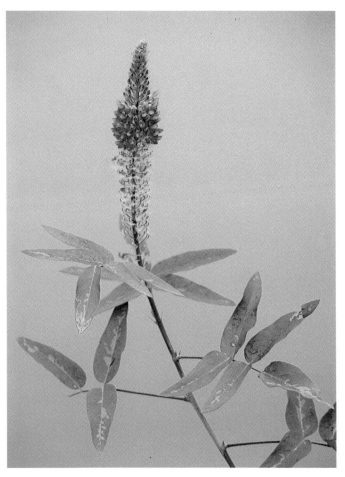

639 貓尾草

來源 豆科植物貓尾草 Uraria crinita (L.) Desv. ex DC. 的全草。

形態 灌木狀，高1～1.5 cm。莖被短柔毛。小葉3或5，稀7，長橢圓形，卵狀披針形或卵形，長5～10 cm，寬2～4 cm。花多數，密集成總狀花序，長10～20 cm，花梗被長柔毛和頂端鉤狀短硬毛，苞片卵形或披針形；萼片近相等，下部的裂片略長於上部；花冠紫色。莢果橢圓形，被短柔毛，莢節2～4個。

分佈 生於曠野、坡地或灌木叢中。分佈於福建、廣東、海南、廣西。

採製 夏秋採，曬乾或鮮用。

成分 含黃酮甙等。

性能 淡，涼。清熱化痰，涼血止血，殺蟲。

應用 用於感冒，咳嗽，瘧疾，血絲蟲病，小兒疳積，吐血，咯血，尿血。用量40～60 g。孕婦忌服。

文獻 《滙編》下，172。

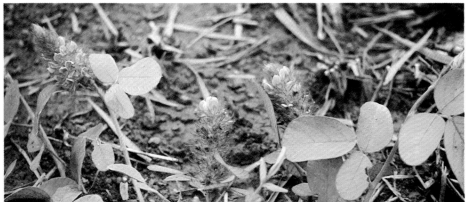

640 狸尾草

來源 豆科植物狸尾草 Uraria logopodioides (L.) Desv. ex DC. 的全草。

形態 多年生草本，平臥或開展。小葉1或3，托葉卵狀三角形，葉片橢圓形，長2.5～6 cm，寬1.5～3 cm。花多數，總狀花序長3～6 cm，花梗被疏柔毛；苞片闊卵形；萼片不相等，下部的裂片比上部的長3倍以上，被長疏柔毛；花冠淡紫色，蝶形。莢果小，有1～2個莢節，橢圓形，無毛。

分佈 生於曠野間。分佈於福建、廣東、海南、廣西、雲南。

採製 夏秋採，洗淨，曬乾或鮮用。

成分 含黃酮甙等。

性能 甘、淡，平。清熱解毒，散結消腫。

應用 用於頸淋巴結結核，毒蛇咬傷，癰瘡腫痛。用量50～100 g。外用適量。

文獻 《滙編》下，774。

641　紅花酢漿草

來源　酢漿草科植物紅花酢漿草 Oxalis corymbosa DC. 的全草。

形態　多年生直立無莖草本。地下部有多數小鱗莖，鱗片褐色。葉基生，被毛，爲 3 小葉的複葉，葉柄長，葉濶倒心臟形，寬甚於長，先端凹缺，下面有紅黑色小腺體，被疏毛。傘房花序基生，約與葉等長；有花 5～10 朵，花冠淡紫色。蒴果短線形，角果狀，有毛。

分佈　南北各地均有栽培，並有逸爲野生。

採製　夏秋採，曬乾或鮮用。

成分　含有機酸等。

性能　酸，寒。清熱解毒，散瘀消腫，調經。

應用　用於腎盂腎炎，痢疾，咽炎，牙痛，月經不調。外用於毒蛇咬傷，跌打損傷，燒、燙傷。用量 9～15 g。外用適量。

文獻　《滙編》下，274。

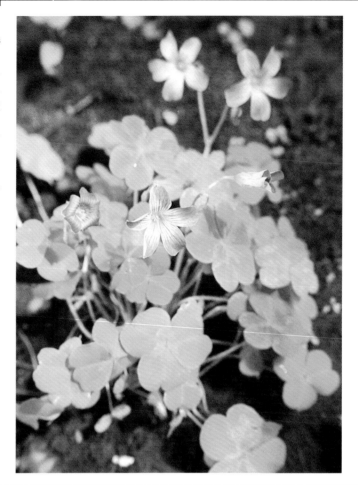

642　老鸛草

來源　犪牛兒苗科植物老鸛草 Geranium nepalense Sweet 的全草。

形態　多年生草本，高達 60 cm。莖平臥，後斜升，多分枝，節間膨大，全體被毛。單葉對生，有長柄，上部柄短，密生細毛；托葉披針形；葉片掌狀 3～5 深裂，裂片邊緣具粗齒，兩面有毛。花白色、紫紅或淡紅色，單生於葉腋或 2～3 朵成聚傘花序。蒴果有微柔毛。

分佈　生於山坡，荒蕪中。分佈於華中、西南。

採製　秋季收割全草，曬乾。

成分　含鞣質、沒食子酸、琥珀酸、槲皮素、甜菜鹼等。

性能　苦、微辛，平。祛風濕，活血通經，清熱止瀉。

應用　用於風濕性關節炎，跌打損傷，坐骨神經痛，急性胃腸炎，月經不調等。用量 9～15 g。

文獻　《滙編》上，330。

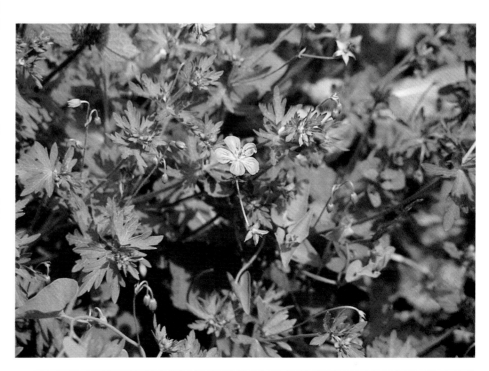

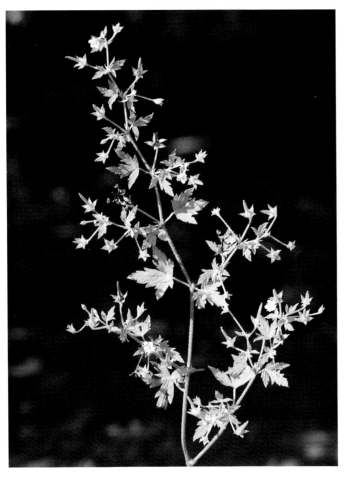

643　鼠掌老鸛草（老鸛草）

來源　牻牛兒苗科植物鼠掌老鸛草 Geranium sibiricum L. 的全草。

形態　一年生草本，高 20～40 cm。葉對生，基生葉 5～7 深裂，莖生葉掌狀 5 深裂。花單生；萼片 5，先端芒狀；花瓣 5，淡紅色，上面有藍色脈紋；雄蕊 10，5 枚退化，蜜腺 5。蒴果具長喙。

分佈　生於山坡、路旁及雜草叢中。分佈於東北、華北、西北及湖北、四川、西藏。

採製　秋季割取全草，去雜質曬乾。

成分　全草含揮發油，油的主要成分為牻牛兒苗醇 (geraniol)、沒食子酸 (gallic acid) 及多量鞣質。

性能　苦、微辛，平。祛風濕，通經活血，清熱止瀉。

應用　用於跌打損傷，坐骨神經痛，風濕性關節炎，急性腸胃炎，月經不調。用量 15～25 g。

文獻　《滙編》上，331。

644　天竺葵

來源　牻牛兒苗科植物天竺葵 Pelargonum hortorum Bailey 的鮮花。

形態　多年生草本，莖粗壯，肉質。有強烈腥味。葉互生，有長柄，圓形至腎形，邊緣有淺裂及鈍齒。葉上面通常有斑紋，兩面均有軟毛密生。傘形花序頂生，花大，多數，有紅、粉紅、白色等。花萼基部連合；花瓣倒卵形。蒴果，成熟時 5 瓣開裂。

分佈　為溫室常見盆景植物。中國各地栽培。

採製　採新鮮花，洗淨，晾乾，或隨採隨用。

性能　苦、澀，涼。清熱消炎。

應用　外用於中耳炎，搾汁滴耳。

文獻　《滙編》下，747。

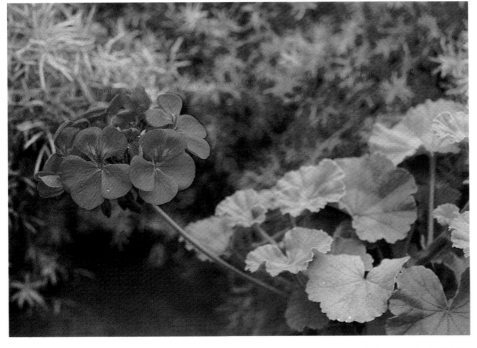

645 降眞香

來源 芸香科植物山油柑 Acronychia
pedunculata (L.) Miq. 的全株。

形態 喬木。嫩枝無毛。葉長圓形，兩面
無毛，葉柄頂端有一結節。聚傘花序近頂
部腋生，花黃綠色；萼片和花瓣均爲 4，花
瓣內面密被毛；雄蕊 8，花絲中部以下被
毛。核果近球形，無毛。

分佈 生於山地潤葉林中。分佈於華南及
雲南。

採製 果實秋冬採，其餘部分全年採，曬
乾。

成分 全株含山油柑碱 (acronycine)。莖
皮含鮑爾烯醇 (bauerenol)。葉含 α-蒎
烯。心材含 β-穀甾醇等。

性能 甘，平。祛風活血，健胃止痛。

應用 用於風濕性腰腿痛，疝氣痛，胃痛，
消化不良，支氣管炎。用量 9～30 g。

文獻 《滙編》下，451。

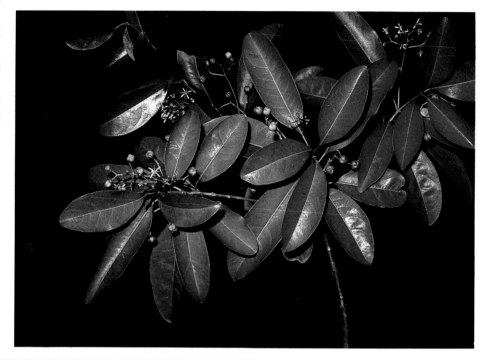

646 東風橘

來源 芸香科植物酒餅簕 Atalantia bu-
xifolia (Poir.) Oliv. 的根和葉。

形態 灌木或小喬木。莖分枝多，幼枝被
小柔毛，常有腋生的硬刺。單葉互生，革
質，有油點，倒卵形至倒卵狀長圓形，先
端極鈍或凹入，基部窄而成一短柄，揉之
有柑橘香。花單生或 2～3 朵聚生於葉腋，
無柄或近無柄，白色。花芽近球形，萼齒
濶卵狀三角形，花瓣 5，漿果近球形，熟時
藍黑色。

分佈 生於曠野村邊，路旁灌木叢中。分
佈於廣東、廣西。

採製 全年可採。根曬乾，葉陰乾或鮮用。

成分 含生物碱、黃酮甙、氨基酸。

性能 辛、苦，微溫。祛風解表，化痰止
咳，理氣止痛。

應用 用於感冒，頭痛，咳嗽，胃痛。用
量根 15～30 g。葉 9～15 g。

文獻 《滙編》上，261。

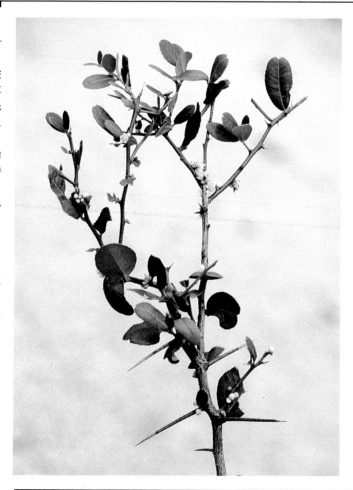

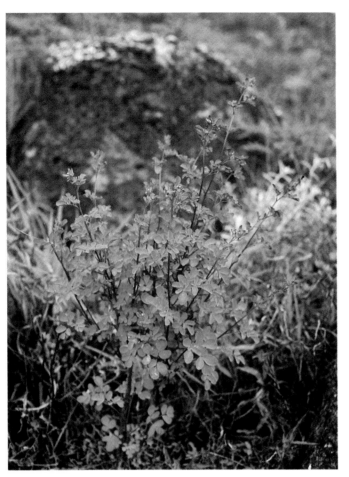

647 石椒草

來源 芸香科植物石椒草 Boenninghau-
senia sessilicarpa Levl. 的全草。

形態 多年生草本，高 0.5～1 m，全株具
強烈的氣味。2～3 回羽狀複葉，互生，紙
質，倒卵形或橢圓形，先端圓形，微凹，
全緣，下面淡綠帶紅色，有透明油點。圓
錐花序頂生，花瓣 4，卵圓形，白色，子房
有長柄。蒴果，成熟時由頂端沿縫線開裂。
種子腎形，黑褐色。

分佈 生於山坡上，林下及灌木叢中。分
佈於西南各地。

採製 秋季割取全草，切段曬乾。

成分 含蘆丁，白鮮碱 (dictamnine) 等。

性能 苦、辛，涼。有小毒。清熱解毒，
活血止痛。

應用 用於感冒，扁桃體炎，腮腺炎，支
氣管炎，胃痛腹脹，血栓閉塞性脈管炎，
腰痛，跌打損傷。用量 6～15 g。

文獻 《滙編》上，251。

648 代代花(枳殼)

來源 芸香科植物代代花 Citrus auran-
tium L. var. amara Engl. 的果實。

形態 常綠小喬木或灌木，枝有刺。葉互
生，葉柄有倒心形葉翼，長 0.8～3.5 cm，
寬 4～15 mm，葉片卵狀橢圓形，全緣或有
不明顯波狀鋸齒。花單生或數朵簇生於葉
腋，白色；花萼杯狀，5 裂，裂片濶三角
形，開花後花萼略增長；花瓣 5，略向外反
卷。柑果圓形，橙黃色，果皮粗糙。

分佈 栽培於低山地帶或丘陵。

採製 7～8 月採取綠色果實，橫切兩半，
曬乾。

成分 果皮含新橙皮甙 (neohesperid-
in)、柚皮甙 (naringin)、橙皮甙 (hespe-
ridin)。

性能 苦、酸，微寒。行氣寬中，消食化
痰。

應用 用於胸腹滿悶脹痛，食積不化，痰
飲。用量 3～9 g。

文獻 《中藥誌》三，48。

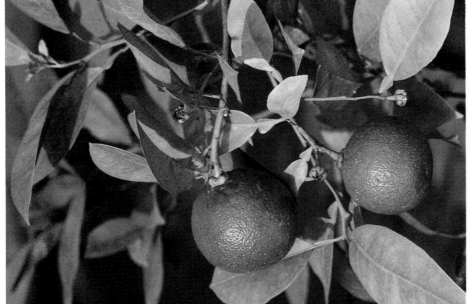

649 山黃皮

來源 芸香科植物假黃皮樹 Clausena excavata Burm. f. 的枝葉。

形態 灌木或小喬木，高達 5 m。枝、葉、花柄被毛，有刺激氣味。奇數羽狀複葉，小葉 21～27，卵形或長圓狀披針形，基部鈍斜，兩面被毛。聚傘圓錐花序，苞片成對而細小；萼片 4；花瓣 4，白色，倒卵形或卵形；雄蕊 5，不等長；花柱粗短。漿果卵形至橢圓形，淡紅色或朱黃色。

分佈 生於山坡、雜灌叢中。分佈於台灣、福建、廣東、海南、廣西、雲南。

採製 夏秋採，曬乾或鮮用。

性能 苦、辛，溫。接骨，散瘀，祛風濕。

應用 用於跌打骨折，損傷腫痛，風濕骨痛，流感，腹痛等。用量 15～30 g。外用適量。

文獻 《大辭典》上，386。

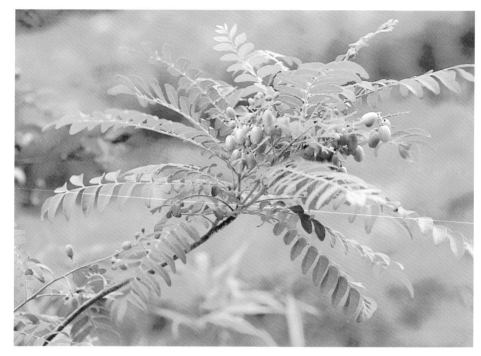

650 黃皮

來源 芸香科植物黃皮 Clausena lansium (Lour.) Skeels 的根及葉。

形態 常綠小喬木，高達 12 m。幼枝具瘤狀的腺體。葉互生，奇數羽狀複葉，小葉 5～13，全緣略帶微波狀，密布透明腺點。圓錐狀聚傘花序；花蕾近球形，星芒狀；花黃白色，花瓣全緣；花柱與子房近等長，子房密被柔毛，心皮合生。漿果球形，黃褐色，具腺體。種子綠色。

分佈 栽培於福建、廣東、廣西。

採製 全年可採，曬乾。

成分 葉含 heptaphylline, lansamide, lansine。

性能 葉辛，涼；疏風解表，除痰行氣。根辛、微苦，溫；消腫，行氣止痛。

應用 用於防治感冒，瘧疾，氣脹腹痛，風濕骨痛，胃痛，疝氣痛。用量葉 25～50 g。根 9～15 g。

文獻 《大辭典》下，4171。

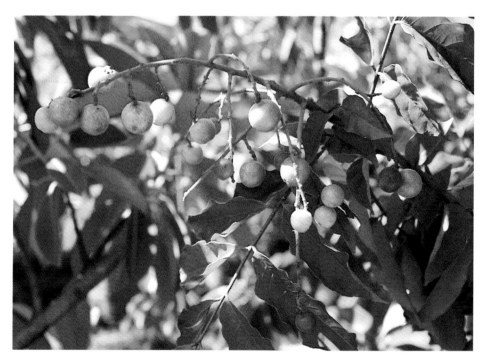

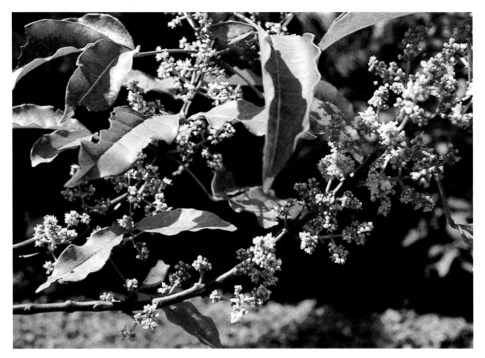

651 三叉苦

來源 芸香科植物三叉苦 Evodia lepta (Spreng.) Merr. 的根、葉。

形態 灌木，高達 3 m。嫩枝無毛。葉爲三出複葉，小葉橢圓形，無毛，有油腺點。傘房狀圓錐花序腋生；花黃白色，單性異株；花 4 數，有油腺點。蓇葖果 2～3，頂端無喙，有油腺點。

分佈 生於村旁、山地疏林中。分佈於南部各省區。

採製 全年可採，根切片曬乾；葉陰乾。

成分 根含生物碱。葉含 α-蒎烯、糠醛。

性能 苦，寒。清熱解毒，散瘀止痛。

應用 用於流感，流腦，乙腦，感冒高熱，咽喉炎，胃痛，風濕關節炎。外用於跌打扭傷，濕疹，皮炎。用量根 9～30 g。葉 9～15 g。外用適量。

文獻 《滙編》上，26。

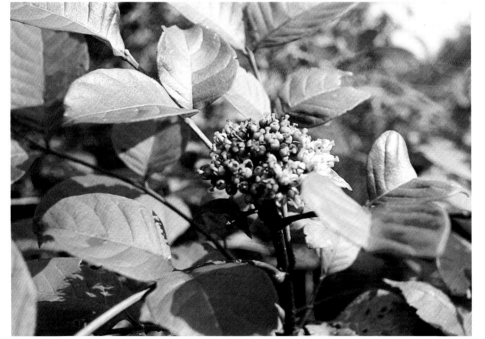

652 吳茱萸(茶辣)

來源 芸香科植物吳茱萸 Euodia rutae-carpa (Juss) Benth. 的果實。

形態 落葉灌木或小喬木，全株被柔毛。單數羽狀複葉對生，小葉 5～9，卵形，有粗油腺點。聚傘圓錐花序頂生；花黃白色，單性異株；花 5 數，有油腺點。蒴果扁球形，有粗油腺點。

分佈 多爲栽培。分佈於華南、西南。

採製 果實綠黃色時採，曬乾。

成分 含吳茱萸碱 (evodiamine)、吳茱萸烯 (evodene)、吳茱萸醇 (evodol) 等。

性能 辛，熱。有小毒。溫中散寒，疏肝止痛。

應用 用於脘腹冷痛，呃逆吞酸，嘔吐腹瀉，疝痛，痛經。外用於口瘡，濕疹。用量 1.5～6 g。外用適量。

文獻 《中藥誌》三，397。

653 鴉膽子

來源 苦木科植物鴉膽子 Brucea ja-vanica (L.) Merr. 的成熟種子。

形態 半常綠灌木，全株密被淡黃色絨毛。奇數羽狀複葉，小葉對生，小葉片長卵形或長卵狀披針形。花單性，異株或同株，腋生圓錐狀聚傘花序；花小，紅黃色。核果長卵形或橢圓形，成熟時黑色，乾後外果皮皺縮呈網紋狀。

分佈 為適應性極廣的熱帶植物，生於土壤疏鬆海濱、丘陵、灌木林、溝邊等。分佈於華南及福建、台灣、雲南。

採製 果熟時採果，曬乾，臨用除去果皮。

成分 含多種苦木苦味素類成分、植物毒蛋白、生物鹼、脂肪油等。

性能 苦，寒。有小毒。清熱燥濕，殺蟲。

應用 用於痢疾，瘧疾。外用於贅疣等。用量 0.5～2 g。外用適量。

文獻 《中藥誌》三，527。

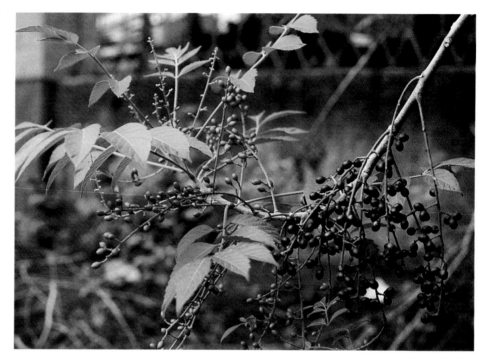

654 米仔蘭

來源 楝科植物米仔蘭 Aglaria odorata Lour. 的枝、葉、花。

形態 小喬木。嫩枝被星狀鱗片。奇數羽狀複葉，小葉 3～5，狹橢圓形。圓錐花序腋生，花黃色，單性或兩性同株，花 5 數，花絲合生成筒狀。漿果近球形，被星狀鱗片。

分佈 生於濕潤林中，常栽培。分佈於華南、西南及福建。

採製 夏季採，分別曬乾。

成分 含 β-葎草烯-7-醇 (β-humulene -7- ol)、米仔蘭酮 (aglaiol) 等。

性能 枝、葉辛，微溫。活血散瘀，消腫止痛。花甘、辛，平。行氣解鬱。

應用 枝、葉用於跌打骨折，癰瘡。花用於氣鬱胸悶。用量 3～12 g；外用適量。

文獻 《滙編》下，221；《植物學報》3 (1981)，208、1(1984)，76。

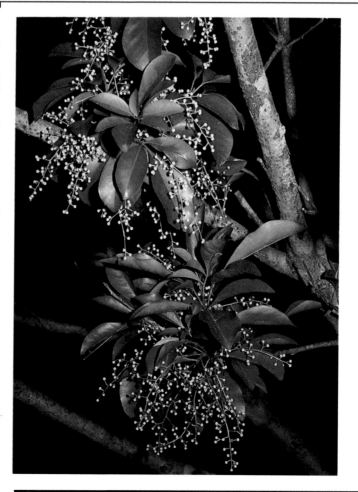

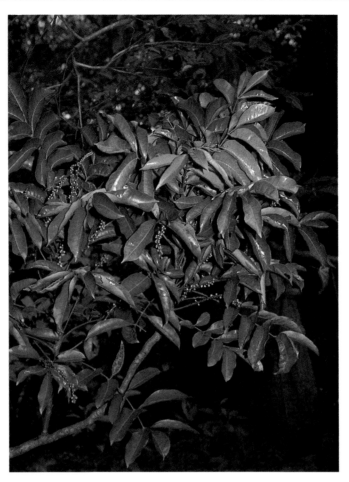

655 大葉山楝

來源 楝科植物大葉山楝 Aphanamivis grandifolia Bl. 的樹皮、葉。

形態 喬木。嫩枝密被瘤狀皮孔。奇數(稀偶數)羽狀複葉；小葉 7～10 對，長橢圓形，基部極偏斜，無毛或下面脈上被毛。花序常腋上生，花綠白至白色，雜性異株，雄花組成圓錐花序，雌花或兩性花組成單生的穗狀花序；萼杯狀，5 裂，邊緣具睫毛；花瓣 3；雄蕊管近球形，花藥 6。蒴果球狀梨形。

分佈 生於山地疏林中或林緣。分佈於廣東、海南、廣西、雲南。

採製 全年可採。分別曬乾。

性能 苦、辛，溫。祛風消腫。

應用 外用於皮膚濕疹，瘡疥。外用適量。

文獻 《廣西藥園名錄》，412。

656 毛麻楝

來源 楝科植物毛麻楝 Chukrasis tabularis A. Juss. var. velutina (Wall.) King 的樹皮、葉。

形態 喬木。嫩枝被絨毛。1 回偶數羽狀複葉，小葉 10～16，對生，卵形至長圓狀披針形，兩面均被毛。圓錐花序頂生或腋生；花萼杯狀，頂端 5 裂；花瓣 4～5，外面中部以上被毛；雄蕊管狀，花藥 10。蒴果近球形或橢圓形，表面粗糙有褐色小瘤點。

分佈 生於山地疏林中。分佈於廣西、廣東、雲南、貴州。

採製 全年可採，曬乾。

性能 樹皮退熱。葉祛風止癢。

應用 樹皮用於發燒。葉外用於濕疹，皮膚瘙癢。用量 10～15 g。外用適量。

文獻 《廣西藥園名錄》，412。

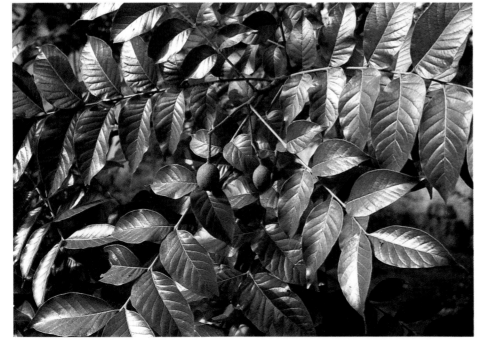

657 狗尾紅

來源 大戟科植物狗尾紅 Acalypha hispida Burm. f. 的雌花序。

形態 灌木,高 0.5～3 m。葉互生,濶卵形,長 12～20 cm,寬 6～16 cm,先端長尖,基部渾圓或稍心臟形,邊緣有粗齒。花小,單性同株,雄花生於小苞片腋內;萼 4 裂;雄蕊 8 枚;雌花序呈圓柱狀,下垂,紫紅色,長達 20 cm,直徑 1～1.5 cm;無花瓣;花柱 3,分離,子房 3 室。蒴果。

分佈 原產馬來西亞,中國南方有栽培。

採製 夏秋摘取雌花序,陰乾,鮮用隨時可採。

性能 甘、澀,涼。清熱利濕,涼血止血。

應用 用於痢疾,腸炎,內外出血,疳積。外用於火燙傷,下肢潰瘍。用量 10～30 g。外用適量。

文獻 《廣西民間草藥》, 23。

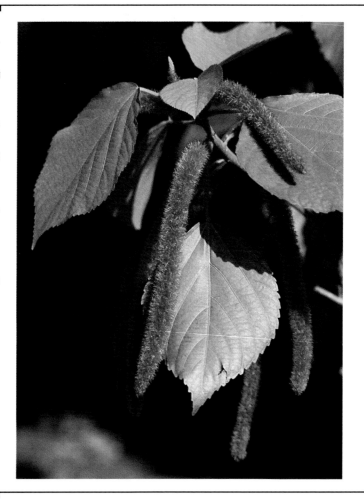

658 石栗子

來源 大戟科植物石栗 Aleurites moluccana (L.) Willd. 的種子及葉。

形態 常綠喬木,高達 13 m,嫩枝、葉和老葉下面及花序均被褐色星狀短柔毛。單葉互生,卵狀至闊披針形,葉柄先端有淡紅色扁平無柄的小腺體 2,基出脈 3～5。雌雄同株,頂生圓錐花序;花白色,直徑 6～8 mm;花瓣 5;雄蕊多數,生於花托上;花盤有腺體 5;子房 2 室。核果肉質,卵形或球形,具縱棱。種子 1～2。

分佈 栽培於中國南方。

採製 秋季果熟時採收,取種子,曬乾;葉四季可採,曬乾。

性能 種子甘、微辛,寒。有小毒。瀉下。葉微苦,寒。有毒。通經,清瘀熱,止血。

應用 用於經閉,刀傷出血,瀉下。用量果 5～7 個。葉 50～100 g。

文獻 《大辭典》上, 1251。

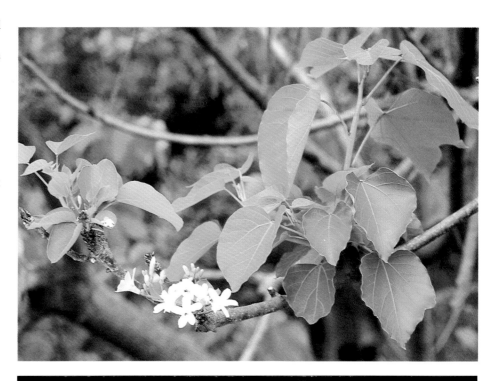

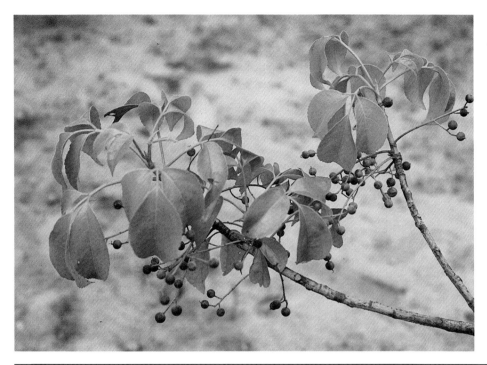

659 秋楓木

來源 大戟科植物重陽木 Bischofia javanica Bl. 的根、樹皮、葉。

形態 常綠喬木。3 出複葉，互生，小葉卵形至橢圓狀卵形，紙質，花小，單性，雌雄異株，圓錐花序腋生；花淡綠色，無花瓣。果實漿果狀，球形，大如豌豆，褐色或淡紅色。種子長圓形。

分佈 生於濕潤肥沃的砂質壤土。分佈於華東、華南、西南及陝西、河南、湖南、湖北。

採製 夏、秋採收。

成分 根含 β- 香樹脂醇（β-amyrin）等。樹皮含乙酸表無羈萜酯（epifriedeland acetate）、無羈萜（friedelin）。

性能 辛，涼。行氣活血，消腫解毒。

應用 根及樹皮用於風濕骨痛。葉用於小兒疳積。外用於癰疽，瘡瘍。用量根及樹皮 9～15 g。鮮葉 60～90 g。外用適量。

文獻 《大辭典》下，3426。

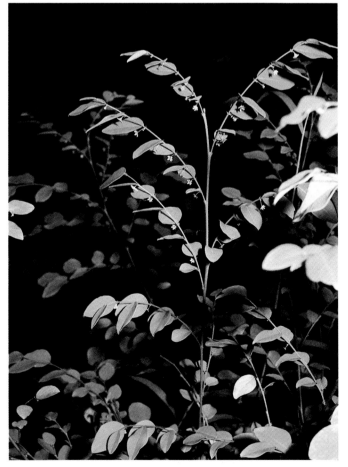

660 紅子仔

來源 大戟科植物小葉黑面神 Breynia vitis-idaea (Burm. f.) C.E.C. Fischer 的根。

形態 灌木，全株無毛。葉卵形或橢圓形，下面粉綠色，有時略帶紅色，托葉鑽形。花紅色，單性同株，單生或 2～3 朵簇生於葉腋，無花瓣；雄花花萼陀螺形，6 淺裂，雄蕊 3，花絲合生成柱狀；雌花花萼半球形，宿存，結果時增大成盤狀。果扁球形。

分佈 生於山坡灌木叢中或村旁。分佈於華南。

採製 夏秋季採，曬乾。

性能 苦，寒。清熱解毒，消腫止痛。

應用 用於感冒發熱，氣管炎，腸炎腹瀉，眼睛暴痛，毒蛇咬傷。外用於跌打腫痛。用量 15～30 g。外用適量。

文獻 《滙編》下，757。

661 葉象花

來源 大戟科植物猩猩草 Euphorbia he-terophylla L. 的全草。

形態 草本，高達 1 m。莖直立，有白色乳汁，嫩莖中空。單葉互生，葉形多變，卵形，橢圓形，深波狀裂或不裂，中部以下的葉琴狀分裂或不裂，花序下的葉一部或全部紫紅色。杯狀花序密集呈傘房狀，總苞鐘形，5 裂；腺體 1～2，杯狀，無花瓣狀附屬物；子房 3 室，花柱 3，離生，頂端 2 裂。蒴果卵圓狀三稜形。

分佈 中國各地多有栽培。

採製 全年可採，曬乾或鮮用。

成分 種子含蛋白質、脂肪油。

性能 苦、澀，寒。調經止血，消腫接骨。

應用 用於月經過多，跌打損傷，骨折。用量 6～10 g。外用適量。

文獻 《大辭典》上，1334。

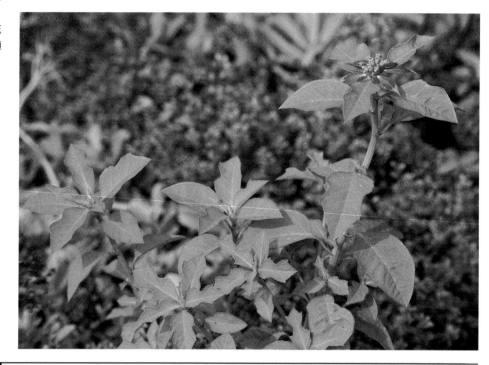

662 千金子

來源 大戟科植物續隨子 Euphorbia la-thyris L. 的種子。

形態 二年生草本，高 50～100 cm，有白色乳汁。單葉對生，莖下部葉線狀披針形；莖上部葉廣披針形。傘狀花序，基部有 2～4 葉狀苞片，卵狀披針形；總花序有 2～4 傘梗，每梗又復 3 分枝；花序總苞杯狀，頂端 4～5 裂，邊緣不整齊，腺體 4，呈新月形；花單性，無花被；雄蕊多數，每花有雄蕊 1；雌花 1 朵，花柱 3 裂。蒴果近球形。

分佈 生於向陽山坡，多栽培。分佈於東北、華北、華東、西北、西南。

採製 秋季採，打下種子，曬乾。

成分 含脂肪油等。

性能 辛，溫。有毒。行水消腫，破血散瘀。

應用 用於水腫，痰飲積滯脹滿，血瘀閉經。外用於頑癬等。用量 1.5～3 g。

文獻 《中藥誌》三，157。

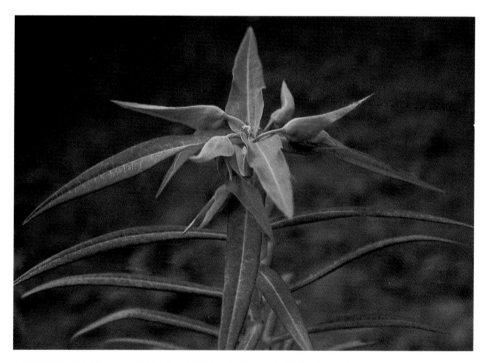

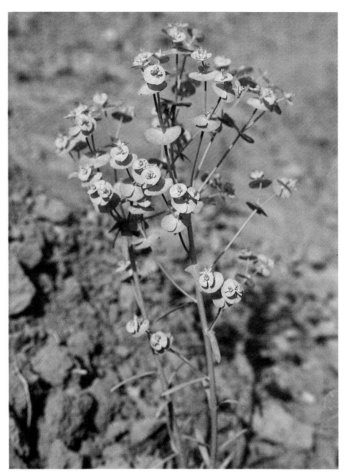

663 貓眼草

來源　大戟科植物貓眼草 Euphorbia lunulata Bge. 的全草。

形態　多年生草本，高 30～60 cm，全株含白色乳汁。單葉互生，近無柄，葉片長披針形，莖頂端 5 葉輪生。花序頂生，通常有 5～6 傘梗，每傘梗又有 2～3 分枝，杯狀聚傘花序生於頂端；總苞杯狀，頂端 4～5 裂，裂片間有新月形腺體，無花瓣狀附屬物；花柱 3。蒴果三稜狀卵圓形。

分佈　生於路旁，田野、草叢中。分佈於東北、華北、山東。

採製　夏秋採，曬乾。

成分　含黃酮甙、貓眼草素等。

性能　苦，微寒，有毒。祛痰，鎮咳，平喘。

應用　用於四肢浮腫，小便不利，瘧疾。外用於頸淋巴結結核，癬瘡發癢。用量 3～10 g。外用適量。

文獻　《大辭典》下，4580。

664 高山積雪

來源　大戟科植物銀邊翠 Euphorbia marginata Pursh. 的全草。

形態　一年生草本，高達 1 m。莖直立，叉狀分枝。葉卵形或橢圓狀披針形；下部的葉互生，頂端的葉輪生，邊緣白色或全部白色。杯狀花序多生於分枝上部的葉腋處；總苞杯狀，頂端 4 裂，裂片間有漏斗狀腺體 4，有白色花瓣狀附屬物。子房 3 室，密被短柔毛；花柱 3，頂端 2 裂。蒴果扁球形；種子橢圓狀或近卵形，表面有稀疏的疣狀突起，熟時灰黑色。

分佈　原產北美洲。中國南北均有栽培。

採製　植株茂盛時採收，曬乾。

性能　清熱解毒。

應用　用於菌痢，濕疹，消腫痛。用量 5～10 g。

附註　調查資料。

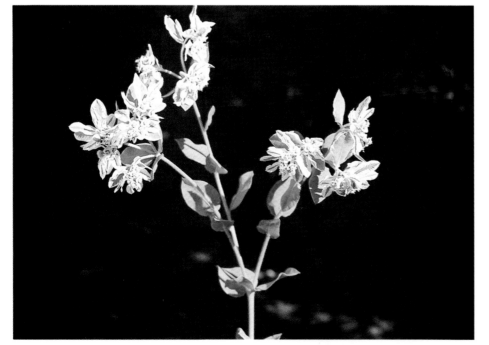

665 紅背桂

來源 大戟科植物紅背桂 Excoecaria cochinchinensis Lour. 的全株。

形態 灌木,全株無毛,折斷有乳狀液汁。葉長圓形,下面深紫紅色,上面綠色。穗狀花序腋生,花淺綠色;單性異株;萼片3,無花瓣;雄蕊3,花絲分離。蒴果近球形。

分佈 栽培。華南及福建、雲南有栽培。

採製 全年可採,曬乾。

性能 辛、微苦,平。有小毒。通經活絡,止痛。

應用 用於麻疹,腮腺炎,扁桃體炎,心絞痛,腎絞痛,腰肌勞損,風濕痛,跌打腫痛,吐血,赤痢。用量6～9 g。

文獻 《滙編》下,758;《廣西藥園名錄》,132。

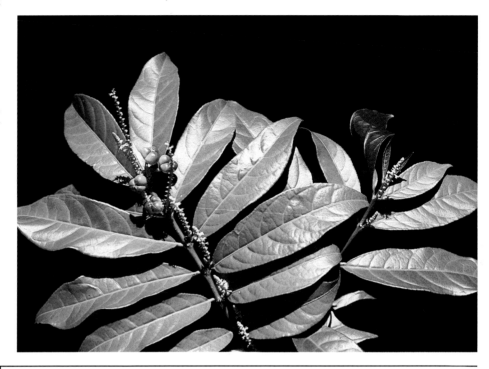

666 雞尾木

來源 大戟科植物紅背桂花 Excoecaria cochinchinensis Lour-var. viridis (Pax et Hoffm.) Merr. 的葉。

形態 灌木,高1～2 m,小枝具皮孔。單葉對生,葉片紙質,橢圓形至長圓狀披針形,邊緣具淺鋸齒,上面深綠,下面淺綠。花單性,雌雄異株;雄花萼片長於花梗;雌花苞片短於花梗,苞片薄;邊緣和萼片均具有撕裂狀小齒;苞片和條形小苞片的基部兩側均具腺體2。蒴果球形,有果叴。

分佈 生於山谷林下。分佈於廣西、廣東。

採製 全年可採,洗淨,多鮮用。

性能 辛,溫。有大毒。殺蟲止癢。

應用 外用於牛皮癬,慢性濕疹,神經性皮炎。外用適量。

文獻 《滙編》下,324。

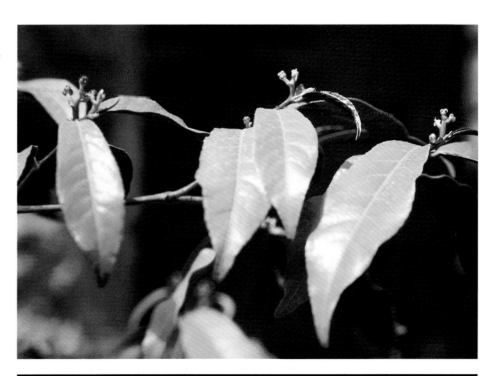

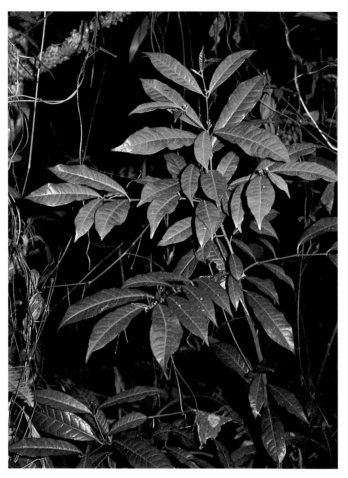

667 綠背桂花

來源 大戟科植物綠背桂花 Excoecaria venenata S. Lee et F.N. Wei 的葉。

形態 常綠灌木，高1～3 m。葉對生或近對生；橢圓形或披針形，幼葉背脈紫紅色，邊緣有淺鋸齒。雌雄異株；花生於葉腋；雄花苞片長於花梗，雌花苞片短於花梗；萼片3；花柱3。蒴果果形。

分佈 野生於山谷林下。分佈於廣東、海南、廣西。

採製 葉片多爲鮮用，全年可採。

性能 辛、溫。有毒。殺蟲止癢。

應用 外用於牛皮癬，慢性濕疹，神經性皮炎。外用適量。

文獻 《廣西本草選編》上，408。

668 白飯樹

來源 大戟科植物白飯樹 Fluggea virosa (Willd.) Baill. 的全株。

形態 落葉灌木，高1～3 m。老枝具粗短刺。葉互生，兩列，全緣，托葉2。花細小，淡黃色，雌雄異株，單生或多朵簇生於葉腋；萼片5，宿存；無花瓣；雄蕊伸出萼外，與環狀花盤的腺體互生；子房3室。果球形，肉質，乳白色，有3個2裂的果爿。

分佈 生於曠野灌木叢中。分佈台灣、廣西、廣東、湖南、貴州。

採製 隨時可採，切碎曬乾。

成分 樹皮含鞣質、生物碱。

性能 苦、微澀，涼，有小毒。祛風除濕，殺蟲止癢。根拔膿斂瘡。

應用 外用於風濕關節痛，瘡癰和濕疹。根用於黃膿白泡瘡，蛇傷。用量9～18 g。外用適量。

文獻 《大辭典》上，1494。

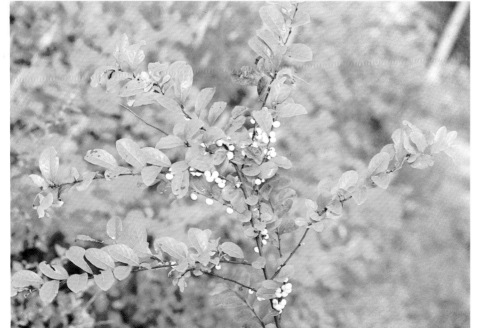

669 毛桐

來源 大戟科植物毛桐 Mallotus barbatus (Wall.) Muell.-Arg. 的根、葉。

形態 嫩枝被密厚棕黃色星狀綿毛。葉卵形，盾狀着生，不分裂或 3 淺裂，邊緣有細鋸齒，下面密被星狀綿毛和棕黃色腺點，有托葉。花單性異株，無花瓣，穗狀花序頂生；花萼 4～5 裂；雄蕊多數。蒴果扁球形，被軟刺和星狀絨毛。

分佈 生於山坡、林緣。分佈於華南、西南及湖北。

採製 夏秋季採，曬乾。

性能 微苦、澀，平。清熱利尿。

應用 根用於腸炎腹瀉，消化不良，尿道炎，白帶，肝硬化腹水。葉外用於遠年臁瘡，連珠瘡。用量 15～30 g。外用適量。

文獻 《滙編》下，759；《廣西民族藥簡編》，106。

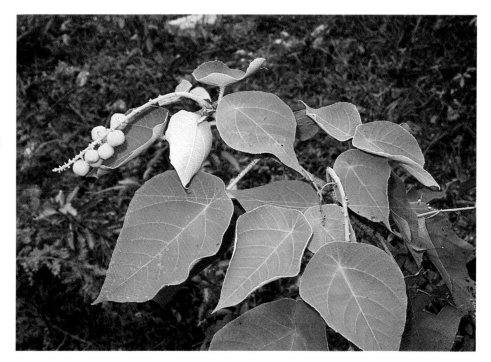

670 粗糠柴

來源 大戟科植物粗糠柴 Mallotus philippinensis (Lam.) Muell.-Arg. 的果的粉狀毛茸及根。

形態 常綠小喬木，高 8～10 m，小枝及花序均被褐色星狀柔毛。單葉互生，卵狀披針形，全緣或波狀鈍齒，腺體 2，下面被密星狀毛及紅色腺點，基出脈 3。雌雄同株，無花瓣，穗狀花序，密被腺點；雄蕊 18～33；子房 3 室，三稜狀。蒴果球形，密被鮮紅色顆粒狀腺點，果爿 3。

分佈 生於山坡或村落灌叢中。分佈中國南方及西南。

採製 秋季採收果毛茸，曬乾；根全年可採。

成分 果含粗糠柴及異粗糠柴素 (rottlerin)；樹皮含乙酰油酮酸等。

性能 微苦、澀，涼。清熱利濕。果茸毛驅蟲。

應用 用於痢疾，咽喉腫痛，驅寄生蟲。用量果 6～9 g。根 50～100 g。

文獻 《滙編》下，534。

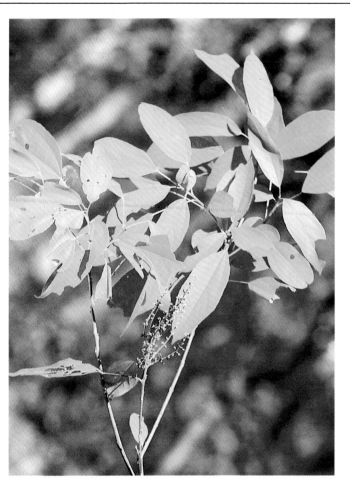

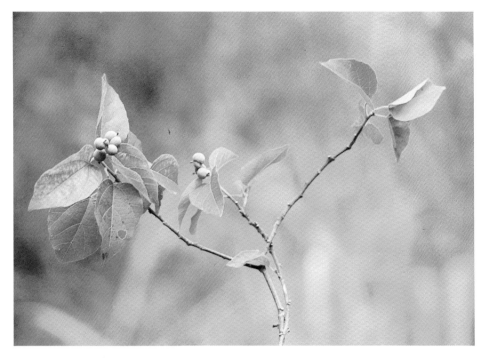

671 石巖楓

來源 大戟科植物石巖楓 Mallotus repandus(Willd.)Muell.-Arg. 的根、莖和葉。

形態 灌木或喬木，有時藤本狀，長可達10 m。全株密被黃色星狀柔毛。葉互生，葉片三角狀卵形或卵形，先端尖，基部圓或稍呈心形。花單性異株；雄花總狀花序呈穗狀，單一或分枝，萼3裂；雄蕊多數；雌花序頂生或腋生，萼3裂；子房3室。蒴果被鏽色絨毛。

分佈 生於山坡路旁或灌木叢中。分佈於陝西、江蘇、安徽、浙江、福建、台灣、湖北、湖南、廣東、四川。

採製 全年可採，分別曬乾。

性能 微辛，溫。祛風活絡，舒筋止痛。

應用 用於風濕性關節炎，腰腿痛，產後風癱。外用於跌打損傷。用量 50～100 g。外用適量。

文獻 《滙編》下，61。

672 木薯

來源 大戟科植物木薯 Manihot esculenta Grantz 的塊根、葉。

形態 灌木，高達 3 m。全株有乳狀汁液。莖節明顯。葉掌狀深裂幾達基部，裂片3～7，倒披針形，披針形或狹橢圓形，中脈紅色，托葉三角狀披針形。圓錐花序頂生及腋生，花黃白而帶紫；單性同株，無花瓣；雄花的花萼花瓣狀，5裂；雄蕊10；雌花的花萼與雄花同，極少有退化雄蕊1。蒴果橢圓形。

分佈 栽培。台灣、福建、廣東、海南、廣西、雲南有栽培。

採製 秋冬季採塊根，夏季採葉，鮮用。

成分 塊根含澱粉、氰酸毒素等。

性能 拔毒消腫。

應用 外用於瘡毒。外用適量。

文獻 《廣西民族藥簡編》 107。

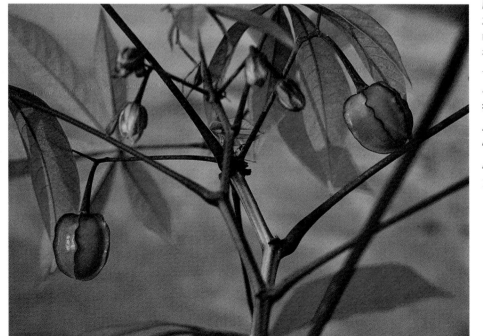

673 紅魚眼

來源 大戟科植物無毛龍眼睛 Phyllanthus reticulatus Poir. var. glaber Muell.-Arg. 的莖。

形態 直立或蔓狀灌木。嫩枝無毛。葉橢圓形，無毛，下面粉綠色；托葉宿存成刺狀。花綠白色，單生葉腋；單性同株；萼片5，無花瓣；雄蕊5，其中3枚的花絲合生成柱，其餘2枚分離。漿果圓球形，熟時紅色。

分佈 生於山坡、路旁灌木叢中。分佈於廣東、廣西、海南。

採製 全年可採，切片曬乾。

性能 淡、澀，平。有小毒。祛風活血，散瘀消腫。

應用 用於風濕關節痛。外用於跌打損傷。用量15～25 g。外用適量。

文獻 《廣西本草選編》下，1588。

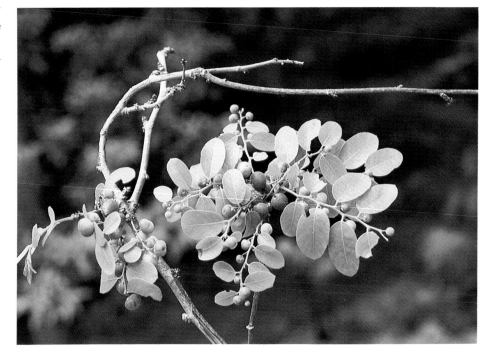

674 葉下珠

來源 大戟科植物葉下珠 Phyllanthus urinaria L. 的全草。

形態 一年生小草本，高10～30 cm。單葉互生，呈2列，極似羽狀複葉，長橢圓形，全緣，下面邊緣有毛。花單性，雌雄同株，無花瓣；雄花2～3朵，簇生於葉腋；萼片6；雄蕊6；花盤腺體6，無退化雌蕊；雌花單生於葉腋。蒴果扁球形，表面有小凸刺或小瘤體。

分佈 生於山坡，路旁或田埂上。分佈於長江流域至以南各地。

採製 夏秋採，曬乾。

成分 全草顯酚類，三萜類反應。

性能 微苦、甘，涼。清熱利尿，明目，消積。

應用 用於腎炎水腫，泌尿系感染、結石，腸炎，痢疾，小兒疳積，眼結膜炎，黃疸型肝炎。外用於蛇傷。用量15～30 g。外用適量。

文獻 《滙編》上，263。

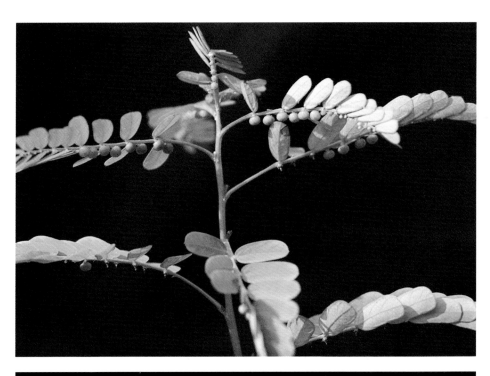

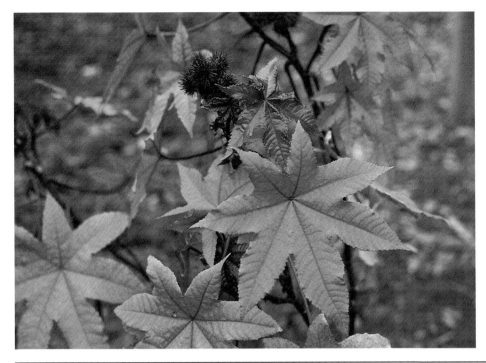

675 蓖麻

來源 大戟科植物蓖麻 Ricinus communis L. 的種子、根或葉。

形態 灌木或一年生草本。莖直立，綠色或紫色，被白粉，節明顯。單葉互生，具長柄，柄端具腺體。葉片盾圓形，掌狀分裂，邊緣有不規則鋸齒。總狀花序，花單性；下部雄花；上部雌花。蒴果球形，外被刺狀物，成熟後 3 裂。

分佈 中國各地有栽培。

採製 秋冬採收種子；夏秋採根或葉，曬乾。

成分 種子含蓖麻毒素 (ricin)、解脂酶 (lipase)、蓖麻鹼 (ricinine) 和毒蛋白質等。

性能 種子甘、辛，平。有毒。消腫，排膿，拔毒。葉甘、辛，平。有小毒。消腫拔毒，止癢。根淡、微辛，平。祛風活血，止痛鎮靜。

應用 種子油用於便秘。根用於癲癇。葉外用於濕疹瘙癢。用量種子油 10～20 ml。根 30～60 g。

文獻 《滙編》上，876。

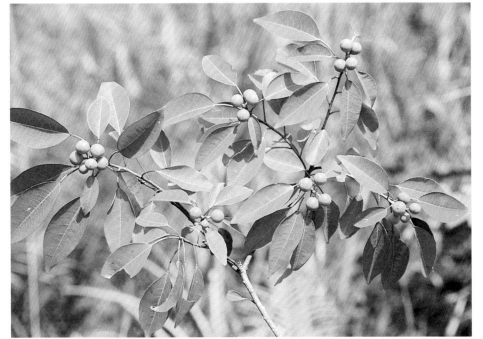

676 山烏桕

來源 大戟科植物山烏桕 Sapium discolor (Chemp.) Muell.-Arg. 的根。

形態 喬木或灌木，高 3～5 m。單葉互生，橢圓狀卵形，全緣，葉柄頂端有 2 腺體。花單性，雌雄同株。總狀花序頂生，密生黃色小花，無花瓣及花盤；雄花 7 朵聚生於苞腋內，苞片先端每側各有腺體 1；萼杯狀；雌花生於花序的近基部。蒴果室背開裂。種子近球形。

分佈 生於平原、丘陵、山地的疏林或灌叢中。分佈於長江以南。

採製 秋季採挖，洗淨曬乾。

性能 苦，寒。有小毒。利水通便，去瘀消腫。

應用 用於大便秘結，跌打損傷，毒蛇咬傷。用量 3～6 g。外用適量。

文獻 《大辭典》上，206。

677　油桐子

來源　大戟科植物油桐 Vernicia fordii (Hemsl.) Airz-Shaw 的種子、葉和根。

形態　落葉喬木，高 3～10 m，幼枝具皮孔。葉互生，卵狀心形，葉柄頂端有紅紫色扁平、無柄腺體 2，基出脈 5～7。花先葉開放，直徑 2.5 cm以上，圓錐狀聚傘花序，密集於小枝頂端；花瓣白色，基部具橙紅色斑點和條紋；雄蕊 8～10；子房 3～4 室。核果近球形或陀螺狀，頂端急尖，平滑。種子 3～4。

分佈　生於山坡和溝旁，多為栽培。分佈於西南至東南。

採製　秋季採摘，收集種子，曬乾。根和葉四季可採。

成分　果和葉含巴豆酯和棕櫚酯類化合物。

性能　葉苦，寒。有毒。種子甘，寒。消腫解毒，拔膿生肌，祛風鎮痛。

應用　用於疥癬，瘡毒，燙傷等。用量 25～50 g。

文獻　《大辭典》上，3023。

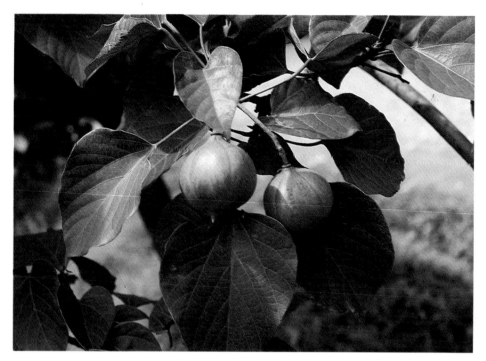

678　木油桐

來源　大戟科植物木油樹 Vernicia montana Lour. 的種子、葉和根。

形態　落葉喬木，高達 8 m，幼枝具皮孔。葉濶卵形，葉柄頂端有杯狀具柄的腺體 2，全緣或 2～4 深裂，在裂片間有杯狀腺體，嫩葉被黃褐色單毛，基出脈 5。花雌雄異株，白色或基部帶紅色，直徑約 2.5 cm；雄花序傘房狀聚傘花序；雌花序傘房狀總狀花序，子房卵形。核果卵形，有狹稜 3，稜間有網狀皺紋。種子 3。

分佈　多生於陽光充足處。分佈於西南至東南。

採製　秋季採摘，收集種子，曬乾。葉、根四季可採。

性能　葉苦，寒。有毒。種子甘，寒。消腫解毒，拔膿生肌，吐風痰。

應用　用於哮喘，癲狂，白濁，瘡癤，痰火頸癧。用量 25～50 g。

文獻　《常用中草藥簡編》。

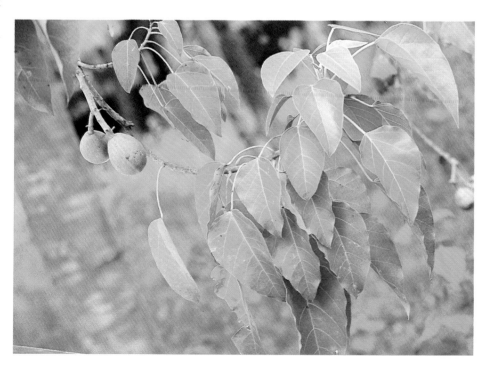

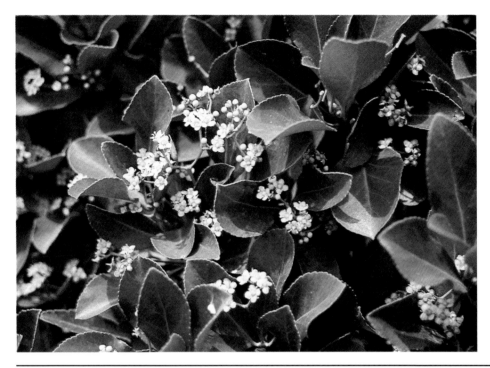

679　黃楊

來源　黃楊科植物黃楊 Buxus microphylla Sieb. et Zucc. var. sinica Rehd. et Wils. 的莖枝。

形態　常綠灌木或小喬木，高 1～3 m。莖枝四稜，冬芽外鱗有毛。葉對生，革質，圓形或倒卵形，花單性，雌雄同株，簇生於腋；無花瓣，通常頂端 1 朵雌花，其餘為雄花；雄花萼片 6，雄蕊 8；雌花萼片 6，子房 3 室，花柱 3。蒴果圓球形沿室背 3 瓣裂。

分佈　生於山地和多石的地方。分佈於山東、陝西、甘肅、江蘇、江西、湖北、雲南、四川等地。

採製　全年可採，曬乾。

性能　苦，平。祛風濕，理氣，止痛。

應用　用於風濕疼痛，胸腹氣脹，牙痛，疝痛等。用量 9～12 g。

文獻　《滙編》下，549。

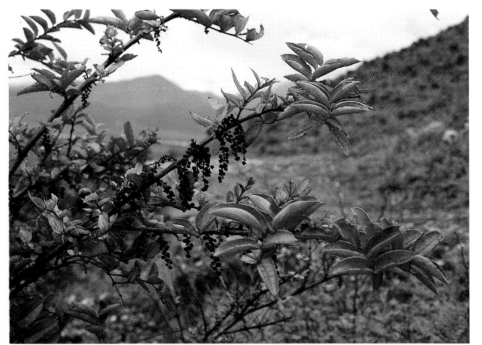

680　馬桑

來源　馬桑科植物馬桑 Coriaria sinica Maxim. 的根、葉。

形態　灌木，高 1～4 m。葉對生，橢圓形或寬橢圓形，全緣，下面沿脈有細毛。總狀花序側生於前一年枝上。花雜性，雄花先葉開放，萼片、花瓣 5；雄蕊 10；雌花葉後開放，萼片、花瓣 5；心皮 5，分離。漿果狀，5 個瘦果熟時由紅變紫黑色，包於肉質花瓣中。

分佈　生於山坡灌叢中或林下。分佈於華北、華中、西北、西南。

採製　冬季採挖、去皮曬乾；夏季採葉，曬乾。

成分　果含馬桑內脂 (coriamyrtin) 等。

性能　苦、辛，寒。有大毒。祛風除濕，鎮痛，殺蟲。

應用　根用於淋巴結結核，牙痛，風濕痛。葉外用於頭癬，濕疹，燒、燙傷。用量 1～3 g。因有大毒，常只作外用。

文獻　《滙編》下，54。

681 枸骨

來源　冬青科植物枸骨 Ilex cornuta Lindl. ex Paxt. 的根、葉及果實。

形態　常綠灌木，高 3～4 m。單葉互生，硬革質，四角狀長方形，先端具 2～3 刺齒，兩邊有光刺 1～2。雌雄異株，簇生於二年生枝上；萼杯狀，4 裂；花冠 4 裂，黃綠色；雄蕊 4。核果球形，熟時紅色。

分佈　生於山坡、山谷、路旁雜木林中。分佈於長江以南及河南、甘肅。

採製　根、葉全年可採。秋季採熟果，曬乾。

成分　葉含咖啡鹼 (caffeine) 等。種子含脂肪油。

性能　根、葉苦，涼。祛風止痛，瀉陰清熱，補腎壯骨。果苦、澀，微溫。固澀下焦。

應用　根用於風濕痛，黃疸型肝炎等。葉用於肺結核潮熱，白癜風等。果用於白帶過多等。用量根 15～45 g。葉、果實 6～15 g。

文獻　《滙編》上，588。

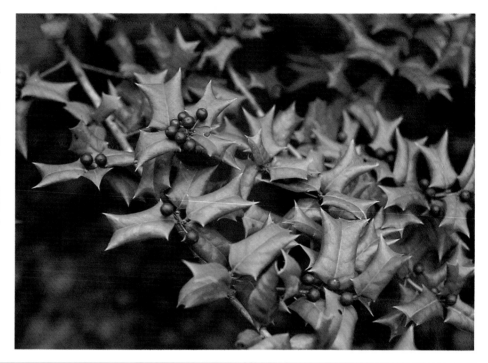

682 救必應

來源　冬青科植物鐵冬青 Ilex rotunda Thunb. 的樹皮、葉、根。

形態　常綠喬木，全株無毛。嫩枝有稜。葉卵形，全緣。傘形花序腋生，花白綠色，單性異株；雄花 4 數；雌花 5～7 數。核果近球形。

分佈　生於山坡疏林中。分佈於長江流域以南各省區。

採製　全年可採，曬乾。

成分　樹皮含冬青甙 A 和 D (ilexin A and B)、丁香甙 (nyringin)，葉含救必應酸 (rotundic acid) 等。

性能　苦，涼。清熱解毒，消腫止痛，止血等。

應用　用於感冒，扁桃體炎，急性胃腸炎。外用於跌打損傷，癰癤瘡瘍，外傷出血，燒燙傷。用量 15～25 g。外用適量。

文獻　《滙編》上，736。

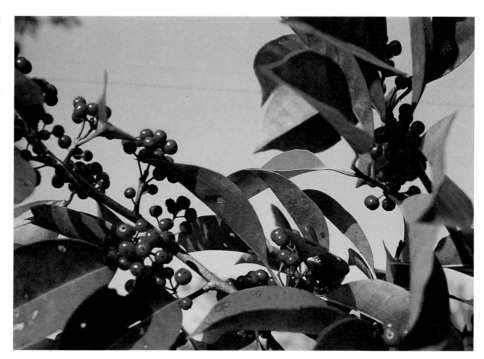

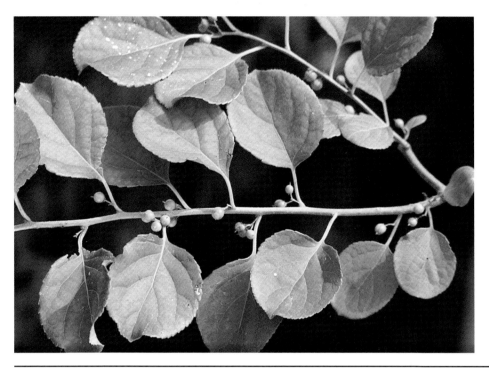

683 南蛇藤

來源 衛矛科植物南蛇藤 Celastrus orbiculatus Thunb. 的根、藤、葉及果實。

形態 藤狀灌木。根粗長，暗褐色。小枝灰白色至灰褐色，有皮孔。單葉互生，寬橢圓形或近圓形。聚傘花序頂生或腋生。花雜性，黃綠色；萼片5；花瓣5；雄蕊5，着生於花盤邊緣。蒴果黃色，球形，3裂。

分佈 生於山溝灌木叢中。分佈於中國各地。

採製 全年採根、藤。夏季採葉，秋季採果。曬乾或鮮用。

成分 葉含山柰武 (kaempferitrin)。

性能 根及藤辛，溫。祛風活血，消腫止痛。果甘、苦，平。安神鎮靜。葉苦，平。解毒散瘀。

應用 根、藤用於風濕性關節炎，閉經等。果用於神經衰弱。葉外用於毒蛇咬傷等。用量6～15 g。外用適量。

文獻 《滙編》下，432。

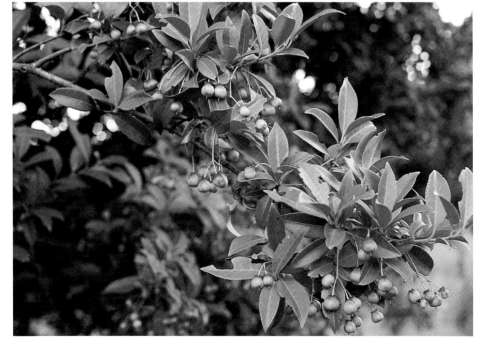

684 大花衛矛

來源 衛矛科植物大花衛矛 Euonymus grandiflorus Wall. 的根皮、莖皮、果和葉。

形態 半常綠喬木或灌木，高達 10 m。單葉對生，近革質。聚傘花序腋生，花黃白色，花部各數均為 4；花瓣近圓形，面上有嚼嚼狀皺紋，花盤直徑達 1 cm；雄蕊具細長花絲。蒴果近圓形，常有 4 窄稜。種子黑色，有盔狀紅色假種皮。

分佈 生於山地灌木叢中，河谷或土坡濕潤處。分佈於甘肅、陝西、湖北、湖南及西南。

採製 夏秋採根皮、莖皮、果及葉。鮮用或曬乾。

性能 微苦、澀，平。祛風濕，舒筋絡，補腎。

應用 用於痢疾初起，腹痛，腎虛腰疼，風濕疼痛，瘀血閉經。用量樹皮 25～50 g。果實 25～30 g。

文獻 《滙編》下，784。

685 娑羅子

來源 七葉樹科植物七葉樹 Aesculus chinensis Bge 的種子。

形態 落葉喬木，樹冠寬廣。葉對生，掌狀複葉，小葉 5～7，長圓狀披針形或長圓狀倒披針形。邊緣有細鋸齒，兩面被柔毛。圓錐花序頂生，總軸有微柔毛，花雜性，同株；花萼筒形，外被短柔毛；花瓣白色；雌蕊在雄花中不發育。蒴果近球形或倒卵圓形，表面密生黃褐色斑點，3 瓣裂。種子 1，圓球形，棕褐色，種臍白色，約佔種子面積$\frac{1}{2}$～$\frac{1}{3}$。

分佈 多為栽培。分佈於華北。

採製 秋季果實成熟後採摘，去果皮，曬乾。

成分 含三萜皂甙，內分離出：七葉皂甙 (aescin 或 escin)。

性能 甘，溫。理氣寬中，止痛。

應用 用於胃脘脹痛。用量 3～9 g。

文獻 《中藥誌》三，555。

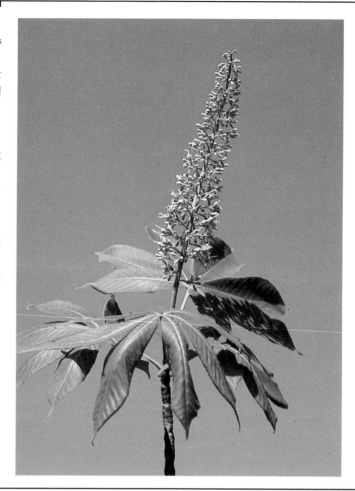

686 假苦瓜

來源 無患子科植物倒地鈴 Cardiospermum halicacabum L. 的全草。

形態 一或二年生纏繞草本，多少被柔毛。莖和枝有明顯的槽紋。葉互生，2 回三出複葉，葉片卵形或卵狀披針形，邊緣具粗鋸齒。花序腋生，近傘形聚傘花序，花梗近頂端分枝處有 2、3 枝卷鬚；兩性花；萼片 4；花瓣 4，白色，基部有扁平鱗片 1；雄蕊 8。蒴果倒卵形，有 3 稜。

分佈 生於曠野、村邊及灌叢中。分佈於台灣、廣東、廣西及西南。

採製 夏秋採收，曬乾。

成分 種子油中含甘烯-11-酸 42%，亞油酸等。

性能 苦，寒。清熱利濕，涼血，解毒。

應用 用於黃疸，淋病，水泡瘡，蛇咬傷等。用量 3～15 g。外用適量。

文獻 《大辭典》下，4514。

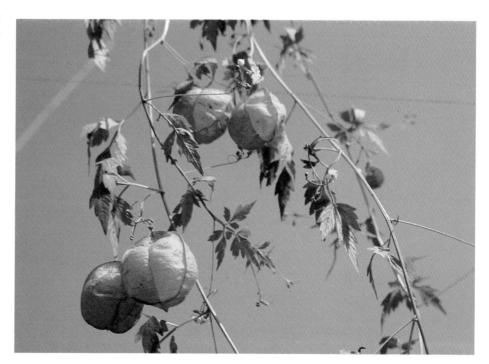

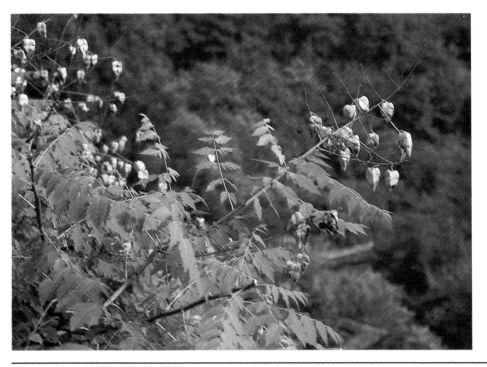

687 欒樹花

來源 無患子科植物欒樹 Koelreuteria paniculata Lam. 的花。

形態 落葉灌木或喬木,高達 10 m。小枝暗黑色。奇數羽狀複葉,互生;小葉 7～15,卵形或卵狀披針形。圓錐花序頂生,長 25～40 cm,花淡黃色,中心紫色;萼片 5;花瓣 4;雄蕊 8;雌蕊 1,花盤有波狀齒。

分佈 生於雜木林中。分佈於東北、華北、華東等地。

採製 7～8 月採花,晾乾。

性能 苦,寒。疏風清熱,止咳,殺蟲。

應用 用於風熱咳嗽等。用量 10～20 g。

文獻 《大辭典》下,3938。

688 紅毛丹

來源 無患子科植物紅毛丹 Nephelium lappaceum L. 的種子。

形態 常綠小喬木。幼枝被褐色柔毛,後脫落無毛。葉互生,偶數羽狀複葉,小葉 2～3 對。圓錐花序腋生或頂生,花單性異株,無花瓣;花萼杯狀,4～6 裂;花柱 2～3 深裂,裂片彎。果橢圓形,果皮密被長 1 cm 的軟刺,頂端彎曲。

分佈 主產於印度、印尼、馬來西亞等地。中國廣東南部和海南有栽培。

採製 採成熟果實,取出種子,洗淨曬乾。

成分 含皂甙、鞣質等。

性能 甘、澀,溫。溫中,理氣,止痛。

應用 用於胃脘痛,疝氣痛,婦女血氣刺痛。用量 10～15 g。

附註 調查資料。

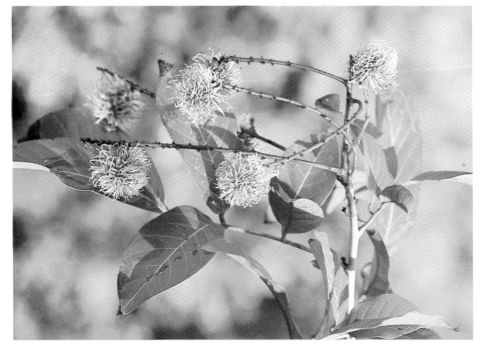

689 拐棗

來源 鼠李科植物枳椇 Hovenia dulcis Thunb. 的種子及果梗。

形態 落葉喬木。葉有長柄，卵形或心狀卵形，先端漸尖，基部濶圓形，3脈。花淡綠色，複聚傘花序頂生或腋生。果實近球形，灰褐色，生於肥厚，扭曲，肉質的花序柄上。種子圓形而扁平，深褐色，有光澤。

分佈 本種爲一半野生植物。分佈於華北、華東、中南、西北、西南。

採製 於果實成熟後採，曬乾，碾碎果殼，收集種子及果梗。

成分 果含多量葡萄糖及蘋果酸鈣。

性能 種子甘，平。清熱利尿，止渴除煩，解酒毒。果梗健胃，補血。

應用 種子用於熱病煩渴，呃逆，嘔吐，小便不利，酒精中毒。果梗用於滋養補血。用量種子12 g。果梗蒸熟浸酒。

文獻 《滙編》下，425。

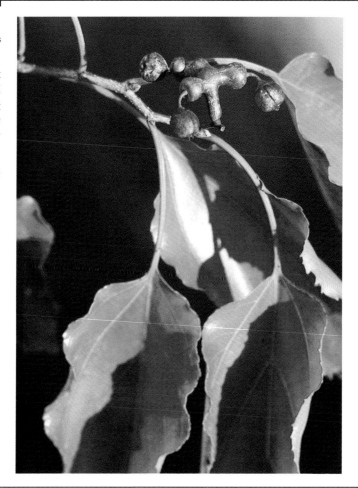

690 馬甲子

來源 鼠李科植物馬甲子 Paliurus ramosissimus (Lour.) Poir. 的根或葉。

形態 灌木，高約3 m。小枝具尖利的刺。單葉互生；卵形或卵狀橢圓形，邊緣有細鈍刺。聚傘花序腋生；花萼5裂；花瓣5；雄蕊5；雌蕊花托連生，柱頭3裂。核果盤狀，周圍有栓質薄翅。

分佈 常栽培作綠籬，或野生於村旁、山坡。分佈於華東、中南、華南、西南及台灣。

採製 秋冬季採根，切片曬乾。葉全年可採。

性能 苦，平。清熱解毒，祛風散瘀。

應用 用於咽喉痛，風濕痛，跌打損傷等。外用。用量6～15 g。外用適量。

文獻 《大辭典》上，625。

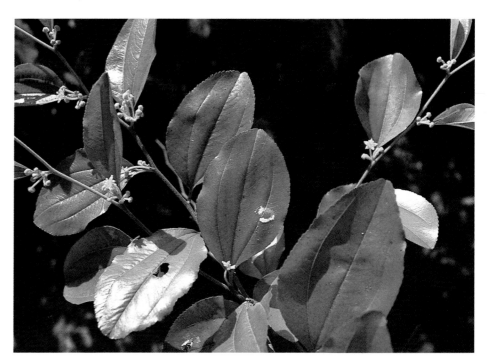

691 小葉鼠李

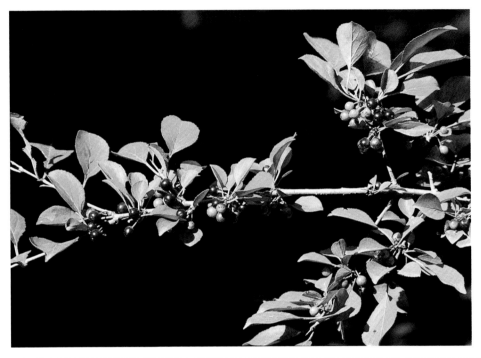

來源 鼠李科植物小葉鼠李 Rhamnus parvifolia Bge. 的果實。

形態 灌木，小枝灰色或灰褐色，對生，頂端針刺狀。葉通常密集叢生短枝上或在長枝上互生，紙質，菱狀卵圓形或倒卵形，先端圓或急尖，基部楔形，邊緣有小鈍鋸齒，側脈 3 對，纖細，不太凸出。花單性，成聚傘花序；花萼 4 裂；花瓣 4；雄蕊 4。核果球形，成熟時黑色。

分佈 生於向陽山坡上或多巖石處。分佈於遼寧、內蒙古、河北、山西、山東、甘肅。

採製 秋季採取果實，曬乾或微火烘乾。

性能 苦，涼。有小毒。清熱瀉下，消瘰癧。

應用 用於腹脹便秘，疥癬瘰癧。

文獻 《滙編》下，787。

692 酸梅簕

來源 鼠李科植物雀梅藤 Sageretia thea (Osb.) Johnst. 的根、葉。

形態 常綠藤狀灌木。嫩枝被毛，有刺狀短枝。葉卵形，邊緣有鋸齒，嫩時被毛，後變無毛。穗狀花序排成圓錐狀，頂生或腋生，花淡黃色，5 數。核果近球形。

分佈 生於山坡灌木叢中。分佈於華東、華南、西南。

採製 全年可採，曬乾。

成分 根含人麥鹼 (hordenine)、木栓酮 (friedelin) 等。

性能 根甘、淡，平。降氣化痰，保護肝臟。葉酸，涼。拔毒生肌，消腫止痛。

應用 根用於咳嗽氣喘，胃痛。葉用於小兒疳積。外用於瘡癤，燒燙傷。用量根 9～15 g，葉 1.5 g。外用適量。

文獻 《滙編》下，670；《廣西民族藥簡編》，159。

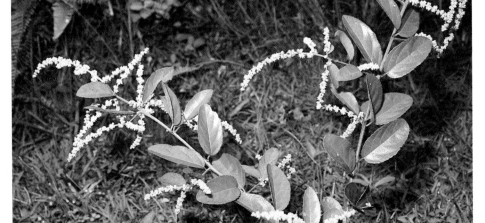

693 白粉藤

來源 葡萄科植物白粉藤 Cissus repens (Wight et Arn.) Lam. 的根、莖、葉。

形態 攀援藤本。嫩莖鈍四稜形，老莖圓柱形，被白粉，節膨大。卷鬚與葉對生，頂端分叉。葉卵形，邊緣有疏的刺狀小齒。傘房狀二歧聚傘花序與葉對生，花黃綠色；花4數。漿果倒卵形。

分佈 生於山坡、溝谷灌叢中。分佈於福建、台灣、廣東、海南、廣西。

採製 全年可採，曬乾。

成分 莖含酚類、氨基酸、有機酸、糖類。

性能 根微辛，平。化痰散結，祛風活絡。莖、葉苦，寒。有小毒。拔毒消腫。

應用 根用於頸淋巴結結核，風濕骨痛。莖葉外用於瘡瘍，濕疹。用量9～15 g。外用適量。

文獻 《滙編》上，300。

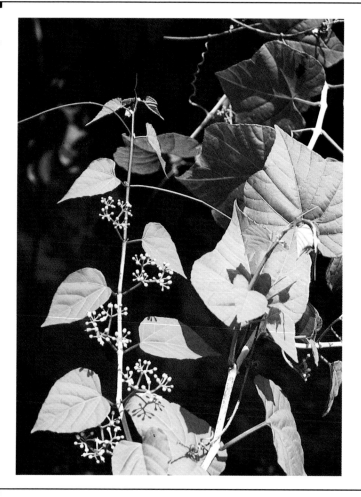

694 扁擔藤

來源 葡萄科植物扁莖崖爬藤 Tetrastigma planicaule (Hook. f.) Gagnep. 的莖。

形態 木質藤本，全株無毛。莖扁平帶狀。卷鬚與葉對生，不分枝。掌狀複葉，小葉5，長圓狀披針形，邊緣有疏鈍齒。複傘形聚傘花序，腋生；花綠色，4數；花萼全緣；花瓣早落。漿果卵圓形。

分佈 生於山谷、山坡林下。分佈於福建、廣東、海南、廣西、貴州、雲南。

採製 全年可採，切片曬乾。

性能 辛、澀，溫。祛風除濕，舒筋活絡。

應用 用於風濕骨痛，腰肌勞損，跌打損傷，半身不遂，誤食螞蟥入肚。外用於蕁麻疹，瘡癤。用量30～45 g。外用適量。

文獻 《滙編》上，566；《廣西民族藥簡編》，165。

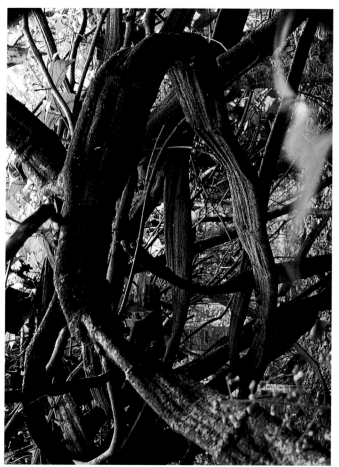

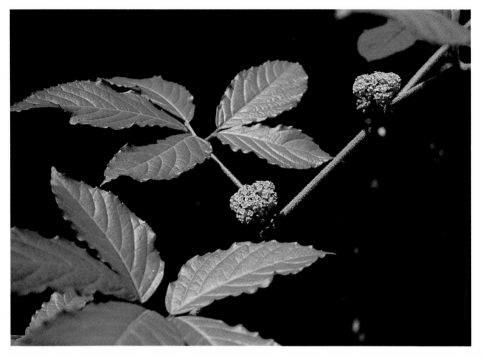

695 毛脈崖爬藤

來源 葡萄科植物毛脈崖爬藤 Tetrastigma pubinerve Merr. et Chun 的根、葉。

形態 攀援藤本。嫩枝被柔毛。卷鬚與葉對生,不分枝。葉為鳥足狀複葉,小葉5～7,橢圓形或長圓形,邊緣有疏的鈍齒,上面無毛,下面沿中脈和側脈被柔毛。複傘形花序腋生,花綠黃色,單性或雜性;萼4齒;花瓣4;雄蕊4。漿果球形。

分佈 生於溪邊、山坡林中。分佈於廣西、海南。

採製 全年可採,曬乾。

應用 用於風濕骨痛。外用於刀傷。用量15 g。外用適量。

文獻 《廣西民族藥簡編》,166。

696 布渣葉

來源 椴樹科植物破布樹 Microcos paniculata L. 的葉。

形態 灌木或小喬木,高2～12 m。單葉互生,托葉線狀披針形;葉卵狀長圓形或卵形,常破裂,邊緣有不明顯小鋸齒,幼葉下面被星狀柔毛,基出脈3。圓錐花序由多個具3花的小聚傘花序所組成,被灰黃色短毛及星狀柔毛;萼片5,長圓形;花瓣5,淡黃色,較萼片短。核果近球形。

分佈 生於山坡,林緣及灌叢中。分佈於廣東、海南、廣西、雲南。

採製 夏秋採,曬乾。

性能 淡、微酸,平。清暑,消食,化痰。

應用 用於感冒,中暑,食滯,消化不良,腹瀉。用量10～30 g。

文獻 《滙編》上,254。

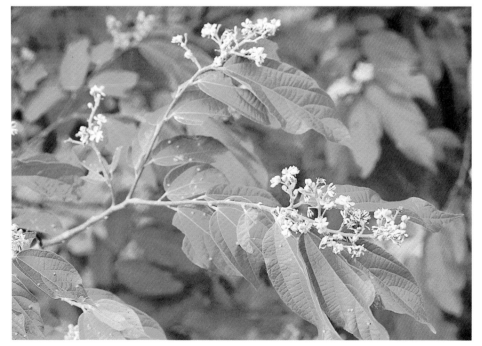

697　棉花

來源　錦葵科植物陸地棉 Gossypium hirsutum L. 的根。

形態　一年生草本，高達 1.5 m。葉片潤卵形，掌狀分裂，基部心形。花單生，花梗密被柔毛，副萼 3 片，花萼杯狀，三角形；雄蕊花絲大部愈合，上部分離。蒴果球卵形。

分佈　中國各產棉區普遍栽培。

採製　秋季採摘棉花後挖根，洗淨，曬乾。

成分　棉酚 (gossypol)、天冬酰胺 (asparagin)、揮發油。

性能　甘、辛，溫。補氣，止咳，平喘。

應用　用於慢性支氣管炎，子宮脫垂，體虛浮腫。用量 18～30 g。

文獻　《中藥誌》二，540。

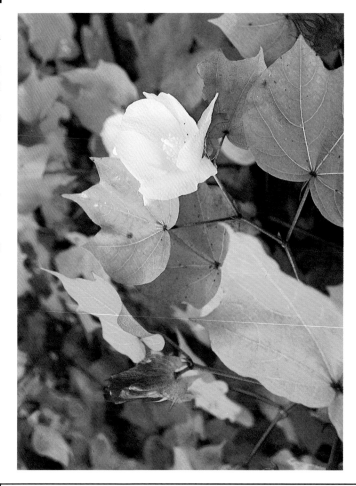

698　紅秋葵

來源　錦葵科植物紅秋葵 Hibiscus coccineus (Medicus) Walt. 的葉和花。

形態　多年生直立草本，高 1～3 m，莖帶白霜。葉指狀 5 裂，裂片狹披針形，先端銳尖，基部楔形，邊緣具疏齒。花單生於枝端葉腋間；小苞片 12，線形，基部微合生；萼大，葉狀，鐘形；花瓣玫瑰紅至洋紅色，倒卵形，外面疏被柔毛；雄蕊柱長約 7 cm；花柱枝 5，被柔毛。蒴果近球形，無毛，先端具短喙，果爿 5。

分佈　原產美國東南部；中國有栽培。

採製　七、八月採葉和花，分別曬乾。

性能　微辛，平。清熱消腫，散瘀止血。

應用　花用於肺癰，咳血，月經過多，便血，白帶。葉用於乳腺炎，水、火燙傷。用量 15～30 g。

附註　調查資料。

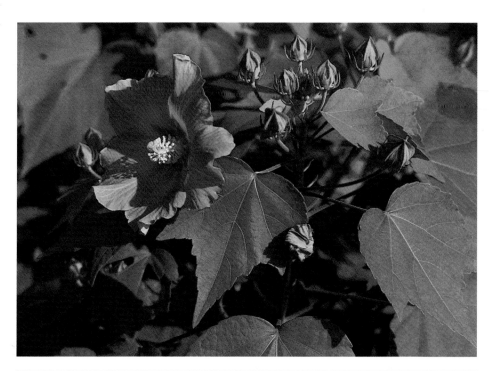

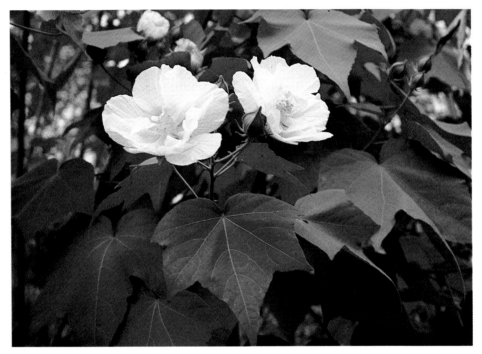

699 木芙蓉

來源 錦葵科植物木芙蓉 Hibiscus mutabilis L. 的花、葉和根。

形態 灌木和喬木，高達 6 m。單葉互生，掌狀 3～7 裂，兩面均被星狀毛。花單生葉腋或簇生枝端，初開時白色，後漸變爲粉紅至深紅色；副萼 10 裂；花瓣 5 或爲重瓣；雄蕊多數；雌蕊 1。蒴果球形。種子腎形。

分佈 生於向陽和排水好的砂質壤土。分佈於中國大部地區。

採製 夏秋採收花蕾，曬乾，葉陰乾；秋冬挖根，曬乾。

成分 花含異槲皮甙 (isoquercitrin)、金絲桃甙 (hyperin)、芸香甙 (rutin) 等。

性能 微辛，涼。清熱解毒，消腫排膿，涼血止血。

應用 用於肺熱咳嗽，月經過多。外用於癰腫瘡癤，乳腺炎，跌打損傷等。用量 9～30 g。外用適量。

文獻 《滙編》上，174。

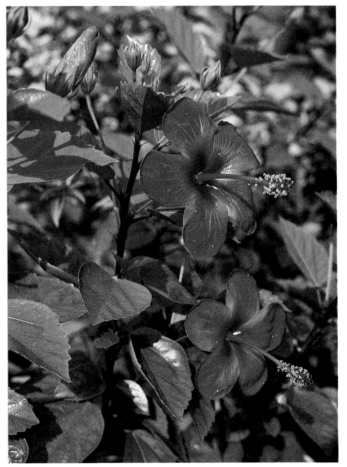

700 扶桑

來源 錦葵科植物扶桑 Hibiscus rosa-sinensis L. 的根、葉、花。

形態 灌木，高達 6 m。單葉互生。花黃色、紅色或粉紅色，單生於葉腋；花萼鐘狀；花瓣邊緣波裂，有時重瓣；雄蕊柱遠突出於花冠之外；子房 5 室。蒴果卵形。

分佈 生於山地疏林中，現廣爲栽培。分佈於福建、台灣、廣東、廣西、海南、四川、雲南。

採製 根葉全年可採；夏秋採花，曬乾或鮮用。

成分 花含槲皮素 (quercetin)、山奈醇 (kaempferol)、棉花素 (gossypetin)、矢車菊素葡萄糖甙 (cyanidin glucoside)。

性能 甘，平。解毒，利尿，調經。

應用 根用於腮腺炎，支氣管炎，尿路感染，宮頸炎。葉、花外用於疔瘡癰癤。用量根 25～50 g。葉、花適量。

文獻 《滙編》下，303。

701 狗脚迹

来源 錦葵科植物梵天花 Urena procumbens L. 的全株。

形態 常綠小灌木，高約 1 m，莖枝被灰黃色絨毛。葉互生，3～5 深裂，裂口深達中部以下，兩面被毛，邊緣有鋸齒，葉面各裂片中央有黃綠色斑塊。花腋生、單生，花萼 5 裂，花瓣 5，粉紅色；雄蕊合生，雌蕊 1，柱頭 10 裂，紅色。蒴果扁球形，具鈎狀刺毛。

分佈 生於路邊、荒坡。分佈於廣西、廣東、福建、浙江、湖南、台灣。

採製 夏秋採，去根曬乾。

成分 黃酮甙、酚類、氨機酸、有機酸。

性能 甘、苦，涼。祛風解毒。

應用 治痢疾，瘡瘍，跌打，毒蛇咬傷、肺熱咳嗽。用量 15～30 g。

文獻 《大辭典》下，4272，《廣西本草選編》下，1566。

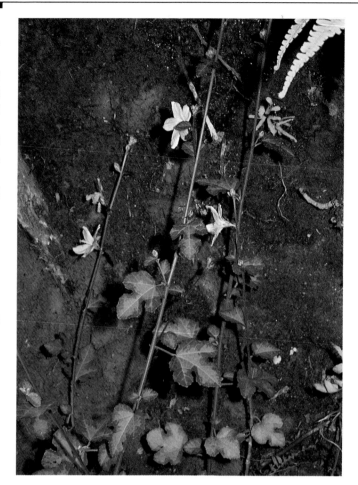

702 木棉花

来源 木棉科植物木棉 Gossampinus malabarica (DC.) Merr. 的花。

形態 落葉喬木，高可達 25 m。樹幹和枝有圓錐形的刺。掌狀複葉；小葉 5～7，長圓形或橢圓狀長圓形，花大，紅色，直徑 12 cm以上；花瓣 5，肉質；柱頭 5 裂。蒴果長圓形。

分佈 野生於河岸、山脚或栽培。分佈於廣東、海南、廣西、福建、台灣、雲南。

採製 春季採收，曬乾或烘乾。

成分 花萼含蛋白質，碳水化合物，灰分等。

性能 甘，涼。清熱利濕，解毒，止血。

應用 用於泄瀉，痢疾，血崩，毒瘡，金創出血。用量 20～30 g。

文獻 《大辭典》上，725。

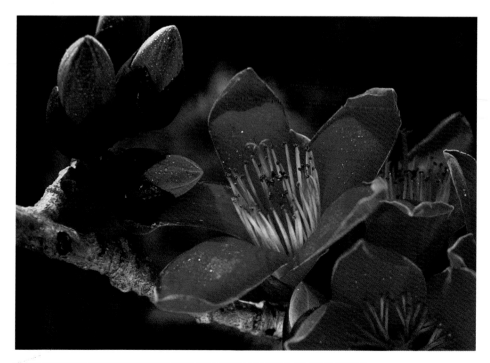

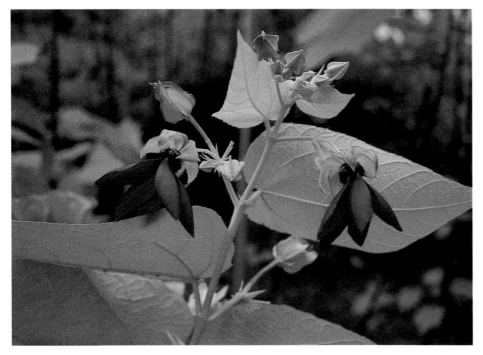

703 昂天蓮

來源 梧桐科植物昂天蓮 Ambroma an-gusta (L.) L.f. 的根、葉。

形態 灌木，高達 4 m。嫩枝密被星狀柔毛。葉闊卵形或近圓形，全緣或 3～5 淺裂，被短柔毛，托葉線形。聚傘花序與葉對生或頂生，花紫色；萼 5 裂；花瓣 5；雄蕊的花絲合生成筒狀，花藥 15，每 3 枚集成一羣與退化雄蕊互生，退化雄蕊 5，寬匙形，兩面均被毛。蒴果倒圓錐狀，被星狀毛，具 5 縱翅。

分佈 生於山谷溝邊或林緣。分佈於華南及雲南、貴州。

採製 夏秋季採，鮮用或曬乾。

性能 微苦，平。行血散瘀，消腫。

應用 外用於瘡癤紅腫，跌打腫痛。外用適量。

文獻 《滙編》下，755。

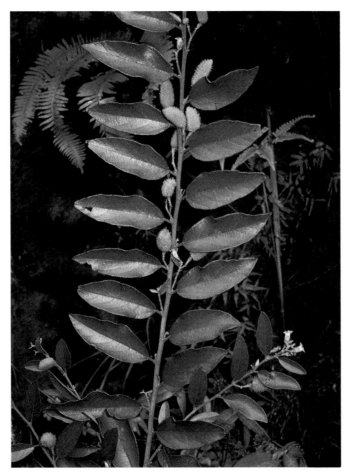

704 大山芝麻

來源 梧桐科植物劍葉山芝麻 Helic-teres lanceolata DC. 的根。

形態 灌木。嫩枝密被黃褐色星狀絨毛。葉披針形或長圓狀披針形，兩面均被星狀絨毛，邊緣全緣或近頂端有數千小鋸齒。花簇生於葉腋或排成聚傘花序，花紅紫色；萼 5 裂；花瓣 5；雄蕊 10，退化雄蕊 5，雄蕊柱與雌蕊柄合生。蒴果圓柱狀，密被長絨毛，頂端有喙。

分佈 生於山坡草地或灌木叢中。分佈於華南及雲南。

採製 秋季採，曬乾。

性能 清熱解毒。

應用 用於感冒，麻疹，痢疾，痧病。用量 9～15 g。

文獻 《廣西藥園名錄》，118。

705 假苹婆

來源　梧桐科植物假苹婆 Sterculia lanceolata Cav. 的樹皮、葉。

形態　喬木。嫩枝被毛。葉橢圓形、披針形或橢圓狀披針形，上面無毛，下面幾無毛。圓錐花序腋生，花淡紅色，單性或雜性；萼片 5，基部連合，無花瓣；雄花的花藥約 10 個，生於雄蕊柄頂端；兩性花的子房圓錐形，被毛。蓇葖果鮮紅色，長卵形，常 2～5 個集生或單生，密被短柔毛。

分佈　生於山谷、溪旁。分佈於廣東、海南、廣西、雲南、貴州、四川。

採製　全年可採，鮮用或曬乾。

應用　樹皮用於白帶，淋濁。葉外用於跌打損傷。用量 10～15 g。外用適量。

文獻　《廣西藥園名錄》，119。

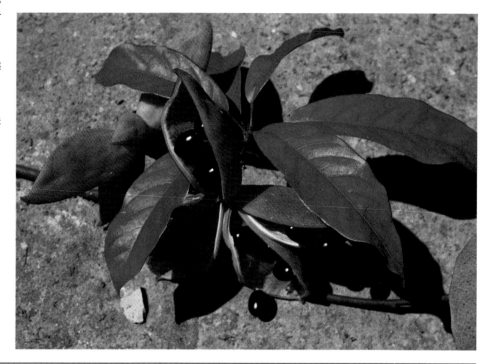

706 五椏果

來源　五椏果科植物五椏果 Dillenia indica L. 的根、樹皮、果實。

形態　喬木。嫩枝密被伏生絲狀毛。葉長圓形，邊緣有疏牙齒，上面僅中脈被疏硬毛，下面除脈上被伏生剛毛外無毛。花白色，單生於莖頂；萼片 5，基部厚達 1 cm，兩面均無毛；花瓣 5；雄蕊多數，花藥頂孔開裂；心皮 8～10。果實近球形，直徑 8～10 cm，包於增大的萼片內。

分佈　生於山地林中。分佈於廣西、雲南。

採製　夏季剝取樹皮，秋季挖根和採果，曬乾。

性能　酸、澀，平。收斂，解毒，止咳。

應用　用於瘧疾，咳嗽。用量 6～10 g。

文獻　《滙編》下，749；《廣西藥園名錄》，90。

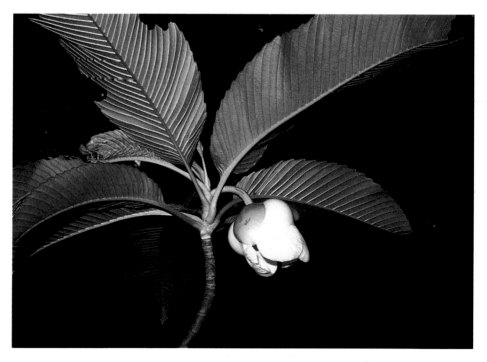

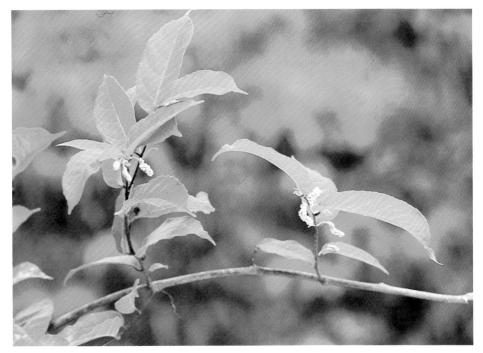

707　錫葉藤

來源　五椏果科植物錫葉藤 Tetracera asiatica (Lour.) Hoogl. 的根或葉。

形態　藤本，長 3～5 m 或更長。小枝粗糙。葉互生，革質，長圓狀倒卵形至長圓狀橢圓形，兩面均粗糙，或被極稀剛伏毛。圓錐花序頂生或腋生，花白色，極香，苞片線形；萼片 5，宿存；花瓣 5；雄蕊多數。蓇葖果長圓狀卵形。

分佈　生於灌叢或疏林中。分佈於廣東、海南、廣西。

採製　全年可採。

成分　錫葉藤屬的多種植物含異鼠李素 (isorhamnetin)、鼠李素 (rhamnetin)、杜鵑黃素等甲基黃酮醇類。

性能　苦、澀，涼。葉止瀉止血，生肌收口。根收斂，止瀉，固精。

應用　葉用於腹瀉，潰瘍。根用於腸炎腹瀉，肝脾腫大，遺精。用量 6～15 g。

文獻　《大辭典》下，5203。

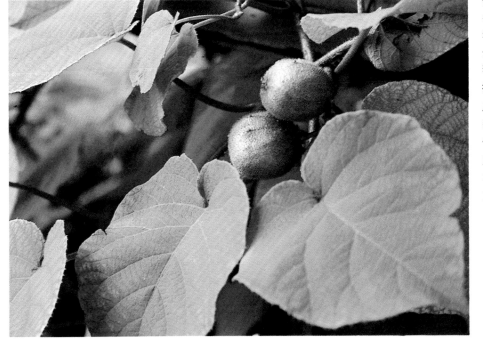

708　獼猴桃

來源　獼猴桃科植物中華獼猴桃 Actinidia chinensis Planch. 的果實。

形態　藤本，幼枝及葉柄密被褐色毛或刺毛。葉互生，營養枝上的葉闊卵形至橢圓形，花枝上的葉近圓形。花雜性，3～6 朵成腋生聚傘花序，少為單生，初開時乳白色，後變為橙黃色；花萼 5；花瓣 5；雄蕊多數；子房上位。漿果卵形或近球形，密生棕色硬毛。

分佈　生於山坡、林緣和灌叢中。分佈於華東、中南、華南、西南及陝西、甘肅。

採製　採七分熟的果實，切片曬乾。

成分　果含糖、維生素、有機酸、獼猴桃鹼 (actinidine)。

性能　甘、酸，寒。解熱止渴，通淋。

應用　用於煩熱，消渴，黃疸，通淋。用量 50～100 g。

文獻　《大辭典》下，4590。

709 多花山竹子（山竹子）

來源 藤黃科植物多花山竹子 Garcinia multiflora Champ. 的樹皮。

形態 常綠喬木，高 3～17 m。樹皮粗糙，灰白色。單葉對生，葉片倒卵狀矩圓，先端鈍、短漸尖或急尖，全緣，側脈纖細。聚傘花序，花單性；萼片 4，花瓣 4；雄蕊 4；無花柱，柱頭盾狀，宿存。漿果卵形至近球形。

分佈 生於山林中。分佈於江西、福建、台灣、廣東、廣西。

採製 四季砍伐莖桿，剝取內皮、切碎曬乾。

成分 含黃酮類、鞣質、樹膠、酸性物質。

性能 苦、澀，涼。消炎止痛，收斂生肌。

應用 用於腸炎，胃及十二指腸潰瘍，牙周炎。外用治燒燙傷，濕疹。用量乾粉 1.5～3 g。

文獻 《滙編》上，102。

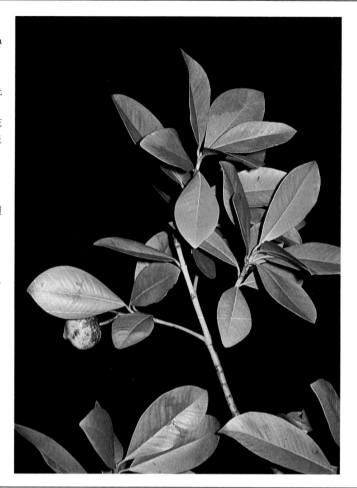

710 金絲桃

來源 藤黃科植物金絲桃 Hypericum chinense L. 的根。

形態 半常綠小灌木，高達 1 m。多分枝，小枝對生，褐色。單葉對生，無柄；葉片長橢圓形，長 3～8 cm，寬 1～2.5 cm。聚傘花序頂生，花鮮黃色；萼片 5；花瓣 5，寬倒卵形；雄蕊多數，較花瓣略長；花柱細長，頂端 5 裂。蒴果卵圓形。

分佈 生於山坡路旁及草叢中。除東北、西北外全國各地均有分佈。

採製 全年可採，曬乾備用。

性能 苦，涼。清熱解毒，祛風消腫。

應用 用於風濕腰痛，急性咽喉炎，外用於毒蟲咬傷。用量 5～15 g。外用適量。

文獻 《滙編》下，396；《大辭典》上，2864。

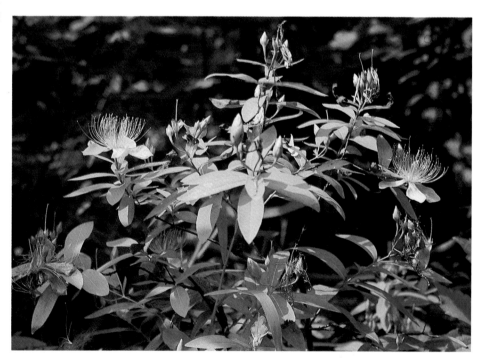

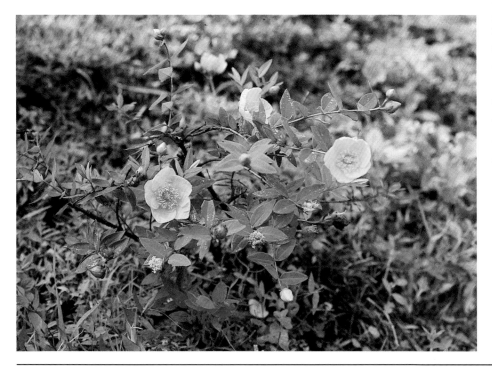

711　土連翹

來源　藤黃科植物金絲海棠 Hypericum hookerianum Wight et Arn. 的根、葉、花及果實。

形態　小灌木，高約 1 m。小枝紅褐色。葉對生，葉片卵形或卵狀長圓形，先端鈍或微尖，上面暗綠色，下面灰白色。花單生或數花呈聚傘花序；萼片 5，倒卵形；花瓣 5，金黃色，濶倒卵形；雄蕊多數；花柱頂端反曲。蒴果卵形。種子多數。

分佈　生於路旁、田邊、山坡。分佈於四川、雲南、西藏。

採製　夏秋採，曬乾。

性能　苦，微寒。清熱解毒，祛風除濕，止血。

應用　根用於急性胃炎，肝炎，膀胱炎，疝氣，乳癰。葉用於閉經，鼻衄。花、果用於感冒喉痛，蛔蟲病。外用於黃水瘡，皮膚瘙癢。用量根 10～15 g。葉 50～80 g。花及果 3～10 g。外用適量。

文獻　《麗江中草藥》，214。

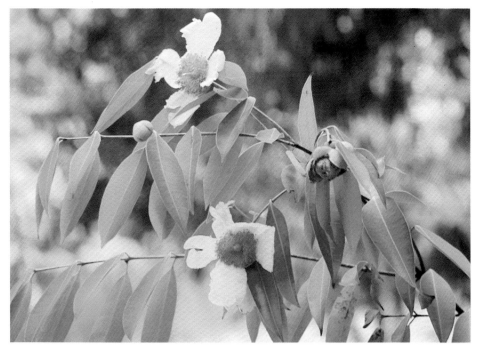

712　埋摸朗

來源　藤黃科植物鐵力木 Mesua　ferrea L. 的種子。

形態　常綠喬木，高 15～20 m。葉對生，披針形，革質，全緣，下面被白粉。花大，單生於葉腋或 1～2 朵頂生；萼片 4，圓形；花瓣 4，白色，倒卵形；雄蕊多數，分離，花藥金黃色；子房錐狀球形，2 室，柱頭盾狀。果扁球形，頂端有宿存花萼。種子 1～4，橢圓形，腹面扁平。

分佈　野生或栽培於亞洲熱帶地區。廣東、海南、廣西、雲南有栽培。

採製　秋季採摘，曬乾。

成分　種子含油酸、亞麻酸、硬脂酸、肉豆蔻酸等。

性能　淡，溫。殺蟲攻毒。

應用　外用於頑癬，疥瘡。外用適量。

文獻　《原色中國本草圖鑑》7 冊，1337。

713 長萼菫菜（犁頭草）

來源 菫菜科植物長萼菫菜 Viola inconspicua Bl. 的全株。

形態 多年生草本，無莖。葉全部基生，三角狀卵形，基部闊心形，邊緣有小鋸齒。花由基部抽出，紫色；花萼5；花瓣5；雄蕊5。蒴果長圓形。

分佈 生於濕潤的溝邊和坡地。分佈於長江以南各省區。

採製 夏秋季採集，洗淨，鮮用或曬乾。

成分 花含蠟質，多為飽和酸。

性能 苦，寒。清熱解毒，涼血消腫。

應用 用於急性結膜炎，咽喉炎，急性黃疸型肝炎，乳腺炎，癰瘡癤腫，毒蛇咬傷。用量鮮品30～60 g。乾品15～30 g。

文獻 《滙編》上，793；《廣西本草選編》下，1456。

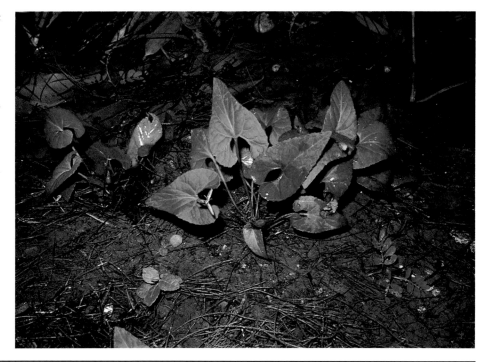

714 早開菫菜（紫花地丁）

來源 菫菜科植物早開菫菜 Viola prionantha Bge. 的全草。

形態 多年生草本。根莖稍粗。葉基生，長圓狀卵形或長卵形，先端鈍或稍尖，基部鈍圓，邊緣具鈍鋸齒，葉柄上部具翅。花紫菫色，花梗長，小苞片生於花梗中部；萼片5，披針形，有膜質狹邊，基部具附屬物；花瓣5，側瓣內面具毛或無毛，下瓣長，有距；雄蕊5。蒴果橢圓形或長圓形。

分佈 生於草地、山坡和道旁。分佈於東北、華北各地。

採製 果熟時採，洗淨曬乾。

性能 微苦，寒。清熱解毒，涼血消腫。

應用 用於癰癤，丹毒，乳腺炎，目赤腫痛，咽炎，黃疸型肝炎，腸炎，毒蛇咬傷。用量15～30 g。外用適量。

文獻 《滙編》上，837。

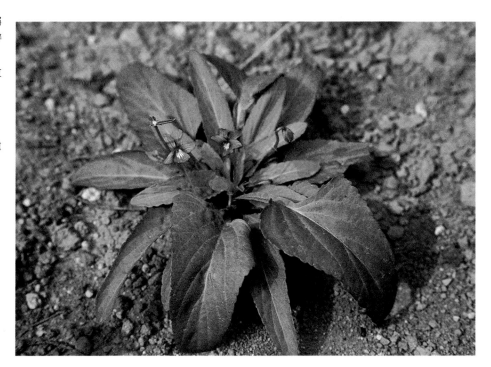

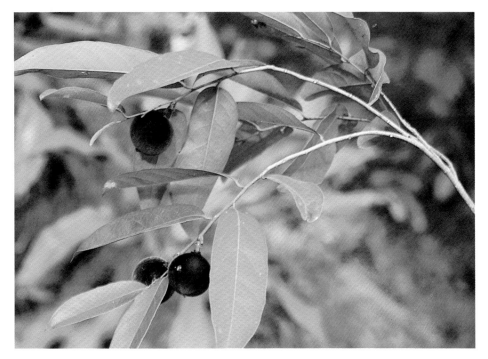

715　海南大風子（大風子）

來源　大風子科植物海南大風子 Hydno-carpus hainanensis (Merr.) Sleum. 的種子。

形態　喬木，高 6～9 m。小枝圓柱狀，無毛。葉薄革質，長圓形，邊緣有疏而粗鋸齒。總狀花序腋生，花單性，雌雄異株；雄花密集；花瓣 4；雄蕊 12；雌花退化雄蕊 15，子房密被黃色絨毛，幾無花柱，柱頭 3。漿果球形，密被褐色茸毛。

分佈　生於低山及丘陵灌木地。分佈於海南及廣西。

採製　採成熟果實，取種子，曬乾。

成分　含大風子油酸 (chaulmoogric acid)、次大風子油酸 (hydnocarpic acid)。

性能　辛，熱。有毒。祛風燥濕，攻毒殺蟲。

應用　用於麻瘋，疥癬，楊梅瘡。用量 2～5 g。外用適量。

文獻　《滙編》下，33。

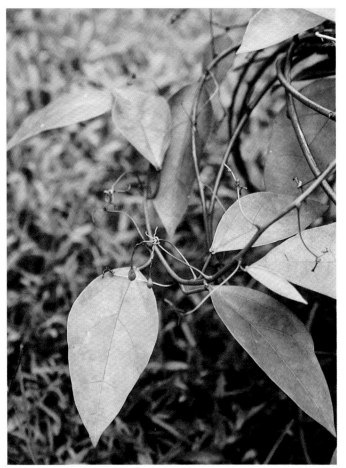

716　蒴蓮

來源　西番蓮科植物蒴蓮 Adenia che-valieri Gagnep. 的根。

形態　攀援木質藤本。有卷鬚。葉卵形或卵狀長圓形，全緣或有時不明顯的 3 裂；葉柄頂端有 2 個圓形腺體。聚傘花序腋生，花淡紫色，單性；雄花有 5 個合生成環的雄蕊和 1 個退化雌蕊；雌花花萼管狀，頂端有 5 齒，花瓣 5；腺體 5，膜質，生於萼筒基部；退化雄蕊 5，合生成 1 杯狀。蒴果橢圓形。

分佈　生於山地疏林中。分佈於華南。

採製　秋季採，曬乾。

性能　甘、微苦，涼。滋補強壯，祛風濕，通經絡。

應用　外用於毒蛇咬傷，疥癬。用於胃脘痛，子宮脫垂。用量 15～30 g。外用適量。

文獻　《滙編》下，650；《廣西藥園名錄》，93。

717 土沉香

來源 瑞香科植物白木香 Aquilaria sinensis (Lour.) Gilg 的含有樹脂的木材。

形態 常綠喬木。樹皮灰褐色，小枝和花序被柔毛。葉互生，全緣。傘形花序，花黃綠色，被絨毛，花被鐘形，5裂；雄蕊10。蒴果卵形，木質，密被灰白色毛，基部有宿存花被。種子基部延長爲紅棕色的角狀附屬物。

分佈 生於疏林或荒山中，也有栽培。分佈於廣東、廣西和台灣。

採製 用刀順砍樹幹粗30 cm以上的大樹，使其分泌樹脂，經數年後割取沉香，去雜質，曬乾。

成分 含沉香醇 (agarol)、桂皮酸和揮發油。

性能 辛、苦，溫。降氣溫中，暖腎納氣。

應用 用於氣逆喘息，脘腹脹痛，腰膝虛冷，大腸虛秘，小便氣淋。用量2.5～5 g。

文獻 《大辭典》上，2384。

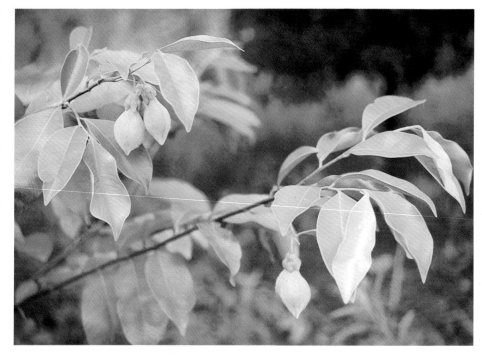

718 狼毒

來源 瑞香科植物瑞香狼毒 Stellera chamaejasme L. 的根。

形態 多年生草本，高20～50 cm。莖叢生。葉互生，披針形至橢圓狀披針形，全緣。花密集成圓頭狀頂生花序，具葉狀總苞；花被筒細長，下部常爲紫色，頂端5裂，裂片黃色或白色，常有淡紅色渲染；雄蕊10，成2輪着生於花被管上。果實圓錐形，爲花被管基部所包。

分佈 生於高山及草原上。分佈於東北、華北、西北、西南。

採製 秋季挖取，洗淨、切片曬乾。

成分 含狼毒素 (chamaejasmine) 等。

性能 辛、苦，平。有毒。散結，逐水，止痛，殺蟲。

應用 外用於淋巴結結核，皮癬。

文獻 《中藥誌》二，17。

附註 本品不宜與密陀僧同用，又可滅蛆。

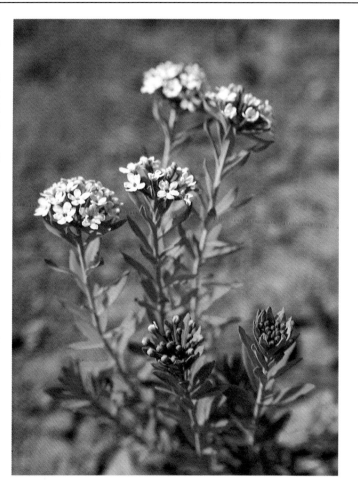

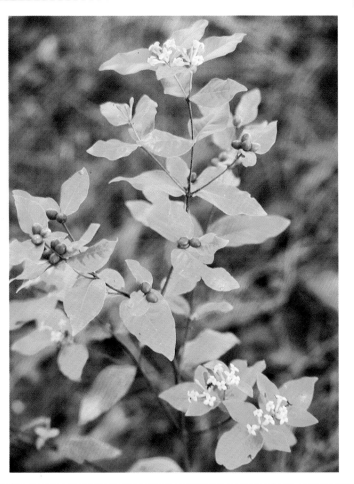

719 海南蕘花

來源　瑞香科植物海南蕘花 Wikstro-emia hainanensis Merr. 的根及莖葉。

形態　灌木，高 1～2 m。幼枝被貼狀淡黃色柔毛。葉對生，卵形至橢圓形。花黃綠色，3～6 朵組成近頭狀的頂生總狀花序；總花梗長 3～4 mm，被短柔毛，花梗短；花被筒狀，1.2～1.5 cm，頂端 4 裂，裂片橢圓狀卵形，擴展或反卷；雄蕊 8，2 輪；花盤深裂成 4 個線形鱗片；子房橢圓形。核果，熟時紅色。

分佈　生於低海拔疏林中。分佈於海南。

採製　根全年可採。莖葉夏秋採，曬乾。

性能　苦，寒。有毒。清熱解毒，消腫散瘀，止痛。

應用　根用於水腫膨脹，瘡瘍腫毒等。莖葉用於瘰癧，癰腫，風濕痛，跌打損傷等。用量 6～9 g。

附註　調查資料。

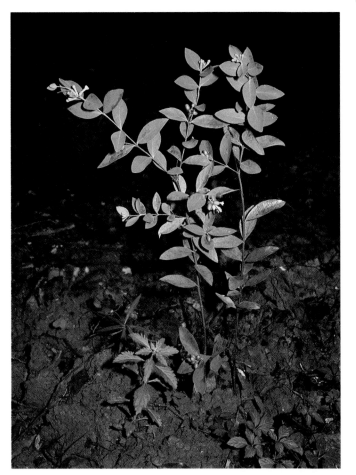

720 了哥王

來源　瑞香科植物了哥王 Wikstroemia indica (L.) C.A. Mey. 的根、莖、葉。

形態　常綠灌木，高 30～100 cm，枝紅褐色。葉對生，堅紙質至近革質，長橢圓形。花黃綠色，數朵組成頂生總狀花序；花萼管狀，裂片 4；雄蕊 8；花柱極短，柱頭近球形。核果卵形。

分佈　生於山坡灌木叢中或瘠薄的石山上。分佈於華東、華南及台灣、湖南、四川。

採製　全年可採，根、莖洗淨，切片曬乾。葉多鮮用。

成分　根皮含酮甙、酚性物質、揮發油、黏液質、多醣。

性能　苦、辛，寒。清熱解毒，消腫散結，止痛。

應用　用於瘰癧，癰腫，風濕痛，百日咳，跌打損傷。用量 6～9 g。

文獻　《大辭典》上，93。

721 中亞沙棘（沙棘）

來源 胡頹子科植物中亞沙棘Hippophae rhamnoides L. subsp. turkestanica Rousi 的果和樹皮。

形態 落葉灌木或小喬木，高達6m。小枝表面白色，發亮，刺多，分枝，節間較長。單葉互生，線形，長15～45mm，寬2～4mm，兩面銀白色，密被鱗片。果實濶橢圓形或倒卵形或近圓形，長5～9mm，直徑3～4mm，乾時果肉較脆，果梗長3～4mm。種子常稍扁，長2.2～4.2mm。

分佈 生於河谷地，開曠山坡，常見於河漫灘。分佈於新疆。

採製 冬季採，鮮用或曬乾。

成分、性能、應用及文獻等 參閱蒙古沙棘項下。

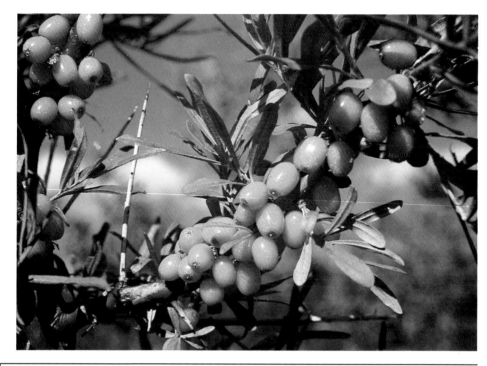

722 紫薇

來源 千屈菜科植物紫薇 Lagerstroemia indica L. 的根、樹皮。

形態 落葉小喬木，高達6m。單葉對生，上部葉近互生，倒卵形、橢圓形或長橢圓形，下面沿主脈上有毛。圓錐花序；萼片6，三角狀；花瓣6，粉紅色或白色有皺褶，基部有細長爪；雄蕊多數；子房上位，6室，花柱長。蒴果橢圓狀球形。

分佈 多為栽培；極少野生於山野路旁灌木叢中。分佈於華東，中南，西南等。

採製 夏秋採剝落的樹皮。曬乾；根則隨時可採。

成分 莖、葉、花、果含德卡明鹼 (decamine)、紫薇鹼 (legerine) 等。

性能 微苦、澀，平。活血，止血，解毒，消腫。

應用 用於各種出血，骨折，乳腺炎，濕疹，肝炎，肝硬化腹水。用量15～30g。

文獻 《滙編》上，851。

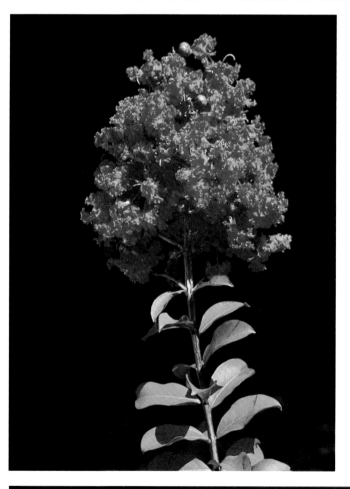

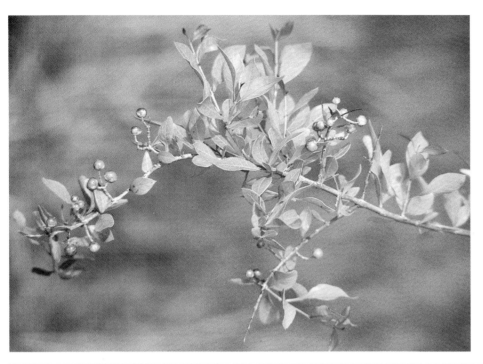

723　指甲花

來源　千屈菜科植物散沫花 Lawsonia inermis L. 的葉。

形態　灌木，高 1～3 m。葉對生，橢圓形或橢圓狀長圓形。圓錐花序頂生，花極香，綠色或玫瑰色；花萼 4 深裂；花瓣 4，濶卵形，基部心形，有短爪；雄蕊 8，伸出花冠外；花柱稍長於雄蕊，柱頭鑽狀。蒴果球形，種子多數。

分佈　栽培植物，台灣、福建、廣東、海南、廣西、雲南有栽培。

採製　春夏秋探，鮮用。

成分　含指甲花醌 (lawsone)。

性能　苦、澀，平。收斂，清熱。

應用　外用於外傷出血。外用適量。

文獻　《大辭典》下，3379。

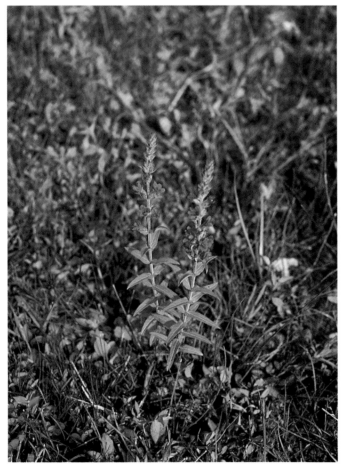

724　千屈菜

來源　千屈菜科植物千屈菜 Lythrum salicaria L. 的全草。

形態　多年生草本，高 20～80 cm。莖四稜形，被毛或無毛。葉對生或 3 片輪生，無柄，寬披針形或披針形，基部微心形，稍抱莖。長穗狀花序；花萼長管狀，4～6 裂，裂片間有長線形附屬體；花冠紫色或紫紅色，4～6 裂；雄蕊通常為花冠裂片的 2 倍。蒴果卵形，全包於宿萼內。

分佈　牛於水溝邊及濕潤草叢中。分佈於河北、山西、陝西、河南及四川等，各地有栽培。

採製　夏秋探，曬乾或鮮用。

成分　含千屈菜甙 (salicairin) 等。

性能　苦，涼。清熱解毒，涼血止血。

應用　用於腸炎，痢疾，便血。外用於外傷出血。用量 6～12 g。外用適量。

文獻　《滙編》上，125。

725 欖仁樹

來源　使君子科植物欖仁樹 Terminalia catappa L. 的樹皮、種子。

形態　喬木；高 15 m 左右。葉互生，常密集於枝頂，葉片倒卵形，先端鈍圓或短尖，全緣，稀微波狀。穗狀花序長而纖細，腋生；雄花生於上部，兩性花生於下部；苞片小，花多數，綠色或白色；花瓣缺；萼筒杯狀，萼齒 5；雄蕊 10；花盤由 5 個腺體組成，被白色粗毛。果橢圓形，稍扁，具 2 稜，稜上具翅狀狹邊。種子 1 粒，長圓形。

分佈　生於氣候濕熱的海邊沙灘上。分佈於台灣、廣東、海南、廣西、雲南。

採製　春季割皮，曬乾。

成分　含鞣質 (tanin)。

應用　用作收斂劑。種子驅蟲。

文獻　《廣西藥用植物名錄》，170。

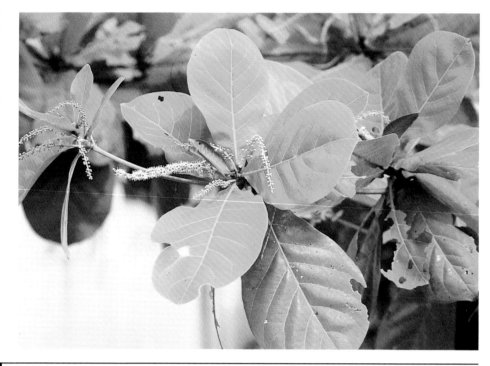

726 訶子

來源　使君子科植物訶子 Terminalia chebula Retz. 的果實。

形態　落葉喬木，高 15～30 m。葉互生或近對生，葉柄粗壯，距頂 1～5 mm 處有 2（～4）腺體，葉片長橢圓形，基部鈍圓或楔形，偏斜。腋生或頂生穗狀花序組成圓錐花序；花全為兩性，多數，細小；萼管杯狀，裂齒 5，三角形，內被黃棕色柔毛。核果橢圓形，乾後通常有鈍稜 5。

分佈　生於陽坡林緣或疏林中。分佈於廣東、廣西、雲南。

採製　果實成熟時採摘，沸水內燙 5 分鐘，曬乾。

成分　含訶子酸 (chebulinic acid)、訶黎勒酸 (chebulagic acid)。

性能　苦、澀，溫。有澀腸，斂肺功能。

應用　用於久瀉，久痢，脫肛，便血，白帶，久咳，慢性喉炎，音啞。用量 2.5～4.5 g。

文獻　《中藥誌》三，424。

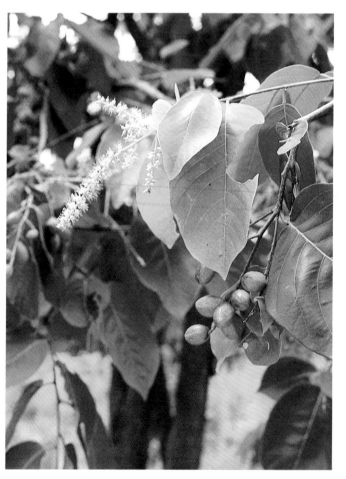

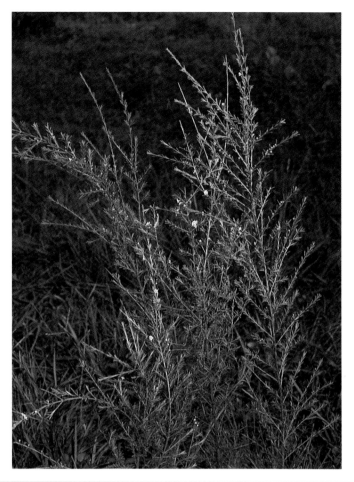

727 崗松

來源 桃金娘科植物崗松 Baeckea frutescens L. 的根、全株、葉。

形態 灌木,多分枝。葉線形或線狀錐形,具透明油腺點。花白色,單生於葉腋;萼裂片 5,宿存;花瓣 5;雄蕊 10,有時 8。蒴果極小,長不及 1 mm。

分佈 生於向陽山坡,分佈於華南及江西、福建、台灣。

採製 全年可採,鮮用或曬乾。

成分 葉含 α-、β- 蒎烯、α- 檸檬烯 (limonene)、崗松醇 (baeckeol)、芳樟醇 (linalool)、對傘花烯 (p-cymene) 等。

性能 辛、苦、澀,涼。祛風除濕,解毒利尿,止痛止癢。

應用 根用於感冒高熱,風濕關節痛,腳氣病。全株外用於濕疹,皮炎。葉外用於毒蛇咬傷。用量 15～30 g。外用適量。

文獻 《滙編》下,331。

728 紅千層

來源 桃金娘科植物紅千層 Callistemon rigidus R. Br. 的葉。

形態 小喬木,高 3～8 m。樹皮灰色,不易剝落。葉堅硬而尖,無柄,有透明腺點,線形,先端有小突尖,中脈明顯。穗狀花序稠密;萼管被毛,裂片 5,半圓形;花瓣 5,圓形,有透明腺點;雄蕊多數,鮮紅色。花柱長,綠色,頂端鮮紅色。蒴果半圓形,頂端截平。

分佈 廣東、海南、廣西有栽培。

採製 全年可採,陰乾。

成分 葉含揮發油。

性能 辛,微溫。解表祛風。

應用 用於感冒,風濕痛。外用於濕疹,跌打損傷等。用量 10～15 g。外用適量。

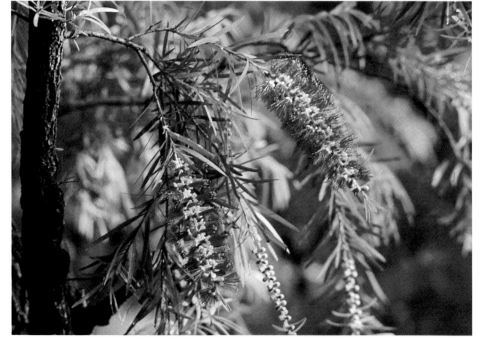

729 番石榴

來源 桃金娘科植物番石榴 Psidium guajava L. 的葉和果。

形態 常綠灌木或小喬木，高達 10 m。葉對生，長圓橢圓形或倒卵狀橢圓形，革質，下面密被白色柔毛。花單生或 2～3 朵生於總梗上，花梗被毛；萼片 5，被毛；花瓣 5，白色，長橢圓形；雄蕊極多，數輪排列，着生於花盤上。漿果球形或卵圓形，有宿萼，熟後淡黃色或淺紅色。

分佈 生於山坡、村旁、溪邊、林緣。分佈於台灣、福建、廣東、海南、廣西、雲南、四川。

採製 春夏採葉，曬乾；秋季採果。

成分 葉含番石榴甙 (guaijaverin) 等。

性能 甘、澀，平。收斂止瀉，消炎止血。

應用 葉、果用於急、慢性腸炎，痢疾，小兒消化不良。鮮葉用於外傷出血等。用量 15～30 g。

文獻 《滙編》上，856。

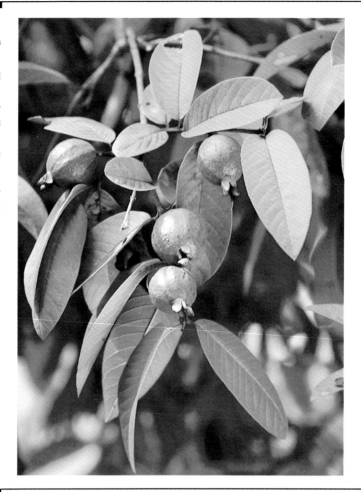

730 桃金娘根

來源 桃金娘科植物桃金娘 Rhodomyrtus tomentosa (Ait.) Hassk. 的根、葉和果。

形態 小灌木。葉對生，革質，被毛，橢圓形，全緣，葉脈離基三出脈。聚傘花序腋生；花冠玫瑰紅色，花瓣 5；雄蕊多數。漿果球形，熟時暗紫色，頂端有宿萼。

分佈 生於山坡、丘陵或灌木叢中。分佈於福建、台灣、海南、廣東、廣西、雲南和貴州。

採製 夏秋採葉。秋季採果挖根，曬乾。

成分 含黃酮、鞣質、氨基酸等。

性能 甘、澀，平。根祛風活絡，收斂止瀉。葉收斂止瀉，止血。果補血，滋養，安胎。

應用 根用於急慢性腸胃炎，肝炎。葉用於消化不良，外傷止血。果用於貧血，神經衰弱。用量 15～30 g。

文獻 《滙編》上，664。

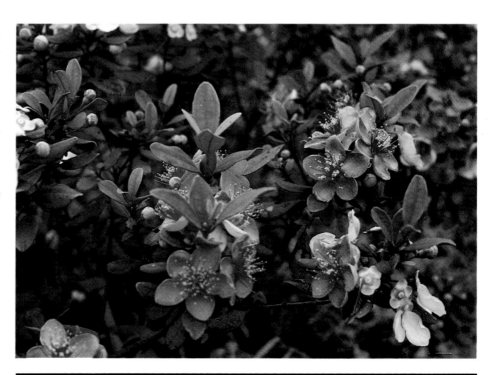

731 水蒲桃

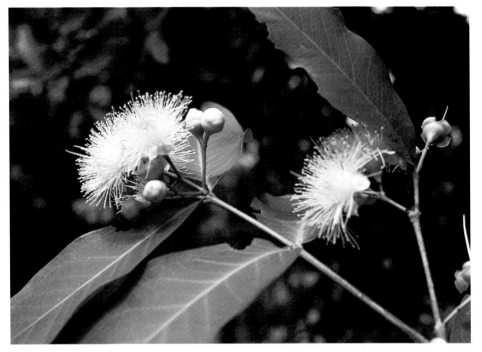

來源　桃金娘科植物蒲桃 Syzygium jambos (L.) Alston 的根皮、果實。

形態　常綠喬木。葉革質，長圓狀披針形，有透明的腺點，側脈在邊緣聯結成邊脈。傘房花序頂生。花綠白色；花萼管倒圓錐形，裂片 4～5；花瓣 4～5；雄蕊多數，分離。漿果圓球形或卵形，頂部有宿存萼片。

分佈　栽培。華南及台灣、福建、雲南有栽培。

採製　根皮全年可採，果實 9～10 月間成熟時採，曬乾。

成分　根皮含蒲桃素、油樹脂、生物碱；樹皮含生物碱、鞣質等。

性能　甘、澀，平。涼血，收斂。

應用　果實用於痢疾，腹瀉。根皮外用於刀傷出血。用量 15～30 g。外用適量。

文獻　《滙編》下，753。

732 野牡丹

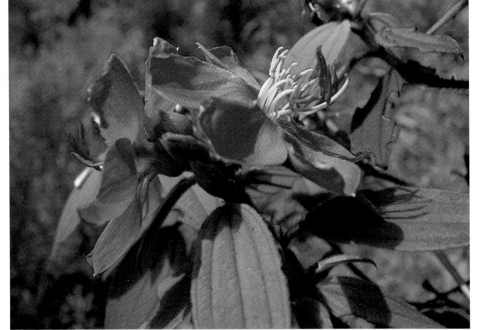

來源　野牡丹科植物野牡丹 Melastoma candidum D. Don 的根、葉。

形態　常綠灌木。莖被鱗片狀粗毛。葉卵狀橢圓形，兩面密被絨毛。花紫紅色，單生或 3～5 朵簇生枝頂；花萼 5；花瓣 5；雄蕊 10。果壺形，被鱗片狀粗毛。

分佈　生於向陽的山坡、路旁、林緣。分佈於華南、西南及福建、台灣、江西。

採製　全年可採，鮮用或曬乾。

性能　甘、酸、澀，平。清熱利濕，消腫止痛，散瘀止血。

應用　根用於肝炎，痢疾，腸炎，便血，衄血，血栓閉塞性脈管炎。葉外用於外傷出血。用量 30～60 g。外用適量。

文獻　《滙編》上，787。

733 柳葉菜

來源 柳葉菜科植物柳葉菜 Epilobium hirsutum L. 的根或全草。

形態 多年生草本，高約 1 m。莖密生白色長柔毛及短腺毛。下部葉對生，上部互生，長圓形或橢圓狀披針形，兩面被長柔毛。花單生，紫色；萼 4 裂，被毛；花瓣 4；雄蕊 8，2 輪，4 長 4 短；子房下位，柱頭 4 裂。蒴果細長圓柱形，被白色短腺毛。種子橢圓形，頂端具一簇白色毛。

分佈 生於溝邊或沼澤地。分佈於東北，華北，西北、西南。

採製 夏季採花。秋季採根及全草，切段曬乾。

成分 花含異紫柳甙 (isosalipurposide)。

性能 淡，平。花清熱消炎，調經止帶，止痛。根理氣活血，止血。

應用 花用於咽喉炎，月經不調等。根用於閉經，胃痛等。全草外用於跌打損傷等。用量花 6～10 g。根 10～15 g。

文獻 《滙編》下，428。

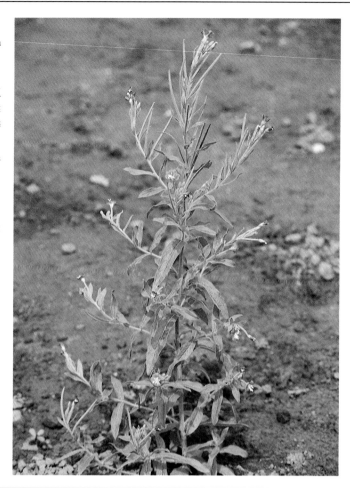

734 草龍

來源 柳葉菜科植物草龍 Jussiaea linifolia Vahl 的全草。

形態 一年生草本，高 20～60 cm，全株無毛。莖具 3～4 稜，分枝具三稜，綠色或淡紫色。單葉互生，寬線形至長圓披針形，全緣。花單生於葉腋，無梗；花部 4 數；萼細長，管狀，裂片披針形；花瓣長橢圓形，短於萼片；雄蕊 8；子房下位，花柱短，柱頭球狀。蒴果綠色或淡紫色，長 1.5～3 cm。種子多數。

分佈 生於路旁溝邊或稻田中。分佈於福建、湖南及華南、西南。

採製 夏秋採，切段曬乾。

成分 含黃酮甙，酚類等。

性能 淡，涼。清熱解毒，去腐生肌。

應用 用於感冒發熱，咽喉腫痛，口腔炎，口腔潰瘍，癰瘡癤腫。用量 15～30 g。

文獻 《滙編》下，441。

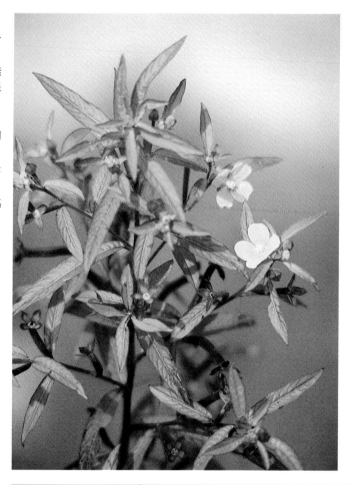

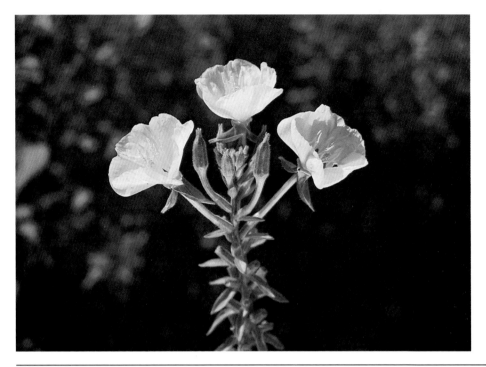

735　月見草

來源　柳葉菜科植物夜來香 Oenothera biennis L. 的根。

形態　多年生草本，莖高 1 m。基生葉叢生，具柄；莖生葉互生，披針形，基部狹楔形，兩面均生白色短毛，邊緣有不整齊疏鋸齒。花兩性，單生於枝端葉腋，鮮黃色，夜間開放；萼管裂片 4，披針形；花瓣 4，倒卵形；雄蕊 8。蒴果長圓柱形，略呈 4 稜，被白色短柔毛。種子棕色，不規則三角形。

分佈　生於向陽的山脚下、荒地、草地、乾燥的山坡、路旁。分佈於東北、山東及江蘇、四川等地有栽培。

採製　夏秋採挖根部，洗淨，曬乾。

性能　清熱解毒。

應用　用於感冒，喉炎，發燒。用量 5～10 g。

文獻　《大辭典》下，3496。

736　五加皮

來源　五加科植物五加 Acanthopanax gracilistylus W. W. Smith 的莖皮或根。

形態　落葉灌木，有時蔓生狀。枝、莖有短粗長彎刺。掌狀複葉，小葉 3～5，在長枝上互生，在短枝簇生，葉柄有刺，小葉倒卵形或卵狀披針形，邊緣有鈍鋸齒，上面脈上及邊緣有剛毛，下面有小鈎刺。傘形花序腋生或生於短枝頂端；萼 5 齒；花瓣 5；雄蕊 5；2 室，花柱 2，離生。漿果近球形。

分佈　生於山坡、溝谷或灌叢中。分佈於河南、陝西及長江以南各地。

採製　夏秋採挖，剝皮，切片曬乾。

成分　含 4-甲氧基水楊醛 (4-methoxy-salicyl aldehyde) 等。

性能　辛，溫。祛風除濕，強筋壯骨。

應用　用於風濕痛，腰腿酸痛，半身不遂，跌打損傷，水腫。用量 10～15 g。

文獻　《滙編》上，146。

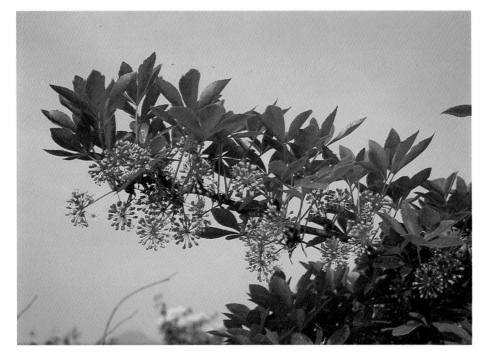

737 幌傘楓

來源 五加科植物幌傘楓 Heteropanax fragrans (Roxb.) Seem. 的根和樹皮。

形態 常綠喬木，高 6～7 m。樹幹單一，直立，分枝少。多回奇數羽狀複葉，小葉橢圓形，紙質，聚生於幹頂，呈傘狀。小傘形花序，複組成圓錐花序；花瓣 5；雄蕊 5；花柱 2。漿果狀核果，扁圓形。

分佈 生於山坡、溝谷密林中。分佈於廣東、雲南、廣西。

採製 全年可採，剝樹皮或挖根部，鮮用或曬乾備用。

性能 微苦，涼。涼血解毒，消腫止痛。

應用 用於癰腫，無名腫毒，扭傷骨折，毒蛇咬傷，感冒風熱，急性風濕性關節炎。用量 15～30 g。

文獻 《廣西本草選編》下，1714。

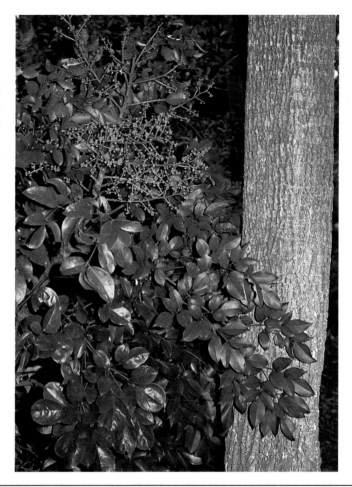

738 三七

來源 五加科植物三七 Panax notoginseng (Burk.) F.H. Chen 的根。

形態 多年生草本。莖單生。掌狀複葉 3～6，輪生莖頂，小葉通常 5～7，長橢圓形，兩面脈上被剛毛，邊緣齒間具刺毛。傘形花序頂生；花黃白色，花 5 數。果近腎形。

分佈 栽培。分佈於廣西、雲南。

採製 秋冬採，剪下鬚根，曬至六、七成乾後，邊曬邊搓，直至足乾。

成分 含人參皂甙 (ginsenoside) Rb_1、Re、Rg_1 等，三七皂甙 (notoginsenoside) R_1、R_2、Fa、Fc 等。

性能 甘、微苦，溫。生品散瘀止血，消腫止痛，熟品活血補血。

應用 用於各種血症，跌打腫痛，心絞痛。用量 3～9 g。

文獻 《中藥誌》一，11；《華西藥學雜誌》(1986：1)，7。

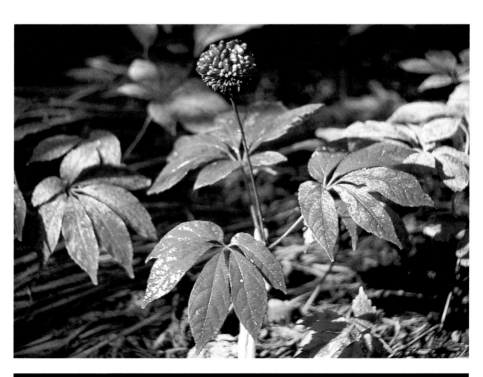

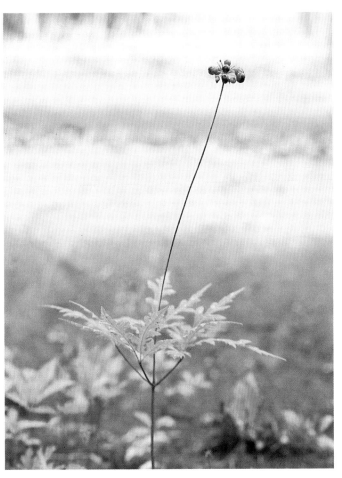

739 羽葉三七

來源 五加科植物羽葉三七 Panax pseudoginseng Wall. var. bipinnatifidus (Seem.) Li 的根莖。

形態 多年生草本，高達 70 cm。根莖細長，橫臥。掌狀複葉，輪生莖端；小葉 5～7，小葉呈羽狀分裂，頂端裂片邊緣有鋸齒，上面葉脈及齒尖有刺毛。傘形花序單生於莖頂；花萼鐘狀，先端 5 裂；花瓣 5；雄蕊 5 與花瓣互生；子房下位，花柱 2，基部合生。核果漿果狀。

分佈 生於山坡林下。分佈於甘肅、陝西、四川、雲南。

採製 秋冬季採根莖，去鬚根及泥土，曬乾或烘乾。

成分 含皂甙，其中以齊墩果酸最多。

性能 甘、微苦，溫。止血，散瘀。

應用 用於吐血，衄血，勞傷腰痛等。用量 9～15 g。

文獻 《大辭典》上，1993。

740 西洋參

來源 五加科植物西洋參Panax quinquefolium L. 的根。

形態 多年生草本。掌狀 5 出複葉，通常 3～4，輪生於莖端，小葉片廣卵形至倒卵形，邊緣具粗鋸齒，最下 2 小葉最小。總花梗由莖端葉柄中央抽出，傘形花序，花多數；萼綠色，鐘狀，先端 5 齒裂；花瓣 5，綠白色，長圓形；雄蕊 5。漿果扁圓形，成對狀，熟時鮮紅色。

分佈 原產美國。中國有栽培。

採製 3～6 年的根，秋季採挖曬乾或烘乾。

成分 主含人參皂甙 (ginsenoside) Rb_1。

性能 甘、微苦，涼。補肺降火，養胃生津。

應用 用於肺虛咳血，潮熱及肺胃津虧，煩渴少氣。用量 2.5～6 g。

文獻 《中藥誌》一，7。

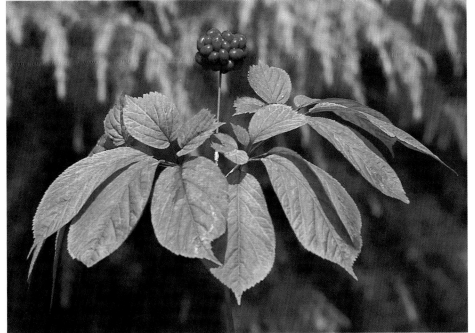

741 杭白芷(白芷)

來源 傘形科植物杭白芷 Angelica dahurica (Fisch.) Benth. et Hook. var. formosana (Boiss.) Shan. et Yuan 的根。

形態 多年生草本，高1～2 m。根圓錐形，具4稜。葉堅紙質，有柄，三出式2回分裂，最后裂片卵形至長卵形。複傘形花序密生短柔毛，傘幅12～30，花黃綠色。果實長圓形至橢圓形。

分佈 生於灌叢間。福建、台灣，浙江、江蘇，各地有栽培。

採製 夏、秋季均可採挖，去雜質，曬乾。

成分 含6種呋喃香豆精 (furocoumarin)。

性能 辛，溫。祛風散濕，排膿，生肌止痛。

應用 用於風寒感冒，前額頭痛，鼻竇炎，牙痛，痔瘻便血，白帶，癰癤腫毒，燒傷。用量5～15 g。外用適量。

文獻 《大辭典》，1380、1417；《滙編》上，285。

附註 本植物葉亦入藥。

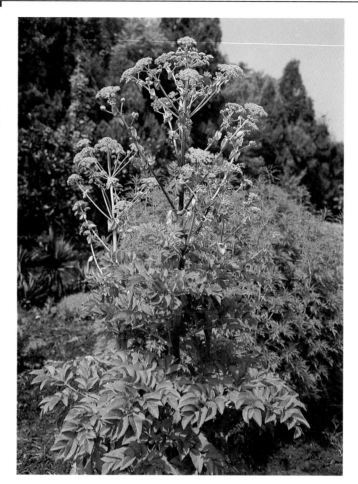

742 柴胡

來源 傘形科植物柴胡 Bupleurum chinense DC. 的根。

形態 多年生草本。莖直立，2～3枝叢生，上部分枝略呈之字形彎曲。葉互生，基生葉倒披針形；莖生葉長圓狀披針形，上部葉短小。傘形花序多分枝，花序頂生兼腋生。總苞片1～2，披針形，小總苞片5～7；花瓣5，黃色，先端向內反卷。雙懸果長卵形，果稜明顯，稜槽中常各具油管3，合生面有4。

分佈 生於乾旱山坡，林緣灌叢中。分佈於東北、西北、華中、華東。

採製 春秋採挖，去莖葉，曬乾。

成分 含柴胡皂甙 (saikosides) A、B、C。

性能 苦，涼。和解退熱，疏肝解鬱，升提中氣。

應用 用於感冒發熱，寒熱往來，胸脅脹痛，月經不調等。用量3～9 g。

文獻 《中藥誌》二，481。

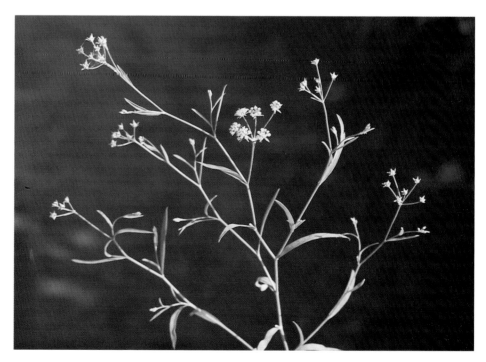

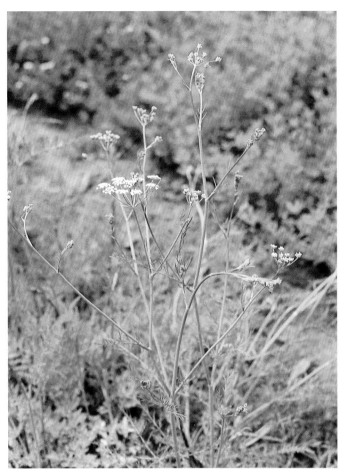

743 藏茴香

來源 傘形科植物黃蒿 Carum carvi L. 的果實。

形態 二年生或多年生草本。主根圓柱狀，肉質。莖直立，上部分枝。葉長圓形或寬橢圓形，2～3回羽狀全裂，最終裂片披針狀線形或線形，具寬葉鞘，基部抱莖。複傘形花序頂生和側生，花白色或粉紅色。雙懸果長圓形，具稜線及油槽。

分佈 生於路旁、草原、山溝、河灘及山坡等處。分佈於東北、華北、西北及四川、西藏。

採製 秋季採果實或割取全草，曬乾，打下果實。

成分 果含藏茴香油，油中主成份為 d-葛縷酮 (d-earvone)，d-檸檬烯 (d-limonene)。

性能 微辛，溫。芳香健胃，驅風理氣。

應用 用於胃痛，腹痛，小腸疝氣。用量 3～9 g。

文獻 《大辭典》下，5614。

744 積雪草

來源 傘形科植物積雪草 Centella asiatica (L.) Urban. 的全草。

形態 匍匐狀多年生草本。葉具長柄，圓形或腎形，基部深心形。花序柄2～3個聚生，每一柄頂有3～6朵花聚生成一頭狀花序；花瓣紅紫色；心皮壓扁，有網紋，每側有2稜。

分佈 喜生於低濕的陰地。分佈於華東及湖北、湖南、廣東、廣西、四川、貴州、雲南。

採製 全年可採，鮮用或曬乾。

成分 含五元環三萜類：積雪草酸(asiatic acid)、積雪草甙 (asiaticoside)、羥基積雪草酸 (madecassic acid) 等。

性能 甘、辛，涼。清熱解毒，活血，利尿。

應用 用於感冒，中暑，扁桃腺炎、咽炎、胸膜炎，跌打損傷及斷腸草，砒霜，蕈中毒。用量15～60 g。外用適量。

文獻 《滙編》上，707。

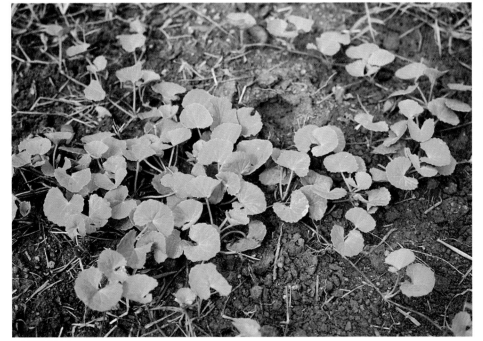

745 黑藁本

來源 傘形科植物蕨葉藁本 Ligusticum pteridophyllum Franch. 的根。

形態 多年生草本，高 60～80 cm。根肉質，多分枝，帶黑色，有特殊香味。莖直立，近基部或中下部即分枝。葉為 1～3 回羽狀複葉，小葉三出，小葉片近卵形，不規則羽狀深裂；葉柄基部抱莖。複傘形花序頂生；花瓣 5，白色；雄蕊 5，着生於上位花盤的周圍；子房 2 室，花柱 2。果為雙懸果，果稜有窄翅。

分佈 生於高山巖石縫間。分佈於雲南。

採製 秋、冬季挖取根部，洗淨，曬乾。

性能 辛，溫。散寒止痛。

應用 用於風寒感冒，頭痛，偏頭痛，神經性頭痛，胃寒痛，肌肉關節痛。用量 15～25 g。

文獻 《滙編》下，622。

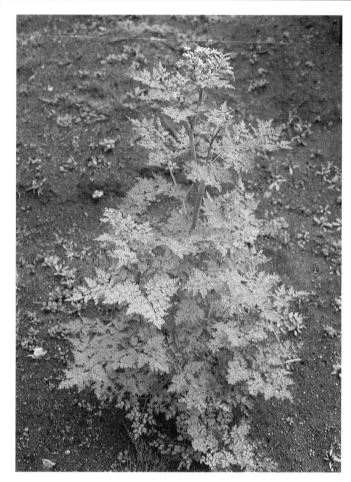

746 藁本

來源 傘形科植物藁本 Ligusticum sinense Oliv. 的根莖和根。

形態 多年生草本，高達 1 m。葉互生，葉柄基部抱莖，擴展成鞘狀，2～3 回羽狀複葉，第 1 回裂片 3～4 對，最下一對小葉具柄；第 2 回裂片 3～4 對，全柄；莖上部葉基部鞘抱莖。複傘形花序，總苞片 6～10；小傘形花序有總苞片。花小，無萼齒；花瓣白色；雄蕊 5。雙懸果，分生果背稜突起，側稜有翅，油管 3，合生面 5。

分佈 生於山坡草叢中。分佈於中南、西北及四川。

採製 春秋採挖，曬乾。

成分 含蛇床內酯 (cnidilide) 等。

性能 辛，溫。散風祛寒，定痛除濕。

應用 用於風寒外感，巔頂頭痛，婦人疝瘕，寒濕腹痛泄瀉。外用於疥癬。用量 3～9 g。外用適量。

文獻 《中藥誌》二，571。

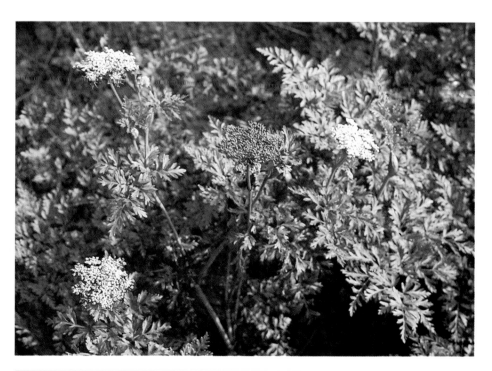

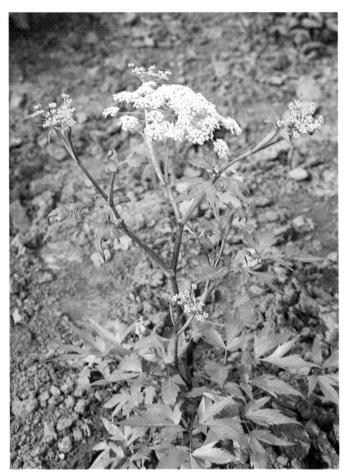

747 白花前胡（前胡）

來源 傘形科植物白花前胡 Peuce-danum praeruptorum Dunn 的根。

形態 多年生草本，高約 1 m。基生葉有長柄，基部鞘狀抱莖，葉片寬三角卵形，三出式 2～3 回羽狀分裂；莖生葉較小，頂端葉片簡化，葉鞘寬大。複傘形花序，傘輻 6～18；總苞片少，萼齒 5；花瓣 5，白色；雄蕊 5；花柱基扁圓錐形。果實卵狀橢圓形，背部扁，側稜的翅狹而厚，稜槽內油管 3～5，合生面 6～10。

分佈 生於山坡林下或荒坡草叢中。分佈於長江以南各地。

採製 秋季採挖，去泥沙，曬乾。

成分 含多種香豆精；有白花前胡甲素 A（±praeruptorin A）等。

性能 苦、辛，微寒。化痰止咳，散風熱。

應用 用於風熱咳嗽，痰多氣喘，胸膈滿悶。用量 4.5～9 g。

文獻 《中藥誌》二，463。

748 葉上花

來源 山茱萸科植物西藏青莢葉 Helwingia himalaica Clarke 的根、全株。

形態 落葉灌木，高約 2 m，全株無毛。葉長橢圓狀披針形，邊緣具刺狀鋸齒；托葉邊緣具鈍齒。聚傘花序着生於葉面中脈上；花綠色或淺紫色；單性異株，花 4 數。核果近球形，具稜，着生於葉面中脈上。

分佈 生於山坡林下濕潤處。分佈於廣東、廣西及西南。

採製 夏秋採，曬乾。

性能 苦、微澀，涼。活血化瘀，清熱解毒。

應用 用於跌打損傷，骨折，風濕性關節炎，痢疾，月經不調。外用於燒燙傷，瘡癤癰腫，毒蛇咬傷。用量 6～15 g。外用適量。

文獻 《滙編》下，194。

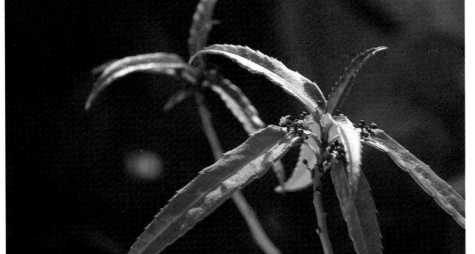

749 土千年健

來源 杜鵑花科植物毛葉烏飯樹 Vaccinium fragile Franch. 的根、葉。

形態 常綠灌木。莖多分枝、密被剛毛和短柔毛。單葉互生，革質，橢圓形或卵狀長圓形，邊緣有芒狀鋸齒，兩面被疏剛毛，葉脈不顯著。總狀花序，花密集，被密毛；花萼鐘狀，紅色；花冠筒狀罐形，有紅色脈 5 條；雄蕊 10，花藥孔裂，背面有 2 芒；子房下位。漿果圓球形，熟時紫黑色。種子多數，細小。

分佈 生於山坡疏林下或松林間向陽地。分佈於西南各地。

採製 全年可採，切片曬乾或鮮用。

性能 澀，寒。舒筋活血，消炎止痛。

應用 用於風濕關節炎，跌打損傷，腮腺炎，急性結膜炎，痢疾，胃痛。用量 15～30 g。外用適量。

文獻 《滙編》下，24。

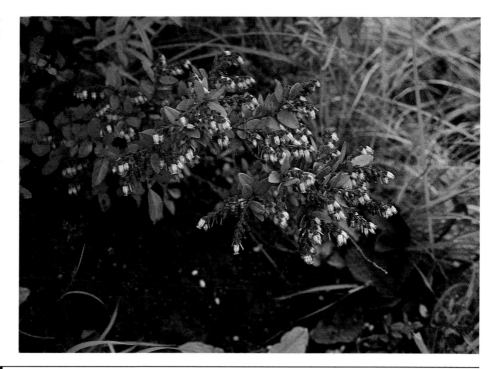

750 凹脈紫金牛

來源 紫金牛科植物凹脈紫金牛 Ardisia brunnescens Walker 的根。

形態 灌木。嫩枝無毛，有縐紋。葉橢圓狀卵形或橢圓形，邊緣全緣，兩面無毛，上面側脈下凹，常連成波狀邊脈。複傘形花序或圓錐狀聚傘花序，生於側生特殊花枝頂端，花粉紅色，花 5 數；萼片卵形，具極細的緣毛，有時被銹色鱗片。核果球形。

分佈 生於山谷林下或灌木叢中。分佈於廣東、廣西、海南。

採製 秋冬季採，曬乾。

性能 清熱利咽，消腫止痛。

應用 用於扁桃腺炎。外用於跌打損傷。用量 3 g。外用適量。

文獻 《廣西民族藥簡編》，196。

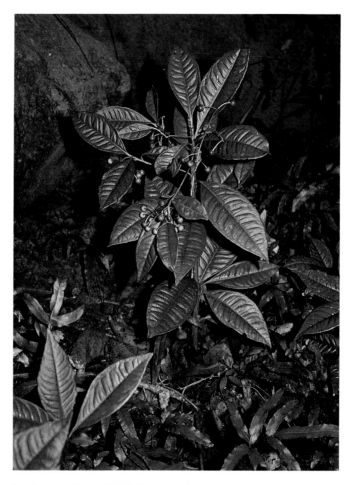

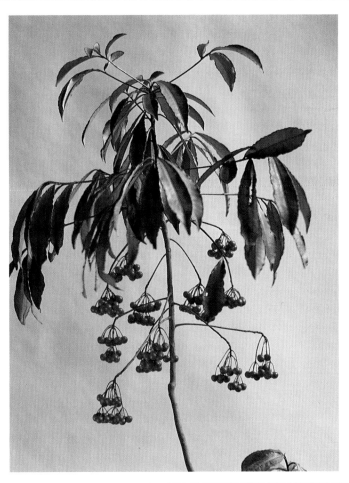

751 朱砂根

來源 紫金牛科植物朱砂根 Ardisia cre-nata Sims 的根或全株。

形態 直立灌木，高達 1.5 m。葉互生，橢圓形或橢圓狀披針形，邊緣有疏波狀圓齒，齒間有腺體。傘狀花序；花萼 5 裂，裂片卵狀橢圓形；花瓣 5，白色或淡紅色，卵形；雄蕊 5。果實球形，紅色，有斑點。

分佈 生於山坡林下或灌木叢中。分佈於浙江、江西、福建、湖南、廣東、廣西、貴州、雲南。

採製 全年可採，切段曬乾。

成分 葉含酚類、皂甙、氨基酸、醣類。種子含脂肪油。

性能 苦、辛，溫。清熱解毒，散瘀止痛。

應用 用於上感，扁桃腺炎，白喉，淋巴結炎，風濕骨痛，跌打損傷等。用量 10～15 g。

文獻 《大辭典》上，1836。

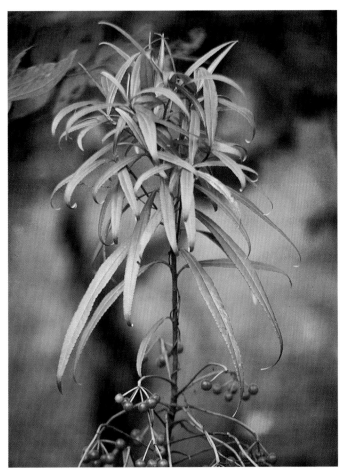

752 八爪金龍

來源 紫金牛科植物百兩金 Ardisia cris-pa (Thunb.) DC. 的根及葉。

形態 常綠半灌木，高達 1 m。根木質，長柱狀，淡紫棕色。莖少分枝。單葉互生，兩面及葉緣有細小透明油點。傘形花序腋生；花萼 5；花冠紫紅色，鐘狀，5 深裂；雄蕊 5。核果球形。

分佈 生於低山林下或河谷陰濕處。分佈於江西、福建、湖北、湖南、四川、貴州。

採製 夏秋季採收，分別曬乾。

成分 根含紫金牛酸 (ardisia acid)、球莖虎耳草素 (bergenin) 等。

性能 苦，平。清利咽喉，散瘀消腫。

應用 用於咽喉腫痛，跌打損傷，風濕骨痛等。用量葉 9～15 g。根 8～10 g。

文獻 《滙編》上，12。

753 點地梅

來源　報春花科植物點地梅 Androsace umbellata (Lour.) Merr. 的全草。

形態　一年生或二年生無莖草本，全株有節狀柔毛。葉基生；柄長 1～2 cm；葉通常 10～30 片，圓形至心狀圓形。花葶直立，通常數條由基部抽出；傘形花序有 4～15 花；花冠白色，5 裂。蒴果近球形。

分佈　生山地、田野及路旁濕草地。分佈於中國南北各省區。

採製　春末及夏季採挖，晾乾。

成分　含皂甙、鞣質和酚類物質、糖類、併有生物鹼沉澱反應。

性能　苦、辛、寒。清熱解毒，消腫止痛。

應用　用於咽喉腫痛，扁桃體炎，口腔炎，急性結膜炎，偏正頭疼，牙痛，跌打損傷。用量 10～25 g。

文獻　《滙編》上，598；《長白山植物藥誌》，880。

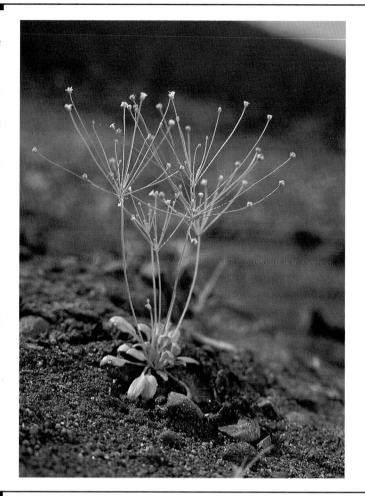

754 金錢草

來源　報春花科植物過路黃 Lysimachia christinae Hance 的全草。

形態　多年生草本。莖匍匐。葉、花萼、花冠均具點狀及黑色條紋。葉對生，全緣。花成對腋生，具花梗；花萼 5；花冠 5 裂，基部連合；雄蕊 5，花絲基部合成筒狀；花柱單一，子房一室，特立中央胎座。蒴果球形，有黑色腺點。

分佈　生於山坡疏林濕地。分佈於華東、華南、西南、華中及陝西。

採製　春季採收，栽培品秋季再採一次，曬乾。

成分　含黃酮類、甙類。

性能　苦、酸、涼。清熱解毒。利尿排石，活血散瘀。

應用　用於肝、膽結石，泌尿系統結石，膽囊炎，黃疸型肝炎，跌打損傷，毒蛇咬傷。外用於化膿性炎症，燒燙傷。用量 25～100 g。外用適量。

文獻　《滙編》上，538。

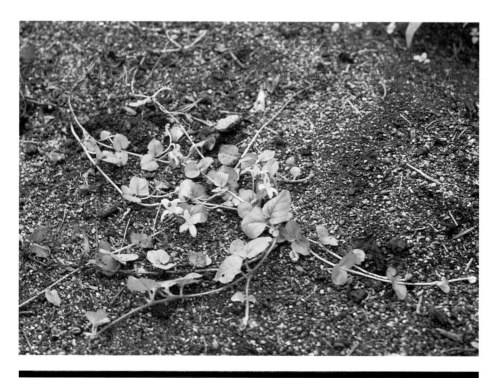

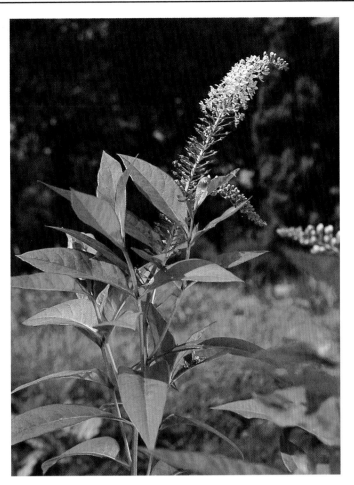

755　珍珠菜

來源　報春花科植物珍珠菜 Lysimachia clethroides Duby 的全草。

形態　多年生草本，高約 1 m。葉互生，卵狀橢圓形或寬披針形，頂漸炎，兩面疏生黃色卷毛，有黑色斑點。總狀花序頂生；花梗長 4～6 mm；花萼裂片寬披針形，邊緣膜質；花冠白色，裂片倒卵形，先端鈍或稍凹；雄蕊稍短於花冠。蒴果球形。

分佈　生山坡、路旁。產於華北及長江以南各省區。

採製　秋季採收。鮮用或乾用。

成分　根含多種皂甙。種子含脂肪油 32.24%。

性能　辛、澀，平。活血調經，利水消腫。

應用　用於月經不調，白帶，小兒疳積，水腫，痢疾，跌打損傷，喉痛，乳癰。用量 25～50 g。外用適量。

文獻　《大辭典》，3107。

756　三塊瓦

來源　報春花科植物三葉香草 Lysimachia insignis Hemsl. 的根、全株。

形態　多年生草本，全株無毛。葉卵形、橢圓形或卵狀披針形，常集生於莖頂，邊緣全緣。總狀花序生於莖的中部或上部，花黃色，花 5 數。蒴果近球形，有宿存花柱。

分佈　生於山地林下濕潤處。分佈於廣西、雲南。

採製　夏秋季採，曬乾。

性能　辛、澀，溫。活血散瘀，行氣止痛，平肝。

應用　根用於虛勞咳嗽，胃寒痛，風濕骨痛。全株用於黃疸型肝炎，高血壓頭昏。外用於跌打腫痛，骨折。用量 15～30 g。外用適量。

文獻　《滙編》下，825。

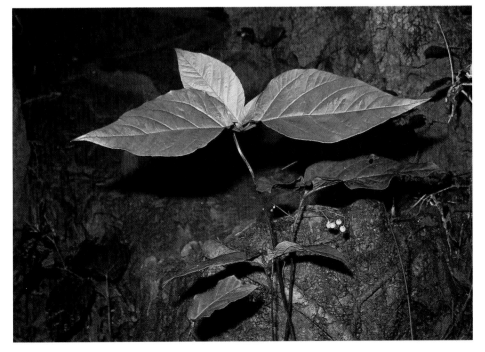

757 中華安息香

來源 安息香科植物中華安息香 Styrax chinensis Hu et S. Y. Liang 的葉。

形態 喬木。嫩枝扁圓形，密被星狀短柔毛。葉長圓狀橢圓形或倒卵狀橢圓形，邊緣全緣或近頂端有小齒，嫩葉僅上面中脈被短柔毛，下面密被星狀絨毛。圓錐花序或總狀花序，頂生或腋生，花白色；萼鐘狀，5裂，裂齒三角形；花冠5裂，裂片近於分離；雄蕊10，花絲被星狀毛。果實卵球形或近球形，直徑1～2 cm，被灰白色或灰褐色絨毛。

分佈 生於山地林中。分佈於廣西、雲南。

採製 夏秋季採，鮮用或曬乾。

性能 祛風止癢，止血生肌。

應用 外用於皮膚濕疹，刀傷出血。外用適量。

文獻 《廣西藥園名錄》，246。

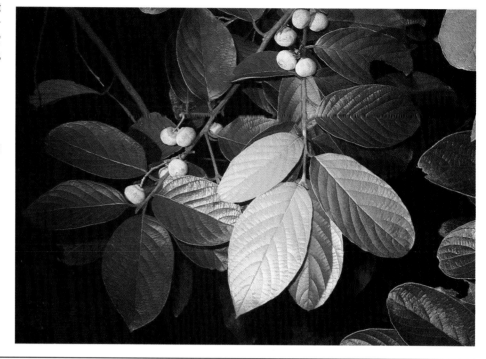

758 連翹

來源 木犀科植物連翹 Forsythia suspensa (Thunb.) Vahl 的果。

形態 落葉灌木，高2～4 m。小枝呈四稜形，節間中空，有皮孔。單葉或裂成3小葉，對生，卵形，基部潤楔形或圓形。邊緣有不整齊鋸齒。花先葉開放，1～6朵腋生；花萼裂片長橢圓形，與花管等長，金黃色，具橘紅色條紋。蒴果狹卵形，先端有短喙，成熟時2瓣裂。種子有薄翅。

分佈 生於山野荒坡，中國北方常栽培。

採製 果初熟時或熟透時採收，曬乾。

成分 含連翹甙 (phillyrin)、連翹酚 (phillygenin)、牛蒡甙 (arctiin) 和 sythoside。

性能 苦，涼。清熱解毒，散結消腫。

應用 用於熱病，斑疹，瘰癧，喉嚨腫痛，癰瘍腫毒，丹毒。用量5～10 g。外用適量。

文獻 《大辭典》上，2271。

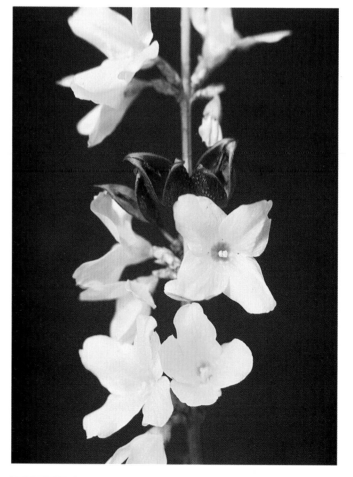

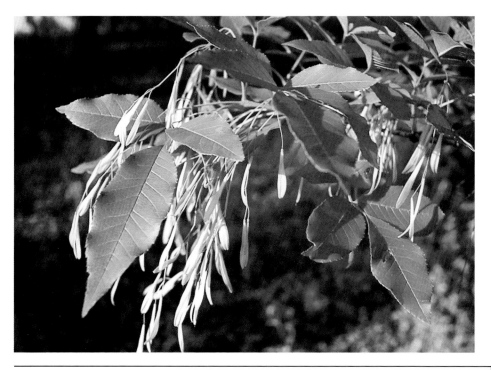

759 白臘樹（秦皮）

來源 木犀科植物白臘樹 Fraxinus chinensis Roxb. 的葉和樹皮。

形態 落葉喬木，高 10～12 m。奇數羽狀複葉，對生，小葉 3～9，橢圓形或橢圓狀卵形，先端銳尖，葉背中脈和側脈有短柔毛。花單性異株，圓錐花序側生或頂生；花萼 4 裂，無花瓣。翅果倒披針形。

分佈 多生於河邊或溝邊。分佈於湖北、湖南、廣東、廣西、雲南。

採製 秋季採葉、樹皮，曬乾。

性能 辛，溫。活血調經，消腫破瘀。

應用 用於閉經。外用於跌打，外傷出血，癰瘡潰爛。用量 3～9 g。外用適量。

文獻 《廣西本草選篇》上，824。

760 桂葉素馨

來源 木犀科植物嶺南茉莉 Jasminum laurifolium Roxb. 的全株。

形態 纏繞木質藤本。高約 1 m。單葉對生，葉柄有節，葉片革質，長圓形，狹橢圓形或披針形，三出脈。聚傘花序有花 3～5，頂生或有長梗而腋生；花萼無毛，裂片線形而尖，比萼筒長甚多；花冠白色或綠黃色，筒長 17～20 mm，裂片線形，和筒略等長。果實卵形。

分佈 生於山地灌叢中。分佈於廣東、海南、廣西、貴州、雲南。

採製 全年可採，曬乾或鮮用。

性能 苦，寒。清熱解毒，消炎利尿，消腫散瘀。

應用 用於痢疾，尿道感染，膀胱炎，腎炎水腫，跌打損傷，扭挫傷。用量 30～70 g，外用適量。

文獻 《滙編》下，802。

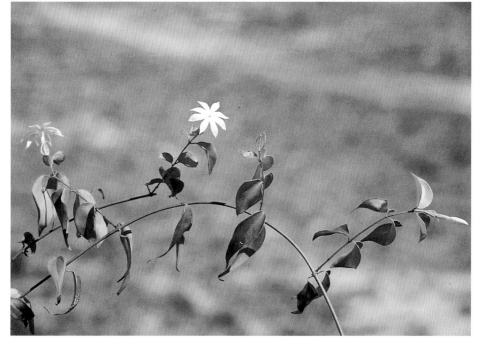

761 牛眼珠

來源 馬錢科植物牛眼馬錢 Strychnos angustiflora Benth. 的種子。

形態 攀援灌木，小枝上有時具與葉對生的鉤，鉤不分枝。葉對生，卵形或橢圓形，基出脈 3，有光澤。聚傘花序生於側枝頂端；花小，5 數，花冠白色，冠管長 4～5 mm，裂片狹，約與冠管等長。果球形，熟時黃色。

分佈 生於低海拔灌木林中。分佈於廣東、海南、廣西、雲南。

採製 採成熟果實，取種子，曬乾，用油炸酥或用砂炒。

成分 含番木鱉鹼 (strychnine)、馬錢子鹼 (brucine)。

性能 苦，寒，有毒。散血熱，消腫，止痛。

應用 用於風痹疼痛，咽喉腫痛，四肢麻木，半身不遂。外用於癰疽腫毒，跌打損傷。用量 0.5～1 g。外用適量。

文獻 《滙編》下，157。

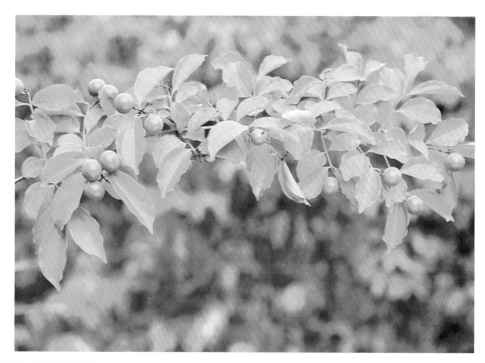

762 密花馬錢

來源 馬錢科植物密花馬錢 Strychnos conferitiflora Merr. & Chun 的種子及根。

形態 攀援灌木。葉紙質，長圓狀卵形或長圓狀橢圓形，基出脈 3。聚傘花序腋生和頂生，長 1.5～2.5 cm，稠密，多花，被短柔毛；萼裂片濶卵形；花冠黃綠色，喉部被髯毛；花藥長 1.2 mm；子房無毛，花柱基部被長柔毛。果球形，直徑 2～5.5 cm。

分佈 生於中海拔森林中或灌木林中。中國海南特產。

採製 秋季採果，取其種子，曬乾。根隨用隨探。

成分 種子及根均含生物鹼。

性能 種子苦，寒。有毒。散血熱，消腫止痛。根有毒。風寒濕痹，利水消腫。

應用 種子用於癰疽腫毒，風痹疼痛。根用於風濕骨痛，半身不遂，瘡瘍腫毒等。本品因有大毒，以外用為宜。

附註 調查資料。

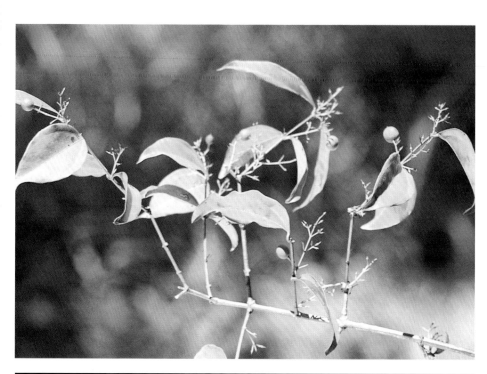

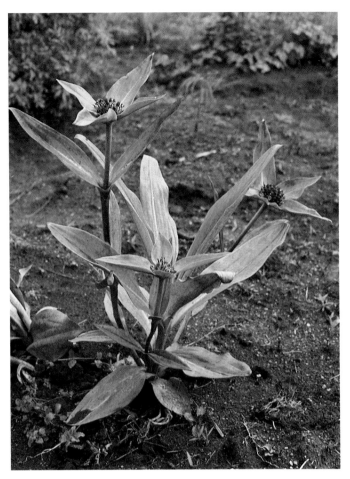

763 秦艽

來源　龍膽科植物秦艽 Gentiana macro-phylla Pall. 的根。

形態　多年生草本，主根粗長，扭曲不直。莖直立或斜生。葉披針形或長圓狀披針形，基生葉多數叢生，全緣，主脈5。莖生葉3～4對，對生。花多集成頂生及莖上部腋生的輪傘花序，花冠管狀，深藍紫色，先端5裂，裂片間有5片短小褶片。蒴果長圓形或橢圓形。種子橢圓形，光滑。

分佈　生於山區草地、溪旁、路邊坡地。分佈於東北、華北、西北及四川。

採製　春秋挖根，曬乾。

成分　含秦艽碱甲 (gentianine)，秦艽碱乙 (gentianidine)，秦艽碱丙等。

性能　苦、辛，平。祛風濕，退虛熱，舒筋止痛。

應用　用於風濕關節痛，結核病潮熱，小兒疳熱，黃疸。用量5～10 g。

文獻　《中藥誌》一，507。

764 軟枝黃蟬

來源　夾竹桃科植物軟枝黃蟬 Alleman-da cathartica L. 的葉。

形態　攀援灌木，高達4 m。葉3～4片輪生或有時對生，長圓形或倒卵狀長圓形，上面葉脈被毛。花序頂生，花具短花梗，花萼裂片披針形；花冠黃色，冠管喉部有白色斑點，基部不膨大，裂片卵形或長圓狀卵形，廣展，長約2 cm，頂端圓。蒴果球形。種子扁平。

分佈　栽培於台灣、福建、廣東、廣西。

採製　全年可採，鮮用或曬乾。

性能　辛、苦，溫。有毒。

應用　民間外用於皮膚濕疹，瘡瘍腫毒，疥癬。外用適量。樹液有毒，可殺滅蛆，孑孓。

附註　調查資料。

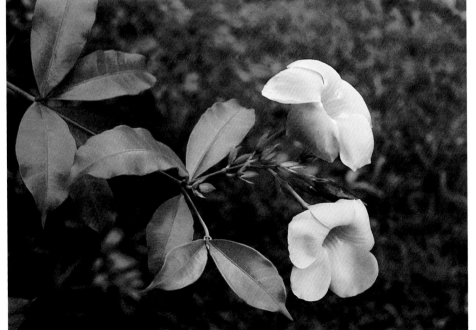

765 牛心茄子

來源 夾竹桃科植物海芒果 Cerbera manghas L. 的樹皮、葉、種仁。

形態 喬木，高達6m，有乳白色樹汁。葉常集生於枝頂，披針形或倒卵狀長圓形，先端鈍，基部楔形，全緣。聚傘花序，花萼5深裂；花冠白色，喉部紅色，被柔毛；雄蕊5，藥隔頂端具短尖頭；心皮2，離生。核果橢圓形或卵圓形，熟時紅色，乾時黑褐色。

分佈 生於海濱濕潤地。分佈於台灣、廣東、海南、廣西。

採製 樹皮、葉全年可採。果熟時摘取果實，取出種子。

成分 種子含異黃花夾竹桃甙乙(cerberoside)、單乙酰黃花夾竹桃次甙乙(cerberin)。

性能 苦、澀，涼。有大毒。

應用 樹皮、葉用於催吐，瀉下。用量0.2～0.5 g。種仁用作外科麻藥，外敷。

文獻 《大辭典》上，865。

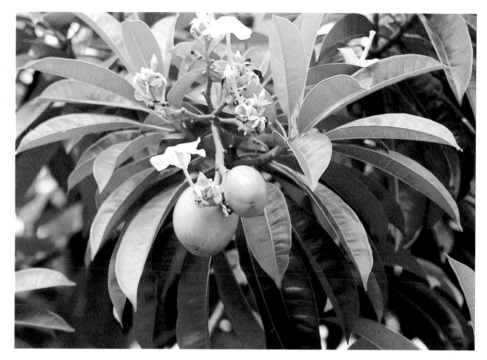

766 重瓣狗牙花

來源 夾竹桃科植物狗牙花 Ervatamia divaricata (L.) Burk. cv. Gouyahua. 的根、葉。

形態 灌木，高2～3m。葉橢圓狀卵形至長圓形，長6～15 cm，寬2～4 cm，先端漸尖，基部漸楔尖，光亮。花白色，常為重瓣，芳香，單生或成對；花冠裂片邊緣有皺紋。

分佈 生於乾旱山坡、丘陵的灌木叢中。分佈於福建、廣東、海南、廣西。

採製 全年可採，洗淨，曬乾。葉鮮用。

性能 酸，涼。清熱解毒，止痛，降壓。

應用 葉用於疥瘡，乳腺炎及瘋狗咬傷，高血壓病。根用於咽喉腫痛，骨折等。用量根9～15 g。外用適量。

文獻 《滙編》下，344。

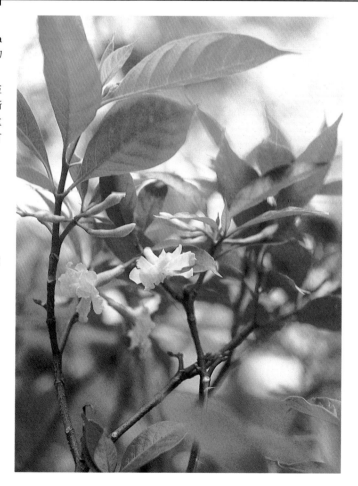

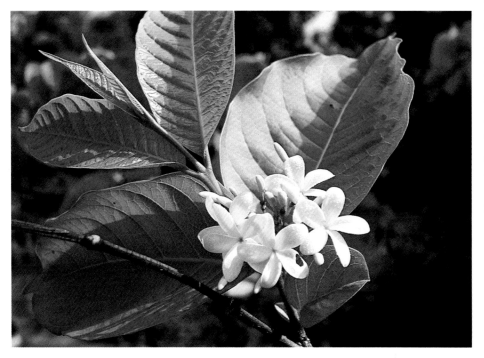

767　止瀉木

來源　夾竹桃科植物止瀉木 Holarrhena antidysenterica Wall. ex A. DC. 的樹皮、種子。

形態　喬木，有乳狀液汁。枝被毛。葉潤卵形或橢圓形，兩面均被毛，老葉上面變無毛。傘房狀聚傘花序頂生或腋生，花白色，花5數；萼片基部有腺體5；無副花冠，花藥長圓狀披針形，彼此黏合在柱頭上。蓇葖果叉開，長圓柱形。

分佈　生於山地路旁或疏林中。分佈於雲南。華南及台灣有栽培。

採製　全年可探。種子秋季探，曬乾。

成分　含錐絲碱 (conessine) 等。

性能　樹皮退熱，止瀉。種子補腎壯陽。

應用　樹皮用於痢疾，腹瀉，腸胃氣脹。用量3～10 g。

文獻　《滙編》下，804；《植物藥有效成分手冊》，242。

768　柯蒲木

來源　夾竹桃科植物雲南蕊木 Kopsia officinalis Tsiang et P.T. Li 的果實、葉。

形態　常綠喬木，高4 m。樹皮灰褐色，幼枝有微毛。單葉對生，橢圓狀長圓形或橢圓形，光滑，先端漸尖，全緣。聚傘狀複總狀花序，頂生；萼小，裂片5，卵圓狀長圓形；花冠白色，高脚碟狀，管纖弱，喉部有毛，裂片披針形；雄蕊生於冠管近頂部，花盤有2線狀披針形舌狀片，花杜長。核果橢圓形，外皮肉質，熟時紅色。

分佈　生於常綠林下。分佈於雲南。

採製　果秋季採收。葉全年可探。

性能　苦、辛，溫。有小毒。消炎止痛，舒筋活絡。

應用　果用於咽喉炎，扁桃體炎，風濕骨痛，四肢麻木。葉外用於風濕骨痛。用量3～6 g。外用適量。

文獻　《大辭典》下，3123。

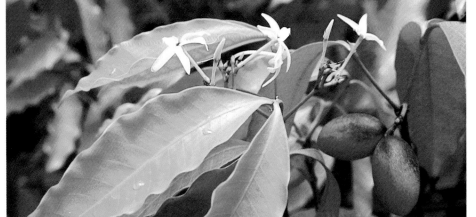

769 海南蘿芙木（蘿芙木）

來源 夾竹桃科植物海南蘿芙木 Rauvolfia verticillata (Lour.) Baill. var. hainanensis Tsiang 的根。

形態 灌木，高3m。多分枝，莖皮灰白色。葉輪生，長橢圓形或披針形，長達20cm。聚傘花序生於枝頂葉腋間，比葉短；花冠白色，高脚碟狀；雄蕊生於冠管內中部；花柱圓柱狀。核果狀，橢圓形，熟時紫黑色。

分佈 生於丘陵地帶的林中或溪邊潮濕地。分佈於海南。

採製 秋季採根，切片曬乾。

成分 含利血平 (reserpine)、蘿芙木碱 (rauvolfine)。

性能 苦，寒。鎮靜，降壓，活血止痛，清熱解毒。

應用 用於高血壓病，頭痛，眩暈，失眠，高熱不退。外用於跌打損傷。用量20～50g，外用適量。

文獻 《滙編》上，748。

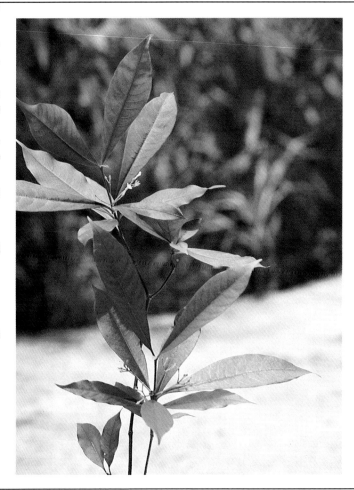

770 紅果蘿芙木（蘿芙木）

來源 夾竹桃科植物紅果蘿芙木 Rauvolfia verticillata (Lour.) Baill. rubrocarpa Tsiang 的根。

形態 常綠灌木。全株折斷有乳狀液汁。葉3～4片輪生，橢圓形，長約5cm，全緣或微波狀。聚傘花序與葉近等長，頂生，花白色；花萼5裂；花冠高脚碟狀；雄蕊5。果實橢圓形，成熟時紅色而不變紫黑色。

分佈 生於山谷、山坡疏林中。分佈於海南、廣西。

採製 全年可採，曬乾。

成分 含配斯加春 (spegatrine)、維替新拉亭 (verticillatine)、蛇根精 (sarpagine)、蛇根精類生物碱 (sarpagine-type alkeloids) 等。

性能 同 "蘿芙木"。

應用 用於高血壓病。用量15～30g。

文獻 《藥學學報》(1985：3)，198；《滙編》上，748。

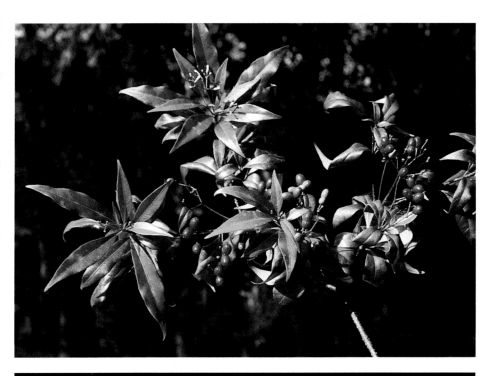

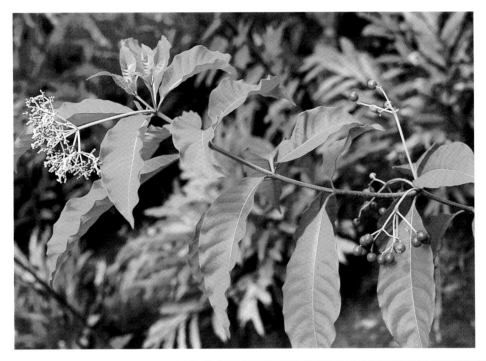

771 催吐蘿芙木

來源 夾竹桃科植物催吐蘿芙木 Rauvolfia vomitoria Afzel. 的根。

形態 小喬木，高 3～5 m。葉 3～5 輪生，長橢圓形至近披針形。複聚傘花序 3～5 歧腋生；花萼三角形；花冠瓶狀，先端 5 裂，白色；雄蕊 5；雌蕊 1。核果球形至近球形，熟時橙紅色。

分佈 原產非洲。廣東、海南、廣西、雲南有栽培。

採製 冬季採根，洗淨泥沙，切片曬乾。

成分 含利血平 (reserpine)，阿嗎鹼 (ajmaline)。

性能 苦，寒。清風熱，降肝火，消腫毒。

應用 用於高血壓，頭痛眩暈，腹痛吐瀉，感冒發熱，風癢瘡疥。用量 20～50 g。

附註 與中國蘿芙木 R. verticillata 同樣入藥。

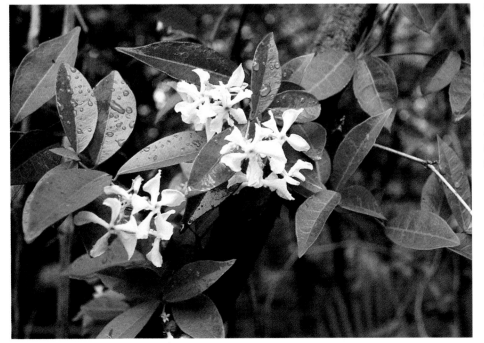

772 絡石藤

來源 夾竹桃科植物絡石 Trachelospermum jasminoides (Lindl.) Lem. 的莖。

形態 常綠木質藤本，全株折斷有乳狀液汁。嫩枝被短柔毛。葉橢圓形，無毛或下面被毛。聚傘花序腋生；花白色，花 5 數；花藥連合繞於柱頭四周。蓇葖果圓柱狀。

分佈 常附生於巖石、牆壁或其它植物上。分佈東部和南部各省區。

採製 全年可採，曬乾。

成分 莖、葉含強心甙，花含飛燕草花青素 (leucodelphinidin)、揮發油等。

性能 苦，平。有小毒。祛風通絡，活血止痛。

應用 用於風濕性關節炎，腰腿痛，跌打損傷，癰瘡腫毒。外用於創傷出血。用量 9～15 g。外用適量。

文獻 《滙編》上，638。

773 合掌消

來源 蘿藦科植物合掌消 Cynanchum amplexicaule (Sieb. et Zucc.) Hemsl. 的根。

形態 多年生草本，高 40～80 cm，有白色乳汁。葉對生，無柄，倒卵狀長圓形，基部兩側耳狀抱莖。聚傘花序，花密集；花萼、花冠均 5 裂，副花冠小；雄蕊 5；雌蕊由 2 離生心皮合成，子房上位。蓇葖果長角狀，熟時開裂。種子頂端有白色長毛。

分佈 生於山坡草叢中。分佈於東北及河北、山東、江蘇、江西、湖南等。

採製 夏秋採挖，切碎曬乾。

性能 苦，辛，平。祛風，行氣，消腫，解毒。

應用 用於風濕性關節炎，腰痛，偏頭痛，跌打損傷，月經不調，乳腺炎。外用於疔瘡腫毒。用量 15～30 g。外用適量。

文獻 《滙編》上，369。

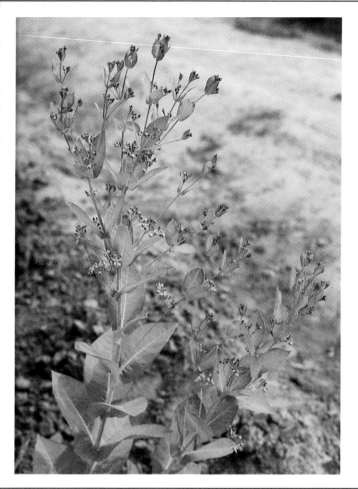

774 白薇

來源 蘿藦科植物白薇 Cynanchum atratum Bge. 的根。

形態 多年生直立草本，高達 70 cm。全體被絨毛，鬚狀根多。莖空心。葉對生，卵形或卵狀長圓形，寬 3～4 cm，基部圓形。傘形聚傘花序密集莖頂；花被絨毛，直徑 10 mm；花冠幅狀，與花萼均 5 深裂，深紫色；副花冠裂片盾狀；花粉塊每室 1 個。蓇葖果單生。種毛白色。

分佈 生於山坡草叢，林卜草地。除新疆、西藏，中國大部地區均分佈。

採製 春秋採挖，除雜質，曬乾。

成分 含白薇醇 (cynanchol)、揮發油及強心甙。

性能 苦、鹹，寒。清熱涼血，利尿。

應用 用於陰虛潮熱，熱病後期低熱不退，熱淋尿澀。用量 6～15 g。

文獻 《中藥誌》一，171。

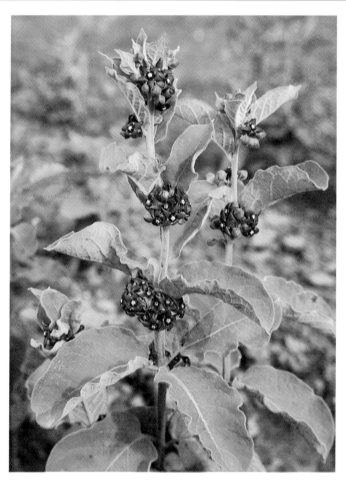

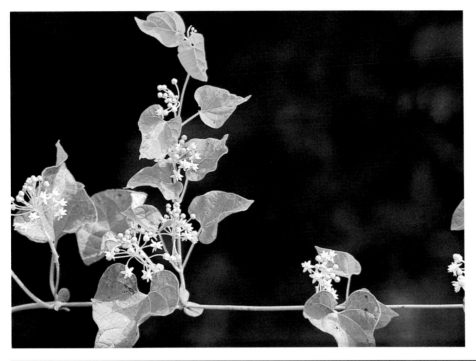

775 白首烏

來源 蘿藦科植物耳葉牛皮消 Cynan-chum auriculatum Royle ex Wight 的塊根。

形態 蔓性半灌木，具乳汁。葉對生，寬卵形至卵狀長圓形，基部深心形，兩側呈耳狀內彎。聚傘花序傘房狀，腋生，着花約30朵；花萼近5全裂；花冠白色，5深裂，副花冠淺杯狀；雄蕊5，花藥2室，每室有黃色花粉塊一個，下垂；雌蕊柱頭頂端2裂。蓇葖果雙生。種子卵狀橢圓形，邊緣具翅，頂端有白毛。

分佈 生於山坡石縫、水溝邊潮地。分佈於全國各地。

採製 春、秋採挖，曬乾。

成分 含磷脂酰膽碱 (phosphatidyl-choline) 等。

性能 甘、微苦，微溫。補肝腎，益精血，強筋骨。

應用 用於頭昏眼花，失眠健忘，鬚髮早白，腰膝酸軟。用量6～12 g。

文獻 《中藥誌》二，328。

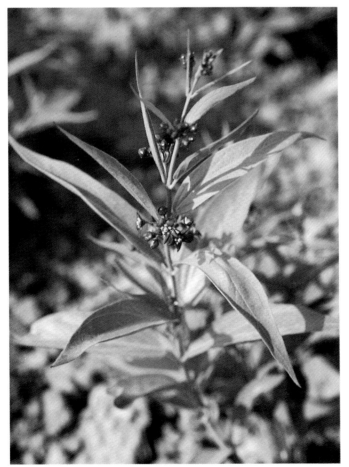

776 對葉草

來源 蘿藦科植物華北白前 Cynanchum hancockianum (Maxim.) Al. 的全草。

形態 多年生直立草本，高達50 cm。鬚狀根多。莖實心，被單列柔毛。葉對生，卵狀披針形，寬1～3 cm，基部楔形。傘形聚傘花序腋生，比葉短；花無毛，直徑7 mm；花萼和花冠5深裂；花冠紫紅色，裂片卵狀長圓形，花粉塊每室1個；副花冠裂片龍骨狀。果雙蓇葖。種毛白色。

分佈 生於山嶺曠野雜木林及灌叢間。分佈於河北、山西、內蒙古、陝西、甘肅、四川。

採製 夏秋採收，切段曬乾。

性能 苦，溫。有毒。活血，止痛，消炎。

應用 用於關節疼痛，牙痛，毒瘡。用量15 g。

文獻 《大辭典》上，1575。

777 籬天劍

來源 旋花科植物籬打碗花 Calystegia sepium (L.) R. Brown 的根。

形態 多年生草本，全體無毛。莖纏繞或匍匐。單葉互生；葉片長三角狀卵形，長4～8 cm，寬3～5 cm，先端急尖，基部箭形或戟形。花單生於葉腋；苞片廣卵形，基部心形；萼片卵圓狀披針形；花冠漏斗狀，淡紅色，具不明顯5裂片；雄蕊5，花絲基部有細鱗毛；子房2室，具多數胚珠，柱頭2裂。蒴果球形。種子黑褐色，卵圓狀三稜形。

分佈 生於山坡、路旁。分佈幾遍全中國各地。

採製 秋季採根，曬乾。

性能 甘，寒。清熱利濕，理氣健脾。

應用 用於急性結膜炎，咽喉炎，白帶，疝氣。用量9～30 g。

文獻 《滙編》下，694。

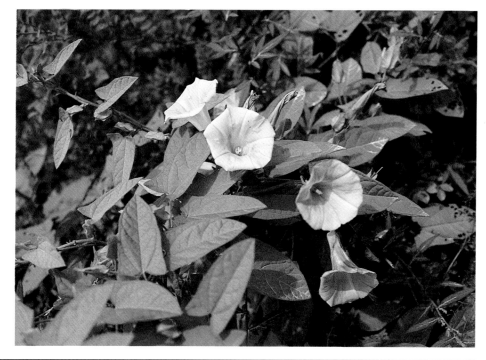

778 菟絲子

來源 旋花科植物菟絲子 Cuscuta chinensis Lam. 的種子。

形態 一年生纏繞性寄生草本。莖纖細，絲狀，黃色，多分枝，隨處生寄生根伸入寄主體內。鱗片葉稀少，三角狀卵形。花兩性，簇生成球形，苞片鱗片狀；萼筒杯狀，先端5裂，宿存；花冠白色，鐘狀，5淺裂，裂片向外反卷，花冠管基部具鱗片5。蒴果近球形，稍扁。

分佈 生於田邊、荒地及灌木叢中，多寄生於豆科、菊科等植物。廣佈中國各地。

採製 秋季與寄主一同割下，打下種子，曬乾。

成分 含香豆精、黃酮類。

性能 甘、辛，平。補肝腎，明目益精，安胎。

應用 用於目昏，耳鳴，腰膝酸軟，遺精，尿頻餘瀝，先兆流產，胎動不安。用量6～12 g。

文獻 《中藥誌》三，583。

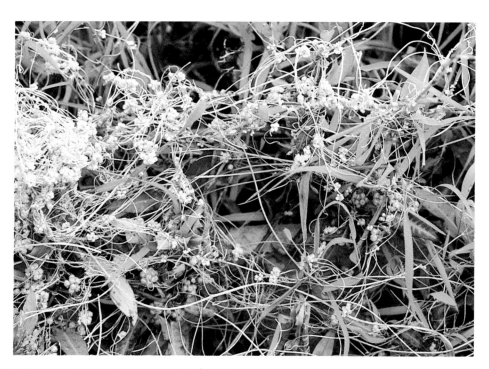

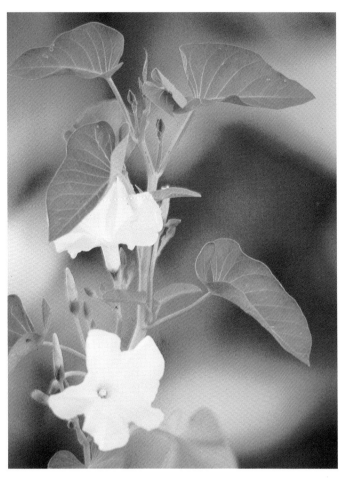

779 蕹菜

來源 旋花科植物蕹菜 Ipomoea aquatica Forsk. 的全草及根。

形態 一年生濕生、蔓狀草本。莖中空，節上生不定根。單葉互生，長圓狀卵形或橢圓狀長圓形，全緣或波狀。花 1～2 朵腋生，花萼卵形；花冠白色，漏斗狀，5 淺裂；雄蕊 5；子房 2 室，柱頭頭狀，有 2 裂片。蒴果卵形。種子 2～4。

分佈 栽培植物。中國南方各地均有栽培。

採製 夏秋採，鮮用或曬乾。

性能 甘、淡，涼。清熱解毒，利尿，止血。

應用 用於食物中毒，小便不利，尿血，咳血。外用於瘡癤腫毒。用量鮮品 60～120 g。外用適量。

文獻 《滙編》下，689。

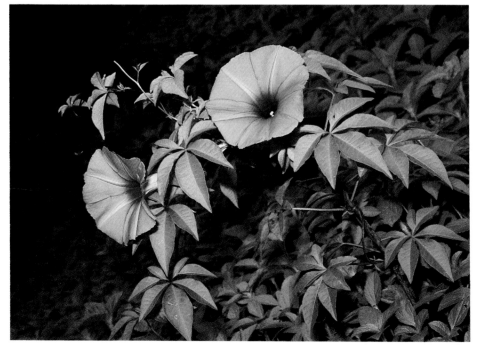

780 五爪金龍

來源 旋花科植物五爪金龍 Ipomoea cairica (L.) Sweet 的塊根、葉。

形態 草質纏繞藤本，有乳狀液汁。莖無毛，常有小瘤體。葉指狀 5 深裂達基部，裂片橢圓狀披針形，無毛，全緣。聚傘花序腋生，花淡紫色；萼片 5；花冠 5 淺裂；雄蕊 5。蒴果近球形，包於宿存萼片內。

分佈 生於山坡、村旁的灌木叢中。分佈於廣東、海南、廣西。

採製 夏秋季採葉，秋冬季採塊根，曬乾或鮮用。

性能 甘，寒。清熱解毒，利水通淋，止咳。

應用 用於骨蒸勞熱，咳嗽，淋病，水腫，小便不利。外用於癰腫瘡癤。用量 6～12 g。外用適量。

文獻 《滙編》下，830。

781 倒提壺

來源 紫草科植物倒提壺 Cynoglossum amabile Stapf et Drumm. 的根和全草。

形態 多年生草本，全株被灰白色柔毛。莖數枝。基生葉叢生，具柄；莖生葉互生，無柄。蝎尾狀聚傘花序；花萼5裂；花冠5裂，喉部有5個小鱗片；雄蕊5；雌蕊1，子房4深裂。小堅果4，密生錨狀鉤刺。

分佈 生於山野河谷等土層深厚而濕潤處。分佈於西南。

採製 夏季採全草，曬乾或鮮用。秋季挖根，曬乾。

成分 全草含倒提壺碱 (amabilin)、刺凌德草碱 (echinatine)。

性能 甘、苦，涼。清熱利濕，散瘀止血，止咳。

應用 用於瘧疾，肝炎，尿痛，肺結核咳嗽。外用於創傷出血，骨折。用量15～50 g。外用適量。

文獻 《大辭典》上，1427。

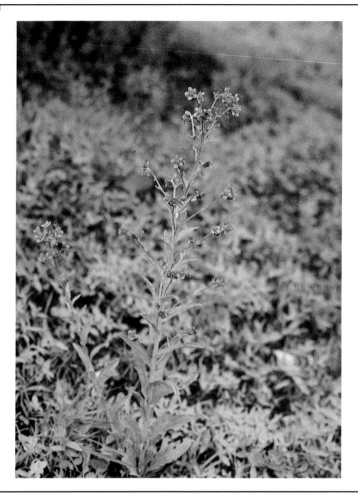

782 大尾搖

來源 紫草科植物大尾搖 Heliotropium indicum L. 的全草。

形態 一年生直立草本，高15～50 cm。枝莖被粗毛。葉卵形至卵狀長圓形，稍有毛。穗狀花序頂生或與葉對生，彎曲。花全部生於花軸的一側；花冠淺藍色或近白色，管狀，裂片5；雄蕊5，內藏。果卵圓形。

分佈 生於曠地、河邊及溪旁。分佈於福建、廣東、海南、廣西。

採製 秋季採收，曬乾或鮮用。

成分 含大尾搖碱 (indicine)、乙酰大尾搖碱 (acetyl indicine) 和大尾搖新碱 (indicinine)。

性能 苦，微寒。清熱利尿，解毒消腫。

應用 用於肺炎，咳嗽，膀胱結石，小兒驚風，癰腫等。用量10～30 g。鮮品50～100 g。

文獻 《大辭典》上，210。

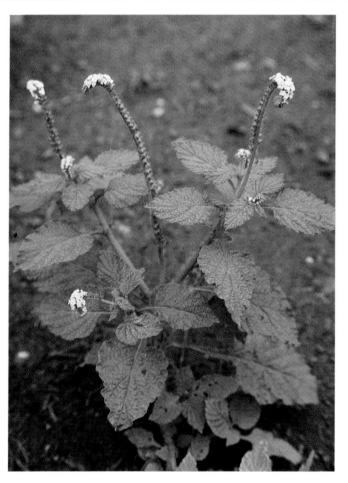

154

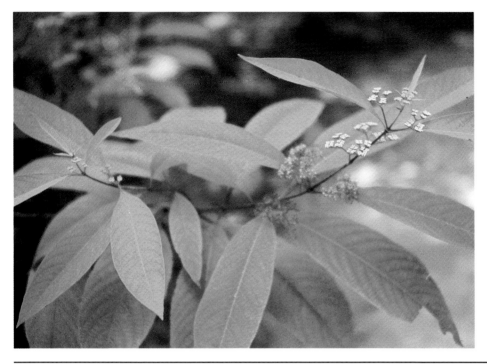

783 尖尾楓

來源 馬鞭草科植物尖尾楓 Callicarpa longissima (Hemsl.) Merr. 的葉。

形態 灌木至小喬木。小枝四方形，節上有毛。葉片披針形至狹橢圓形，長 14～23 cm，寬 2～6 cm，邊緣有不明顯的細鋸齒，上面脈上有毛。聚傘花序腋生，5～7 次分歧，花冠紫紅色。果實扁球形。

分佈 生於曠野、灌木叢中。分佈於江西、福建、廣東、廣西、四川。

採製 全年可採，曬乾。

性能 辛、微苦，溫。散瘀止血，祛風止痛。

應用 用於咯血，吐血，風濕疼痛。外用跌打損傷，外出血。用量 9～30 g。外用適量。

文獻 《滙編》上，357。

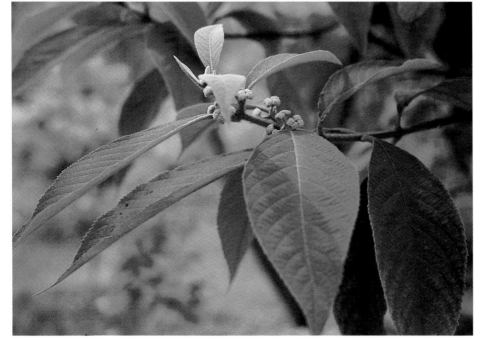

784 野枇杷

來源 馬鞭草科植物野枇杷 Callicarpa loureiri Hook. et Arn. 的葉和根。

形態 落葉灌木，高約 3 m。小枝密生長茸毛。葉卵狀橢圓形或長橢圓狀披針形，頂端漸尖，邊緣有細鋸齒，上面脈有毛，下面密生茸毛。聚傘花序腋生，花無梗，密生於花枝頂；花萼筒狀，頂端 4 裂；花冠管狀，4 裂，紫紅色；雄蕊 4。

分佈 生於林下蔭濕地區。分佈於浙江、台灣、福建、廣東等省。

採製 夏秋採葉，鮮用或曬乾研末。全年可採根，切片曬乾。

成分 葉顯黃酮甙、糖類及鞣質等反應。

性能 辛、苦，平。散瘀止血，消腫止痛。

應用 葉用於各種出血性疾患。外用於外傷出血。根用於跌打腫痛，風濕骨痛。用量 10～30 g。外用適量。

文獻 《滙編》上，52；《大辭典》上，0921。

785 水胡滿

來源 馬鞭草科植物苦郎樹 Clerodendrum inerme (L.) Gaertn. 的嫩枝葉。

形態 直立灌木，高 1～2 m。枝被灰色柔毛。葉對生，卵形，倒卵形或橢圓形，全緣，禿淨。花序腋生，苞片線形；萼截形，結果時略擴大，包圍核果的基部；花冠白色，裂片長圓形；雄蕊 4，伸出花冠外；柱頭 2 裂。核果倒卵形。

分佈 生於潮濕地或水塘旁。分佈於福建、台灣、廣東、海南、廣西、雲南。

採製 全年可採，曬乾。

成分 葉的水溶性溶液，經層析證明有 6 個成分呈生物碱反應。未皂化部分含有膽甾醇等甾體成分、高級脂族醇和脂族酮。

性能 苦，寒。有毒。去瘀，消腫，除濕，殺蟲。

應用 外用於跌打瘀腫，皮膚濕疹，疥瘡。外用適量。

文獻 《大辭典》上，1097。

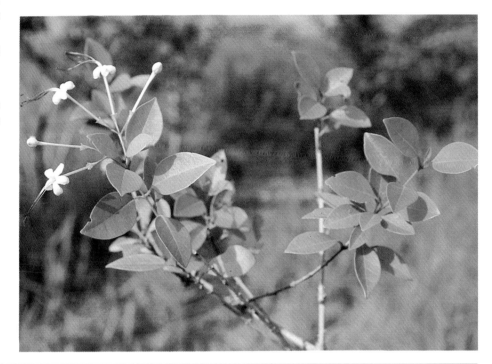

786 龍吐珠

來源 馬鞭草科植物龍吐珠 Clerodendrum thomsonae Balf. 的葉。

形態 攀援狀灌木，高 2～5 m。幼枝四稜形，被黃褐色短絨毛。葉片狹卵形或卵狀長圓形，頂端漸尖，全緣，上面被小疣毛。聚傘花序腋生或假頂生，二歧分枝；苞片狹披針形；花萼白色，基部合生，中部膨大，有 5 稜脊，頂端 5 深裂，裂片三角狀卵形；花冠深紅色，外被細腺毛，裂片橢圓形，花冠管與花萼近等長。核果近球形，內有 2～4 分核，外果皮光亮，棕黑色；宿存萼不增大，紅紫色。

分佈 原產西非。中國多有栽培。

性能 清熱解毒。

應用 用於小兒慢性中耳炎。用量 5～10 g。

文獻 《滙編》下，837。

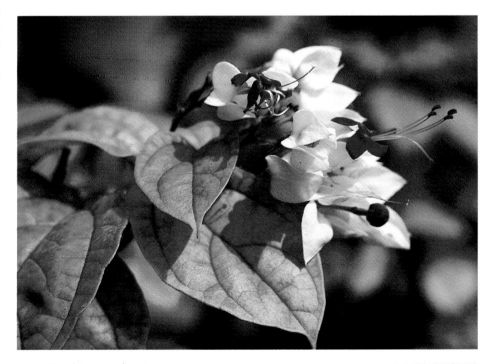

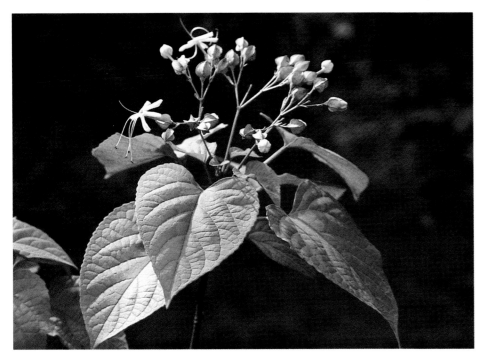

787 臭梧桐

來源 馬鞭草科植物海州常山 Clerodendrum trichotomum Thunb. 根、莖、葉。

形態 落葉灌木，高達 3 m。葉對生，寬卵形、卵形或三角狀卵形，全緣或微波狀，兩面疏生短柔毛或無毛。傘房狀聚傘花序；苞片葉狀，卵形；花萼紫紅色，5 裂幾達基部；花冠白色或帶粉紅色；雄蕊 4，2 強，伸出花冠外；花柱不超出雄蕊。果實近球形，熟時藍紫色。

分佈 生於山坡、路旁、村邊。廣佈於中國各地。

採製 春秋採根及莖，葉開花前採，曬乾。

成分 根含有海常酮龍 (clerodolone)，莖、葉含黃酮甙。

性能 苦、甘，平。祛風除濕，降血壓。

應用 用於風濕性關節炎，高血壓病，瘧疾，痢疾。葉外用於手癬，皮炎，濕疹，痔瘡。用量 10～30 g。葉外用適量。

文獻 《滙編》上，710。

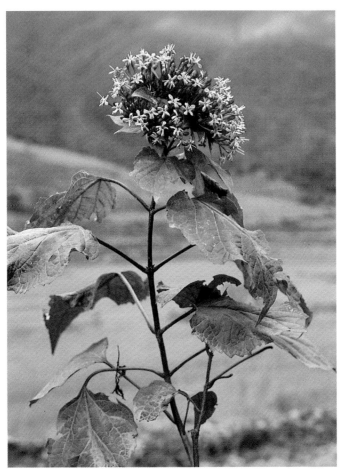

788 滇常山

來源 馬鞭草科植物滇常山 Clerodendrum yunnanense Hu ex Hand.-Mazz. 的根和葉。

形態 落葉灌木，高 1～4 m，有特異臭氣。幼枝被短毛。葉對生，寬卵形或卵狀心形。聚傘花序粗壯；花萼鐘形，上部紅色，結果時紫紅色；被毛；花冠漏斗狀，管部短，常不超過花萼，5 裂，與管部近等長；雄蕊 5。核果近球形，藍黑色。

分佈 生於山谷、坡地、疏林或灌木叢中。分佈於四川、雲南。

採製 秋季採收，洗淨曬乾。

性能 辛，溫。祛風止痛，降壓。

應用 根用於風濕性關節炎，腰腿痛，高血壓。葉外用於痔瘡，脫肛。用量 15～30 g。外用適量。

文獻 《滙編》下，643。

789 柚木

來源 馬鞭草科植物柚木 Tectona grandis L. f. 的莖、葉、花、種子。

形態 落葉喬木。嫩枝四方形。葉寬卵形或倒卵形，下面被毛。圓錐花序頂生，花白色；花萼5～6淺裂，被星狀毛；花冠5～6裂；雄蕊5～6。核果包藏於擴大的花萼內。

分佈 栽培。華南及雲南有栽培。

採製 夏秋季採莖、葉。秋季採花。冬季採種子，分別曬乾。

成分 木質部含蒽醌、萘醌；葉醌、脂肪酸、樺木酸 (betulinic acid)、角鯊烯 (squalen)、三萜 (triterpene) 等。

性能 花、種子利尿。

應用 莖、葉用於惡心，嘔吐，過敏性皮炎。

文獻 《西雙版納傣藥誌》二，180；《廣西藥園名錄》，335。

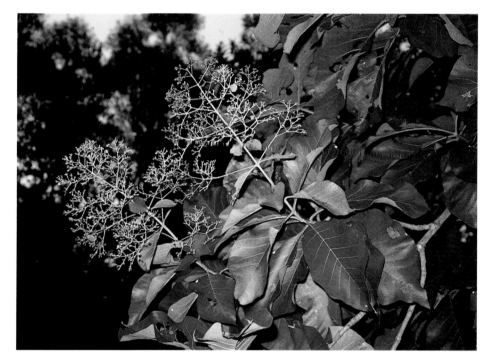

790 黃荊

來源 馬鞭草科植物黃荊 Vitex negundo L. 的全株。

形態 落葉灌木或小喬木，高1～2 m。掌狀複葉，對生，小葉5片，稀3片。總狀花序頂生；花萼鐘形；花冠二唇形，淡紫色；雄蕊4。果球形。

分佈 生於山坡、路旁及疏林中，有栽培。分佈於中國大部省區。

採製 四季可採。根及莖切段曬乾，葉及果陰乾。

成分 葉、果含揮發油，牡荊碱；種子、根有黃酮甙、強心甙等反應。

性能 根、莖苦，微辛。清熱止咳，化痰截瘧。葉苦，涼。清熱解表，化濕截瘧。果苦，辛，溫。止咳平喘，理氣止痛。

應用 根及莖用於支氣管炎，瘧疾，肝炎。葉用於感冒，腸炎，痢疾。外用於皮炎，濕疹。果用於咳嗽哮喘，消化不良。

文獻 《滙編》上，767。

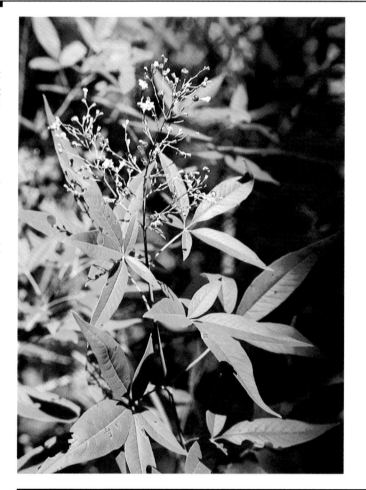

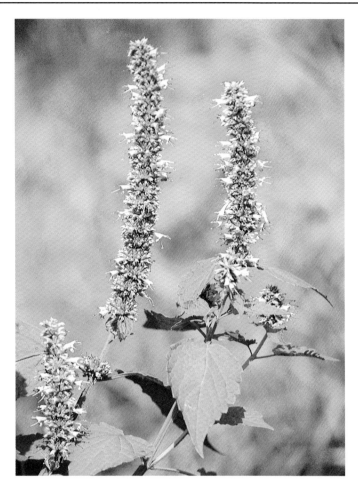

791 藿香

來源 唇形科植物藿香 Agastache rugosa (Fisch. et Mey.) O.Ktze. 的全草。

形態 多年生草本,高 30～120 cm,有香氣。莖四稜形,略帶紅色。葉對生,卵形或橢圓狀卵形,先端尖,基部圓或近心形,邊緣有鈍齒,下面被毛和腺點。輪傘花序聚成頂生和腋生穗狀花序;萼管狀,5裂;花冠唇形,紫色、淡紫紅色或白色;雄蕊 4,伸出花冠外。小堅果頂端有短毛。

分佈 生於山坡、路旁。現多栽培。分佈於中國大部省區。

採製 夏季採收,曬乾。

成分 全草含揮發油,油中主要成分為甲基胡椒粉 (methyl chavicol)。

性能 辛,微溫。解暑化濕,行氣和胃。

應用 用於中暑發熱,頭痛胸悶,食慾不振,惡心,嘔吐,泄瀉。外用於手、足癬。用量 6～12 g。外用適量。

文獻 《滙編》上,936。

792 痢止草

來源 唇形科植物痢止草 Ajuga forrestii Diels 的全草或根。

形態 多年生草本。莖被灰白色柔毛。葉對生,葉柄長 8 mm或無柄,具槽及窄翅,葉兩面被毛。輪傘花序密集排列成假穗狀花序;苞片葉狀,下面暗紫色;花萼漏斗狀,5齒;花冠 2 唇形,內面近基部具毛環,上唇小,頂端微凹,下唇 3 裂;雄蕊4,2 強。小堅果倒卵狀三稜形。

分佈 生於路旁、溪邊或草叢中。分佈於四川、雲南、西藏。

採製 四季可採,曬乾或鮮用。

性能 苦,寒。清熱消炎,利尿通淋,散瘀鎮痛。

應用 用於痢疾,腎炎,咽喉腫痛,肺熱咳嗽,跌打損傷,脈管炎。用量 15～25 g。外用適量。

文獻 《滙編》下,592。

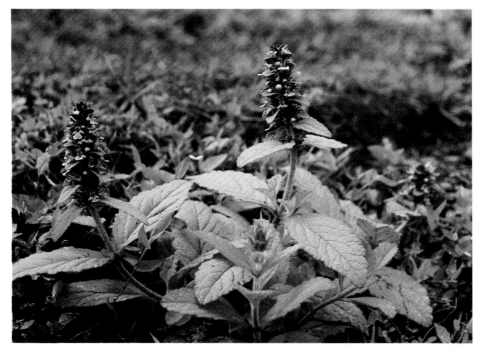

793　吊球草

來源　唇形科植物吊球草 Hyptis rhom-boidea Mart. et Gal. 的葉、全株。

形態　一年生粗壯草本，無香氣。莖四稜形，粗糙，沿稜上被毛。葉披針形，邊緣有鈍齒，被毛，有腺點。頭狀花序球形或近球形，直徑約 1.5 cm，腋生；總花梗長 5～10 cm，花白色；萼 5 齒裂；花冠 5 裂近二唇形；雄蕊 4。小堅果長圓形。

分佈　生於空曠荒地。分佈於廣東、廣西、海南、台灣。

採製　夏秋季採，曬乾。

性能　淡，涼。去濕，消滯，消腫。

應用　用於肝炎。外用於濕疹，瘡癤。用量 3～15 g。外用適量。

文獻　《廣西藥園名錄》，339。

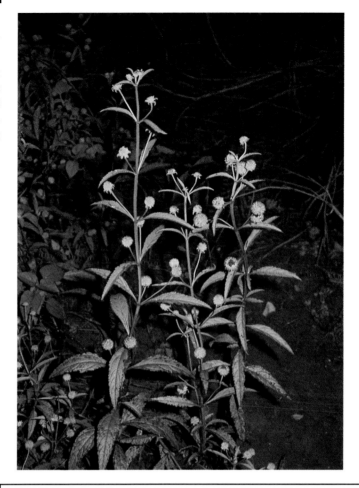

794　山香

來源　唇形科植物山香 Hyptis suaveolens (L.) Poir. 的全株。

形態　一年生草本，高達 2 m。全株揉爛有濃烈香氣。莖四方形，被剛毛。葉卵形，邊緣有小齒，兩面均被疏柔毛。聚傘花序腋生，花藍色；花萼 5 裂，被毛和腺點，花冠二唇形；雄蕊 4。小堅果扁平長圓形。

分佈　生於林緣、路旁草地上。分佈於福建、台灣、廣東、海南、廣西。

採製　夏秋採，陰乾。

成分　含揮發油。

性能　辛、苦，平。疏風利濕，行氣散瘀。

應用　用於感冒頭痛，痢疾。外用於跌打腫痛，濕疹，皮炎，蛇蟲咬傷，外傷出血，癰腫瘡毒。用量 9～15 g。外用適量。

文獻　《滙編》下，65。

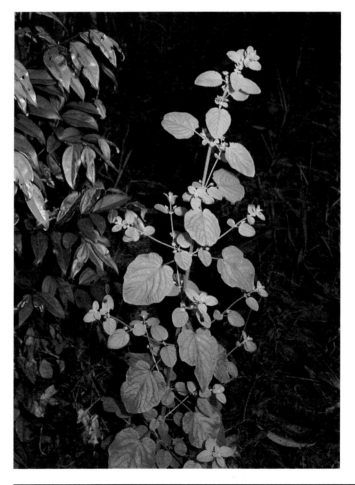

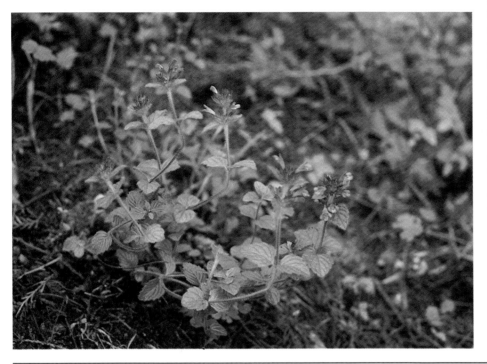

795 寶蓋草

來源 唇形科植物寶蓋草 Lamium amplexicaule L. 的全株。

形態 一年生或二年生草本，高 10～30 cm。葉對生，圓形或腎形，兩面均被疏伏毛。輪傘花序 6～10 花，其中常有閉花授精型的花；苞片披針狀鑽形，具睫毛；花萼筒狀鐘形，5 裂齒，近等大；花冠粉紅色或紫紅色，筒細長，內無毛環，上唇直立，下唇 3 裂，中裂片倒心形；花藥平叉開，有毛。小堅果倒卵狀三稜形。表面有白而大的疣點。

分佈 生於林緣或雜草中。分佈於河南及華東、華中、西北、西南。

採製 夏秋採，曬乾。

成分 葉含野芝麻甙 (lamioside) 等。

性能 辛、苦，溫。祛風通絡，消腫止痛。

應用 用於筋骨疼痛，四肢麻木，跌打損傷，瘰癧，癱瘓。用量 10～15 g。

文獻 《大辭典》上，3057。

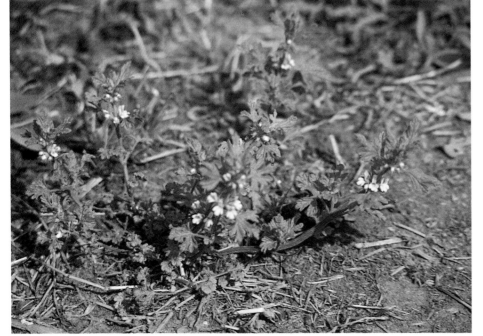

796 錾菜

來源 唇形科植物錾菜 Leonurus pseudo-macranthus Kitag. 的全草。

形態 多年生草本，高 60～120 cm。莖四稜形，被粗毛。葉對生，基生葉有長柄，葉片近革質，卵圓形，3 裂至中部；莖生葉卵形，邊緣 3 裂，裂片有尖齒狀缺刻；莖中部葉不裂。花腋生成輪狀，無柄。萼齒先端針刺狀；花冠唇形，白色，常帶紫紋，下唇 3 裂；雄蕊 4；花柱伸出花冠外，柱頭 2 裂。小堅果具 3 稜。

分佈 生於田梗、路旁、山坡石縫及溪邊。分佈於華北、華東、華中。

採製 7～8 月花期採收。晴天割取全草，曬乾。

性能 辛、微苦，寒。破瘀，調經，利尿。

應用 用於產後腹痛，痛經，月經不調，腎炎水腫。用量 9～30 g。

文獻 《滙編》下，691。

797 毛葉丁香羅勒

來源 唇形科植物毛葉丁香羅勒 Ocimum gratissimum L. var. suave (Willd.) Hook. f. 的全株。

形態 一年生草本，高 60～70 cm。莖方形，全株密被柔毛。葉對生，卵形或卵狀披針形，葉形比羅勒略大。輪狀聚傘花序排裂稠密，着生於莖上部的節上；花萼管狀，5 裂；雄蕊 4；子房 4 裂。小堅果卵形。

分佈 生於村旁或栽培。江蘇、浙江、台灣、福建、廣東、廣西、雲南有栽培。

採製 秋季採收，切段曬乾。

成分 揮發油。

性能 辛，溫。疏風解表，消腫止痛。

應用 用於外感風熱，跌打損傷，皮膚瘡癢。用量 5～10 g。外用適量。

文獻 《廣西本草選編》下，1156。

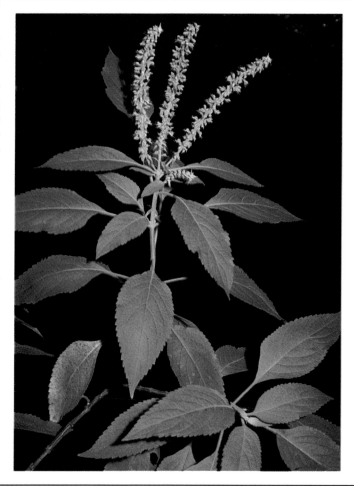

798 士香薷

來源 唇形科植物牛至 Origanum vulgare L. 的全草。

形態 多年生草本。直立，有分枝，被微柔毛。葉對生，卵形，兩面均具腺點和毛。花密集成頂生的傘房狀圓錐花序；苞片綠色或帶紅暈；花萼鐘狀；花冠紫紅色至白色，上唇直立，頂端 2 淺裂，下唇 3 裂。小堅果 4，卵圓形。

分佈 生於路旁乾坡，林下。分佈於中國大部地區。

採製 7～8 月開花前採收地上部，曬乾或鮮用。

成分 含揮發油，內含百里香酚 (thymol) 和香荊芥酚 (carvacrol)，醋酸犦牛兒酯 (gerany acetate) 等。

性能 辛，涼。解表理氣，化濕。

應用 用於傷風感冒，發熱，嘔吐，胸膈脹滿，腹瀉，小兒疳積。用量 9～15 g。外用適量。

文獻 《大辭典》上，0169。

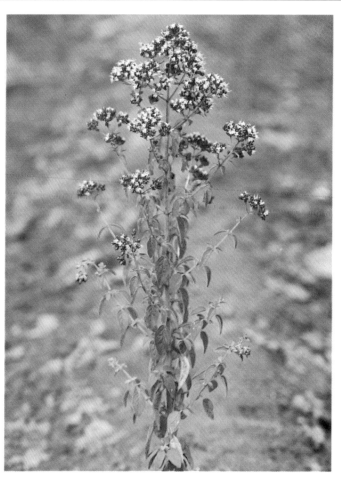

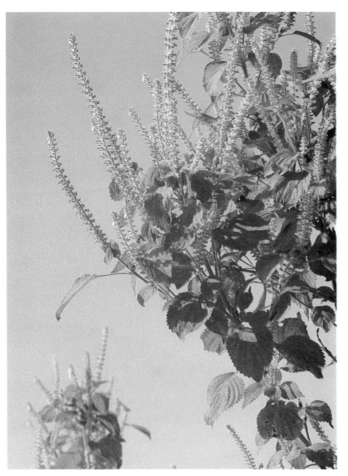

799　白蘇

來源　唇形科植物白蘇 Perilla frute-seens (L.) Britt. 的葉、嫩枝、莖及果實。

形態　多年生草本，高 50～150 cm，有香氣。莖綠色。被白色柔毛。葉對生，卵圓形或近圓形，下面有腺點，兩面綠色，有毛。聚傘花序集成偏側穗狀花序；小苞片卵形；花萼5齒裂，被密毛；花冠二唇形，白色。小堅果倒卵圓形，灰白色。

分佈　生於村邊、路旁，南北各地有栽培。

採製　夏季採葉及嫩枝。果熟時採割，打下果實。莖切片曬乾。

成分　葉含白蘇酮(perillaketone)。果含亞麻油酸酯 (linolein)。

性能　葉辛，溫。發表，散寒，理氣。

應用　用於感冒風寒，咳嗽，胸腹脹滿等。用量6～10 g 。

文獻　《滙編》上，287。

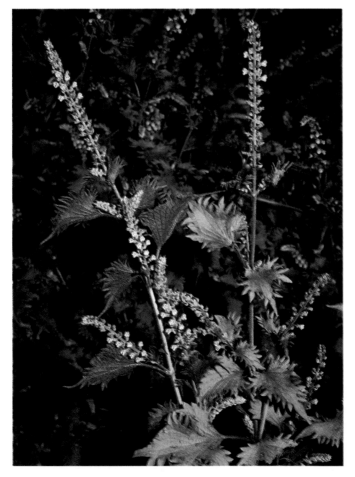

800　回回蘇

來源　唇形科植物回回蘇 Perilla frute-scens (L.) Britt. var. crispa (Thunb.) Hand.-Mazz. 的帶葉嫩枝。

形態　一年生草本，有香氣。莖四稜形，紫色或綠紫色，被毛。葉卵形，邊緣有粗齒，或裂如雞冠狀，被毛，兩面紫色或僅下面紫色。總狀花序頂生或腋生，花淡紅色；萼5裂，花冠二唇形；雄蕊4。小堅果倒卵形。

分佈　栽培。全中國有栽培。

採製　夏秋季採，陰乾。

成分　含紫蘇酮 (perillaketone)、左旋紫蘇醛 (ℓ -perilla-aldehyde) 等。

性能　辛，溫。散寒解表，理氣溫中。

應用　用於風寒感冒，頭痛，咳嗽，胸腹脹滿。用量3～9 g 。

文獻　《滙編》上，835。

附註　本種的莖稱蘇梗，葉稱蘇葉，果實稱蘇子。

801　線紋香茶菜

來源　唇形科植物線紋香茶菜 Rabdosia lophanthoides (Buch.-Ham. ex D. Don.) Hara. 的全草。

形態　多年生草本，植株被短柔毛。根狀莖匍匐，有小球形塊根。葉片卵形，寬卵形或長圓狀卵形，兩面具微硬毛，下面具褐色腺點，手搓之，染黃色。圓錐花序頂生；花萼鐘狀，密生褐色腺點；花冠白色或粉紅色，具紫色斑點。小堅果。

分佈　生於山坡園地，沼澤溝邊。分佈於浙江、江西、福建、廣東、廣西及西南。

採製　全年可採，鮮用或曬乾。

性能　苦，寒。清肝利膽，退黃祛濕，涼血散瘀。

應用　用於急性黃疸型傳染性肝炎，急性膽囊炎，急性肝炎，跌打腫痛。用量15～60 g。

文獻　《廣東中草藥圖譜》一，396。

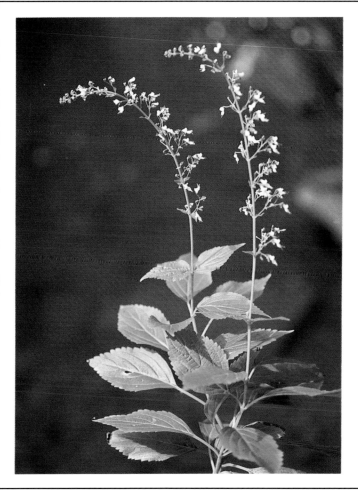

802　溪黃草

來源　唇形科植物溪黃草Rabdosia serra (Maxim.) Hara. 的全草。

形態　多年生草本，高達1.5 m，鈍四稜形，帶紫色。葉對生，卵狀披針形，邊緣具粗大內彎的鋸齒。圓錐花序生於莖及分枝頂上，由具5至多花的聚傘花序組成；花萼鐘形，外密被灰白微柔毛，萼齒5，長三角形，果時花萼增大，呈濶鐘形；花冠紫色，冠筒基部上方淺囊狀，冠檐三唇形，上唇外反；雄蕊4，花盤環狀。小堅果濶卵圓形。

分佈　生於山坡、溪旁，灌叢沙壤土上。分佈於東北、華東、華南。

採製　植株茂盛時，割取地上部，曬乾。

成分　含溪黃草丙素 (excisanin)。

性能　辛、苦，涼。清熱解毒，散瘀消腫。

應用　用於急性肝炎，膽囊炎，跌打腫痛。

文獻　《中草藥學》下，945。

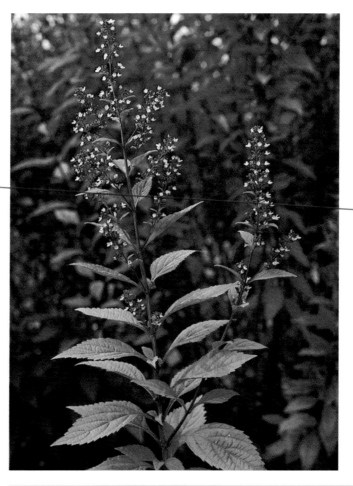

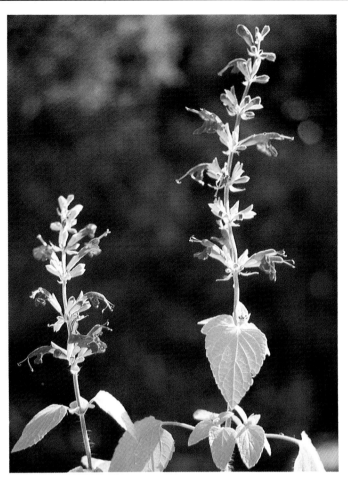

803 小紅花

來源 唇形科植物朱唇 Salvia coccinea Fuss. ex Merr. 的全草。

形態 一年生或多年生草本，高達 1 m，全株被白毛。莖四稜形。葉對生，卵形或三角形，葉緣有鈍鋸齒。花集成多輪的總狀花序，每輪 6～10 花；花萼筒狀鐘形，綠色或紫紅色，被白色長毛，二唇，上唇全緣，下唇 2 裂；花冠深紅色，下唇 3 裂；雄蕊 2，花絲長伸出；花柱與雄蕊等長。小堅果長圓形。

分佈 生於田邊、路旁濕草地。分佈於四川、雲南。

採製 夏秋採，切段曬乾。

性能 辛、澀、微苦，涼。涼血止血，清熱利濕。

應用 用於婦女血崩，高熱，腹痛不適。用量 6～10 g。

文獻 《大辭典》上，0500。

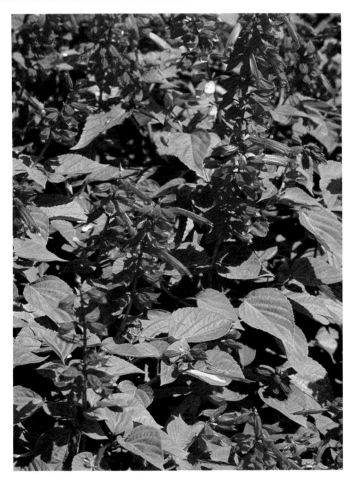

804 一串紅

來源 唇形科植物西洋紅 Salvia splendens Ker.-Gawl. 的全草。

形態 半灌木狀草本，高 20～90 cm。莖直立，四稜形。單葉對生，卵圓形或三角狀卵圓形，先端尖，葉緣具齒，下面具腺點。輪傘花序具 2～6 花，密集成假總狀花序；苞片卵圓形；花萼鐘狀，紅色，花後增大，被毛；花冠紅色至紫色，稀白色，長約 4cm，二唇形，下唇比上唇短；雄蕊的藥隔近直伸，上下臂近等長，上臂藥室發育，下臂增粗，不聯合。小堅果橢圓形，有狹翅。

分佈 中國各地有栽培。

採製 夏秋季採集全草，曬乾或鮮用隨用隨採。

性能 甘，平。清熱，涼血，消腫。

應用 外用於癰瘡腫毒，跌打，脫臼腫痛。外用適量。

文獻 《原色中國本草圖鑑》13 册，2401。

805 黃芩

來源 唇形科植物黃芩 Scutellaria bai-callensis Georgi 的根。

形態 多年生草本，高 30～60 cm。根圓錐形，黃色。莖四稜形，基部稍木化。葉交互對生，披針形。圓錐花序頂生，具葉狀苞片，花萼二唇形，上唇背部有盾狀附屬物；花冠二唇形，藍紫色或紫紅色，上唇盔狀，下唇寬；雄蕊 4；子房 4 深裂，花柱基生。小堅果 4，球形。

分佈 生於乾燥山坡，路旁或山坡草地。分佈於東北、華北及山東、河南、甘肅。

採製 春秋採挖，曬半乾，撞去外皮，再曬乾。

成分 含黃芩 (baicalin)、黃芩素 (bai-calein) 等。

性能 苦，寒。清熱解毒，燥濕，止血。

應用 用於發熱煩渴，肺熱咳嗽，瀉痢熱淋，濕熱黃疸，胎動不安，癰腫疔瘡、目赤腫疼等。

文獻 《中藥誌》一，546。

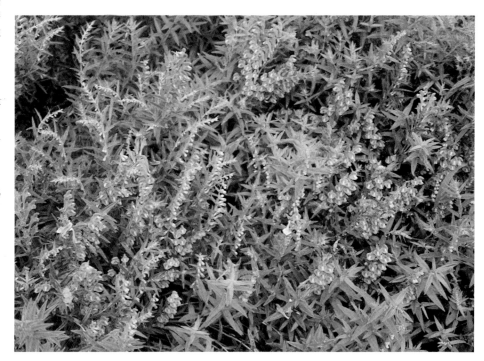

806 半枝蓮

來源 唇形科植物半枝蓮 Scutellaria barbata Don 的全草。

形態 草本，高 15～40 cm。莖四稜，下部匍伏生根，上部直立。葉對生，卵形至披針形，全緣或有少數微鈍齒。輪傘花序集成偏側總狀花序；花萼二唇形，上唇背部有盾狀附屬體；花冠唇形，淺藍紫色，花冠管斜傾；雄蕊 2 對，不伸出；花柱頂端 2 裂。小堅果，卵形，有細瘤點，包圍宿萼中。

分佈 生於山坡草地或陰濕地。分佈於中國中部、南部、西南。

採製 花期採集，切段曬乾或鮮用。

成分 含生物鹼、黃酮甙等。

性能 微苦，涼。清熱解毒，活血祛瘀，消腫止痛，抗癌。

應用 用於腫瘤，闌尾炎，肝炎，肝硬化腹水，肺膿瘍。外用於乳腺炎，跌打損傷。用量 15～30 g。外用適量。

文獻 《滙編》上，223。

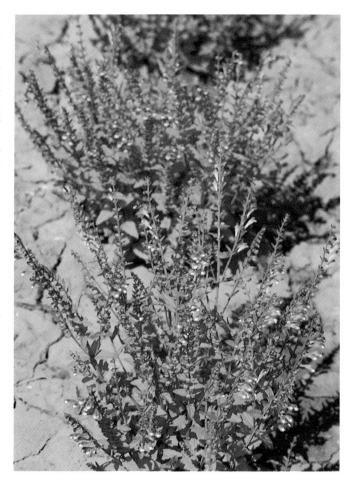

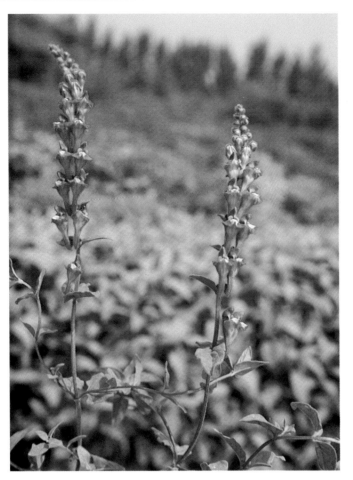

807 甘肅黃芩

來源 唇形科植物甘肅黃芩 Scutellaria rehderiana Diels 的根。

形態 多年生草本。根莖細瘦，多分枝，頂端分出少數莖。莖弧曲。葉卵形或卵狀三角形，中部以上全緣，下部邊緣有不等圓齒；花冠藍紫色；雄蕊 4，2 強；雌蕊 1，子房 4 深裂。小堅果 4。

分佈 生於石山地向陽草坡上。分佈於甘肅、陝西。

採製 春季至夏初採挖，除去莖苗，鬚根及泥土，曬至半乾去栓皮，再曬乾。

成分 從薄層層析及理化鑒別，有黃芩素、漢黃芩素、黃酮類等反應。

性能 苦，寒。清熱解毒，燥濕，止血。

應用 用於發熱煩渴，肺熱咳嗽，瀉痢熱淋，濕熱黃疸等。用量 3～10 g。

文獻 《中藥誌》一，546。

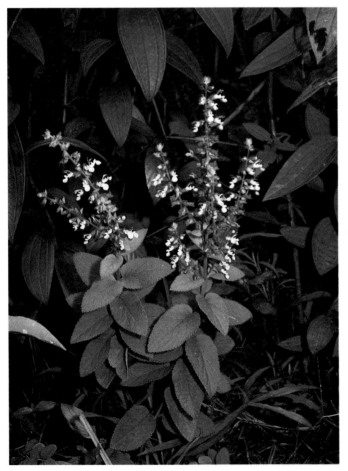

808 鐵軸草

來源 唇形科植物鐵軸草 Teucrium quadrifarium Buch.-Ham. 的全株。

形態 半灌木。莖被長柔毛或糙毛。葉長圓狀卵形，被毛，假穗狀花序組成頂生圓錐花序，花淡紅色；萼筒 5 裂成二唇形，喉內部具毛環；花冠二唇形，喉環有微毛；雄蕊 4，伸出。水堅果倒卵狀近圓形，具網狀雕紋。

分佈 生於山坡、林緣灌木叢中。分佈於福建、湖南、廣東、廣西、海南、貴州、雲南。

採製 夏秋季採，曬乾。

性能 清熱解毒，止痛。

應用 用於感冒頭痛，痧病，腸炎，痢疾，吐血，便血。外用於濕疹，痧蟲腳。用量 15～30 g。外用適量。

文獻 《廣西民族藥簡編》，289。

809 木曼陀羅

來源 茄科植物木本曼陀羅 Datura arborea L. 的花、葉、果實、種子。

形態 小喬木。葉卵狀披針形、長圓形或卵形,全緣、微波狀或有不規則缺刻狀齒,兩面均被微柔毛。花白色,單生於葉腋,俯垂;花萼5裂;花冠長漏斗狀,5裂;雄蕊5。果實漿果狀,卵形,表面平滑,俯垂生。

分佈 栽培,華南、西南有栽培。

採製 夏秋採花、葉,冬季採果實、種子,曬乾。

成分 葉和花含莨菪碱(ℓ-hyoscyamine)、果莨菪碱(hyoscine)等。

性能 與"洋金花"同。

應用 與"洋金花"同。

文獻 《滙編》上,779;《中國植物誌》67:1,148。

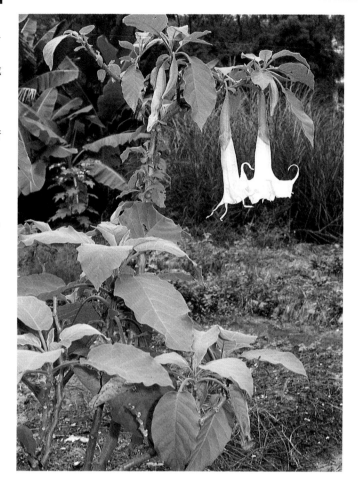

810 洋金花

來源 茄科植物洋金花 Datura metel L. 的花、果、葉。

形態 一年生草本。全株近無毛。葉卵形,邊緣淺裂或波狀。花白色,單生於枝叉間或葉腋,花5數。蒴果扁球形,生於橫向生果枝上,被短刺,不規則開裂。

分佈 生於向陽山地、村旁或栽培。分佈於華南、西南及台灣、福建。

採製 3～12月採,曬乾。

成分 含莨菪碱、東莨菪碱、去甲莨菪碱(norhyoscyamine)等。

性能 辛、苦,溫。有大毒。麻醉鎮痛,平喘止咳。

應用 用於支氣管哮喘,手術麻醉。果外用於神經性皮炎。葉外用於疔瘡。用量0.3～0.6 g。外用適量。

文獻 《滙編》上,777;C.A.,88(1978),71501s。

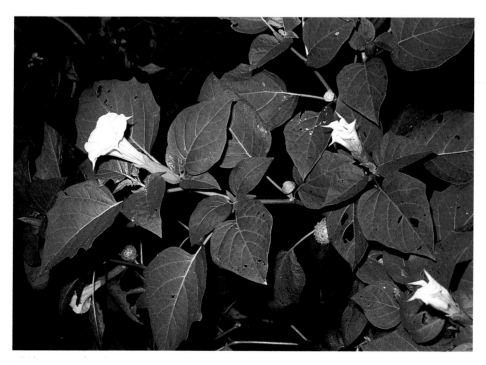

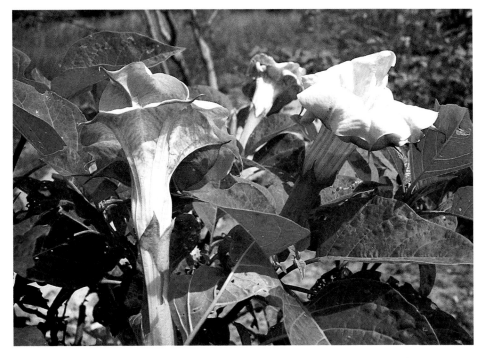

811 曼陀羅

來源 茄科植物曼陀羅 Datura stramonium L. 的花或全株。

形態 一年生草本，高達 1 m。莖無毛。葉寬卵形，邊緣有不整齊的波狀粗齒。花白色或淡紫色，單生於葉腋或枝的分叉處；花萼 5 齒裂；花冠喇叭狀，5 裂；雄蕊 5。蒴果卵球形，有刺。

分佈 生於村旁、路邊草地上。全中國各地有分佈。

採製 花 6～11 月採，切開曬乾。全株四季可採。

成分 含莨菪鹼 (l-hyoscyamine)、東莨菪鹼 (hyoscine) 等。

性能 辛、苦，溫。有大毒。麻醉，鎮痛，平喘，止咳。

應用 用於支氣管哮喘，慢性喘息性支氣管炎，胃痛，牙痛，風濕痛，損傷疼痛，手術麻醉。用量 0.3～0.6 g。外用適量。

文獻 《滙編》上，777。

812 天仙子

來源 茄科植物莨菪 Hyoscyamus niger L. 的種子。

形態 二年生草本，高達 1 m，全株被腺毛。一年生植株莖極短，基部有蓮座狀葉叢，二年生植株莖伸長亦分枝；莖生葉互生，莖部半抱莖；葉卵形至長圓形，邊緣常羽狀裂。花單生，常偏向一側；花萼筒狀鐘形，5 淺裂；花冠鐘狀，黃色，有紫堇色紋，5 淺裂；雄蕊 5；柱頭 2 淺裂。蒴果蓋裂。

分佈 生於村邊、田野、路旁。分佈於東北、華北、西北及浙江、江蘇。

採製 夏秋果熟時，割下地上部或拔全株，曬乾，打下種子。

成分 含莨菪鹼 (hyoscyamine)、東莨菪鹼 (scopolamine) 等。

性能 苦，溫。有大毒。解痙，止痛，安神。

應用 用於胃痙攣疼痛，喘咳，癲狂。用量 0.06～0.6 g。

文獻 《中藥誌》三，208。

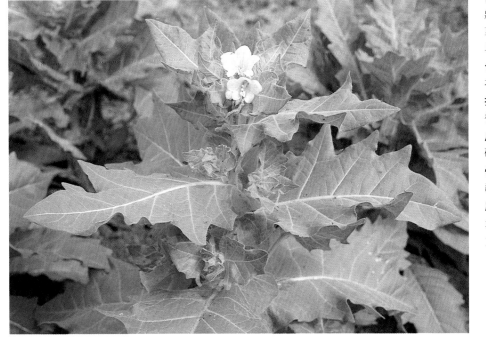

813 烟草

來源　茄科植物烟草 Nicotiana tabacum
L. 的葉。

形態　一年生草本，高 1～2 m。葉互生，
橢圓狀披針形，先端漸尖，基部下延成翅
狀或心耳狀，多少抱莖，全緣或微波狀。
圓錐花序或總狀花序，具苞片；萼片 5，裂
片披針形；花冠漏斗狀，外被毛，裂片 5，
紅色；雄蕊 5，花絲與花冠等長或稍短；
子房上位，2 室，胚珠多數。蒴果卵圓形。
種子細小。

分佈　中國各地多有栽培。

採製　夏秋葉黃時採摘，曬乾或烘乾，再
回潮、發酵，乾燥後即成。

成分　含生物碱、芸香甙 (rutin)。有烟碱
(nicotine)、毒藜碱 (anabasine) 等。

性能　辛，溫。有毒。行氣止痛，解毒殺
蟲。

應用　用於食滯飽脹，氣結疼痛，癰疽，
瘡疥癬，蛇、犬咬傷。用量 2～6 g。

文獻　《大辭典》下，3944。

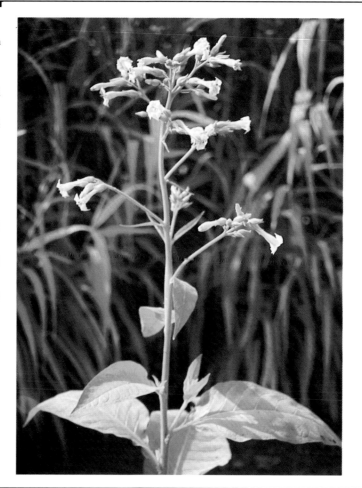

814 酸漿

來源　茄科植物酸漿 Physalis alkekengi
L. var. francheti (Mast.) Makino 的帶
漿果宿萼。

形態　多年生草本。葉在下部者互生，在
中、上部者常二葉同生一節呈假對生，葉
片廣卵形。花單生葉腋；花萼鐘狀，綠色；
花冠廣鐘狀，白色，裂片 5，宿萼潤卵形囊
狀，橙紅色至朱紅色，薄革質。漿果封於
宿萼內，球形，橙紅色。種子多數。

分佈　生於山坡、林緣、曠野。分佈於中
國各地。

採製　秋季，宿萼變紅時，連同漿果摘下，
曬乾。

成分　漿果含有兩種新的甾醇——酸漿醇
(physanol)A 和 B。

性能　苦、酸，寒。清熱解毒，利咽。

應用　用於咽喉腫痛，肺熱咳嗽等症。用
量 4.5～9 g，孕婦慎服。

文獻　《大辭典》下，5287。

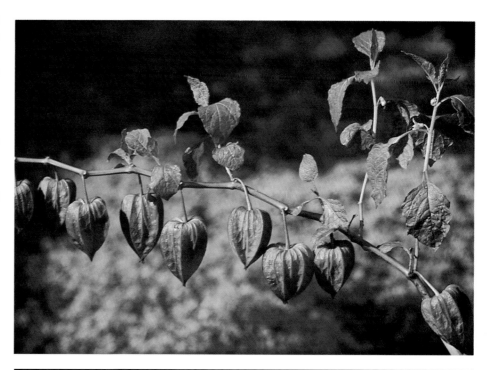

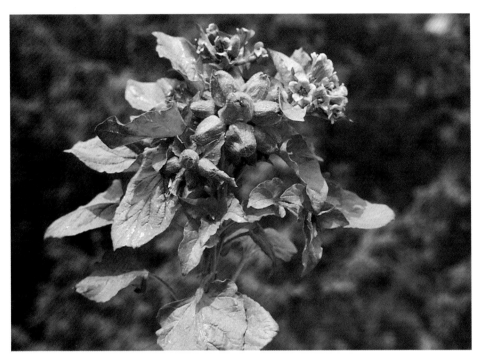

815 泡囊草

來源 茄科植物泡囊草 Physochlaina physaloides (L.) G. Don 的根。

形態 多年生草本,高 30～50 cm。葉互生,葉片寬卵形或三角狀卵形。傘房狀聚傘花序,有花數朵,藍紫色;花萼筒狀鐘形,5 齒裂,開花後花萼增大成寬卵狀壺形,花冠鐘狀。蒴果包藏於膨大宿存花萼內。

分佈 生於山坡草地、林邊或山谷巖石下半陰處。分佈於內蒙古、河北、新疆等地。

採製 秋季挖根,曬乾。

成分 含山莨菪鹼 (anisodamine)、莨菪鹼 (hyoscyamine) 等。

性能 甘、微苦,性熱。有毒。補虛溫中,安神,定喘。

應用 用於咳嗽痰喘,虛寒泄瀉。用量 0.3～0.6 g。

文獻 《中藥誌》一,235。

816 澳洲茄

來源 茄科植物澳洲茄 Solanum aviculare Forst 的果實。

形態 灌木,高達 3 m。葉二型,分裂或全緣分裂葉羽狀 3～5 裂,基部潤楔形,基部的裂片常較上部的為短,裂片線狀披針形。蝎尾狀花序頂生,後來腋生或近腋生,或生於枝的分叉處;萼革質,5 裂;花藍紫色,花冠筒隱於萼內,冠檐 5 淺裂。漿果卵狀橢圓形。種子棕黃色,近卵形。

分佈 原產大洋洲。雲南、江蘇有栽培。

採製 果熟時採摘,曬乾。

成分 含索拉索丁 (solasodine)。

應用 為提取索拉索丁原料,供合成甾體激素類藥物用。

文獻 《植物誌》67 卷一分冊,71。

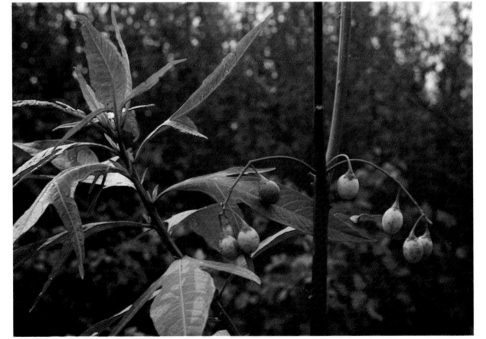

817 雞蛋茄

來源 茄科植物雞蛋茄 Solanum melongema L. var. depressum Bail. 的根。

形態 分枝草本至亞灌木。各部分密被星狀毛。葉互生，卵形至長圓狀卵形，邊緣波狀。花通常白色，能朵花單生；花萼近鐘形；花冠筒具 5 裂片，裂片三角形；雄蕊 5；子房圓形。漿果橢圓形，長 4～6 cm，白色或黃色。

分佈 生長於平原地區，喜疏鬆、肥沃的土壤。中國部分省區有栽培。

採製 秋季果實熟後採根，洗淨，鮮用或曬乾。

成分 全株含生物碱。

性能 甘、辛，寒。散血消腫。

應用 用於久痢便血，脚氣，牙痛，小兒麻痺症，關節炎。外用於凍瘡。

附註 調查資料。

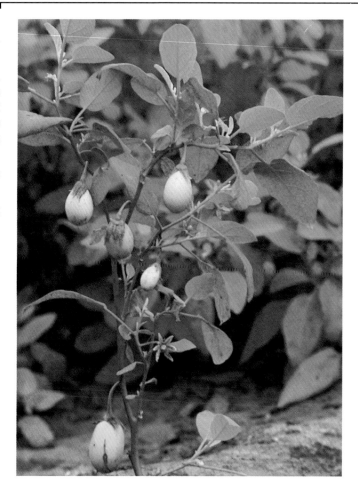

818 龍葵

來源 茄科植物龍葵 Solanum nigrum L. 的全草。

形態 一年生草本，高 20～60 cm。莖基部有時木質化。葉互生，具柄；卵形或近菱形，全緣或有疏齒。傘形聚傘花序腋生，有 4～10 朵花；花冠白色，鐘形，5 裂；雄蕊 5，花藥頂孔開裂；子房 2 室。漿果球形，垂生，熟時紫黑色。

分佈 生於山坡路旁，田邊，陰濕肥沃處。中國各地有分佈。

採製 夏秋季採收，鮮用或曬乾。

成分 全草含茄邊碱 (solamargine)，茄解碱 (solasonine) 等。

性能 苦，寒。清熱解毒，利水消腫。

應用 用於感冒發熱，牙痛，慢性支氣管炎，痢疾，泌尿系感染，乳腺炎，白帶，癌症。外用於癰癌疔瘡，蛇咬傷等。

文獻 《滙編》上，259。

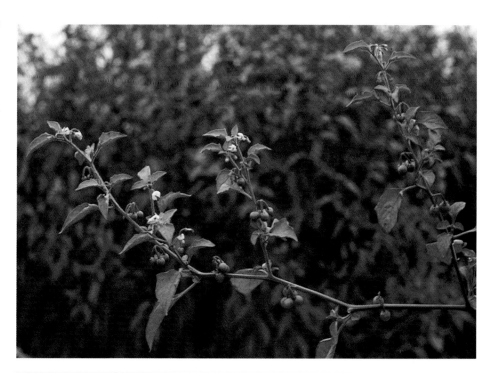

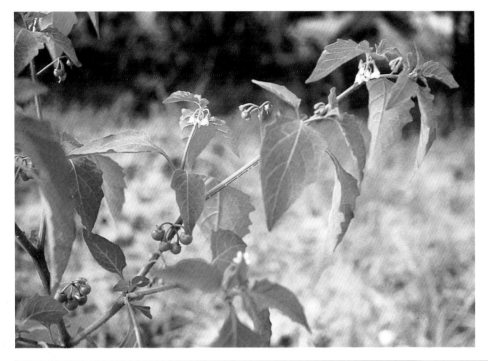

819 少花龍葵

來源 茄科植物少花龍葵 Solanum photeinocarpum Nakamura et Odashima 的全株。

形態 一年生草本。嫩莖被毛。葉卵形，邊全緣或有波狀齒，無毛或被毛。傘形花序腋生，每花序有花 1～6 朶，花白色，花 5 數。漿果球形。

分佈 生於村旁、溝邊、荒地上。分佈於南方各地。

採製 夏秋季採，鮮用或曬乾。

性能 甘、苦，微寒。有小毒。清熱解毒，利尿排石，抗癌。

應用 用於感冒發熱，頭痛，喉痛，咳嗽，慢性支氣管炎，小便不利，膀胱炎，白帶，痢疾，高血壓，泌尿系結石，狂犬咬傷，肝癌，食道癌。用量 10～30 g。

文獻 《廣西藥園名錄》，309；《滙編》上，260。

820 冬珊瑚

來源 茄科植物珊瑚櫻 Solanum pseudocapsicum L. 的根。

形態 小灌木，高可達 1 m。莖直立。單葉互生，兩面光滑。花數朶聚生，白色，花萼 5 裂；花冠檐部 5 裂；雄蕊 5；子房 2 室。漿果球形，黃色或櫻紅色。

分佈 生於溫暖向陽環境，排水良好、肥沃砂質壤土，爲栽培種，有逸生路邊、溝邊和曠地。分佈於安徽、江西、廣東、廣西、雲南。

採製 秋季採挖，洗淨，曬乾。

成分 含茄碱 (solanine)、玉珊瑚碱 (solanocapsine)、玉珊瑚啶 (solanocapsidine) 等。

性能 咸、微苦，溫。有毒。止痛。

應用 用於腰肌勞損。用量 1.5～3 g。

文獻 《滙編》下，195。

附註 本品全株有毒，中毒症狀爲頭暈，惡心，思睡，劇烈腹疼，瞳孔放大。

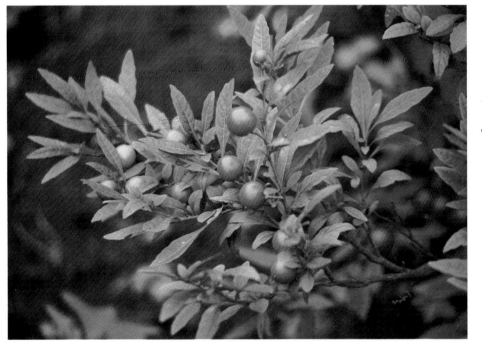

821 毛花洋地黃

來源 玄參科植物毛花洋地黃 Digitalis lanata Ehrh. 的葉。

形態 二年生或多年生草本。葉互生，長披針形或線狀披針形，葉緣具不規則鋸齒，葉端尖銳。總狀花序，花微垂；花萼5深裂；花冠鐘狀，白色，略呈唇形，上唇較下唇特短，下唇中裂片大；雄蕊4，2強。蒴果卵形，頂端尖。

分佈 原產於歐洲中部，現中國有栽培。

採製 夏秋採葉，曬乾。

成分 含毛花洋地黃武甲(lanatoside A)、毛花洋地黃武乙 (lanatoside B)、毛花洋地黃武丙 (lanatoside C)。

性能 苦，有毒。強心劑。

應用 用於心臟病患者，興奮心肌，提高心肌收縮力，改善循環。用量，一次量0.01～0.2 g。

文獻 《中草藥學》下，1000。

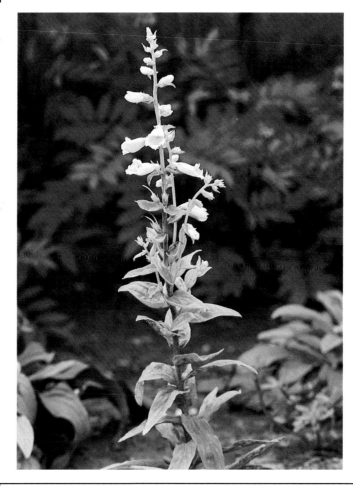

822 鞭打繡球

來源 玄參科植物羊膜草 Hemiphragma heterophyllum Wall. 的全草。

形態 多年生匍匐草本。莖下部有多數短枝及不定根；莖上部被絨毛。葉兩型：主莖，葉對生，兩面疏生白色柔毛；分枝葉簇生，無柄，葉片針狀。花單生於葉腋；萼5裂；花冠筒狀，裂片5，近等長；雄蕊4，等長，內藏。蒴果肉質，成熟時開裂。

分佈 生於山野路旁向陽地、草坡或石縫中。分佈於陝西、甘肅、台灣、湖北及西南。

採製 夏秋採收，鮮用或曬乾。

性能 淡，平。活血調經，舒筋活絡，祛風除濕。

應用 用於月經不調，肺結核，扁桃體炎，跌打損傷，風濕腰疼。外用於濕疹，瘡瘍，口腔炎。用量15～50 g。外用適量。

文獻 《滙編》下，704。

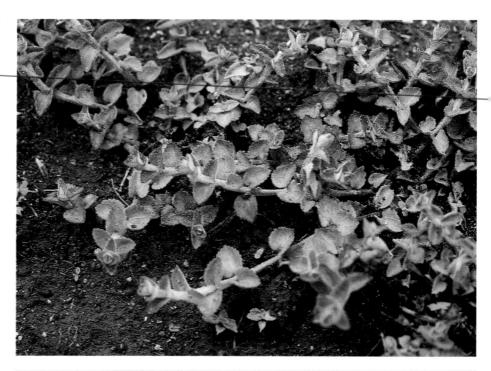

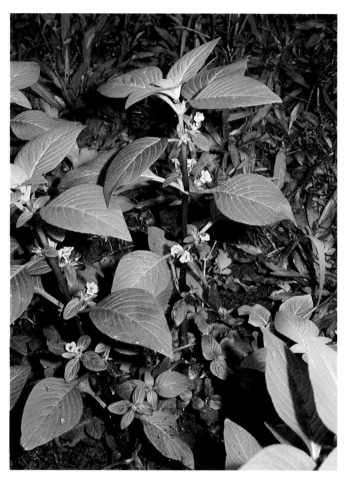

823 水八角

來源 玄參科植物大葉石龍尾 Limno-
phila rugosa (Roth) Merr. 的全株。

形態 多年生草本，全株有濃郁的八角茴
香氣。莖無毛。葉卵形，兩面粗糙，邊緣
有圓齒，有油腺點。花紫色，多朵簇生於
葉腋，萼齒5；花冠5裂成二唇形，雄蕊
4。蒴果卵形。

分佈 生於水旁。分佈於華南、西南及福
建、台灣、湖南。

採製 秋季探，鮮用或陰乾。

成分 含順弌大茴香醚 (c-anethole)、芳
樟醇 (linalool)、茴香醛 (p-anisaldehy-
de) 等。

性能 辛，平。清熱解表，祛風除濕。

應用 用於感冒，胃痛，支氣管炎，小兒
肺炎，口腔炎，淋巴結痛。外用於天泡瘡。
用量9～15 g。外用適量。

文獻 《滙編》下，132；《熱帶植物研
究》，27(1985)，32。

824 定經草

來源 玄參科植物長蒴母草 Lindernia
anagallis (Burm. f.) Pennell 的全草。

形態 一年生草本，高10～40 cm。單葉對
生，葉柄短，卵形至長卵形，葉緣有不明
顯的裂齒。花單生於葉腋或為總狀花序，
花梗長達2.5 cm；花萼裂片達中部以下呈
線狀披針形的銳尖裂片；花冠紫色，二唇
形；雄蕊4，只前方一對能育，花絲的附屬
體短而圓，藥室有距。蒴果圓柱狀，有短
喙。

分佈 生於田邊或溪邊。分佈於南方各
地。

採製 夏秋探，洗淨曬乾。

性能 甘，平。清熱消腫，利水通淋。

應用 用於風熱目痛，癰疽腫毒，白帶，
淋病，痢疾，小兒腹痛，蛇傷等。用量10
～15 g。外用適量。

文獻 《大辭典》上，3060。

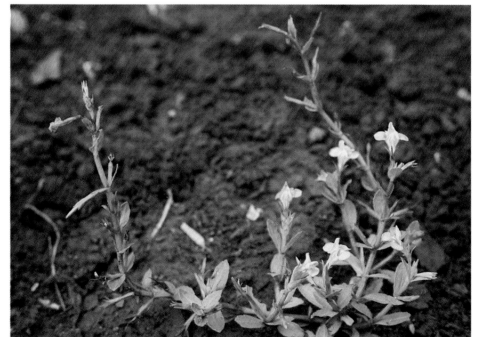

825 西藏胡黃連（胡黃連）

來源 玄參科植物西藏胡黃連 Picror-hiza scrophulariaeflora Pennell. 的根莖。

形態 多年生草本。根莖粗壯，常有鱗片狀老葉殘基及圓柱形支根。葉近對生，集成蓮座狀，匙形至倒卵形。花葶高 5～15 cm，被腺毛，花集成頂生穗狀圓錐花序；苞片、花萼均被毛；花冠暗紫色或淡藍色；雄蕊 4，2 強。蒴果卵圓形。

分佈 生於高寒山區巖石上及淺土層向陽處。分佈於雲南，西藏。

採製 秋季採挖，去鬚根，曬乾。

性能 苦，寒。清熱涼血，燥濕。

應用 用於小兒驚癇，疳積，瀉痢，骨蒸勞熱，自汗，盜汗，吐血，衄血，目疾，痔瘻，瘡腫等症。用量 2～5 g。

文獻 《中藥誌》一，479。

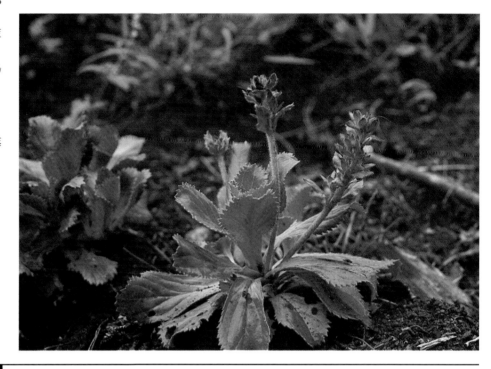

826 地黃

來源 玄參科植物地黃 Rehmannia glutinosa Libosch. 的根莖。

形態 多年生草本，高 10～37 cm，全株密被灰白色長柔毛及腺毛。基生葉成叢，倒卵狀披針形，葉面多皺。總狀花序；花萼鐘形；花冠寬筒狀，外面暗紫色，內部雜以黃色，有紫紋。蒴果球形或卵圓形，外為宿存花萼所包。種子多數。

分佈 生於荒山坡、田梗或栽培。分佈於遼寧、河北、江蘇、湖北。

採製 秋季採挖，鮮用稱"鮮生地"。烘焙後搯成團塊狀稱"生地"。

成分 含環烯醚萜式類。

性能 鮮生地甘、苦，大寒。清熱涼血，生津。生地甘、苦，寒；滋陰清熱，涼血止血。熟地甘，微溫。滋陰補血。

應用 鮮用於熱病熱盛，煩燥口渴。用量 12～30 g。生地用於陰虛低熱，消渴。用量 9～15 g。熟地用於陰虛血少，目昏耳鳴，腰膝酸軟。用量 9～15 g。

文獻 《中藥誌》二，337。

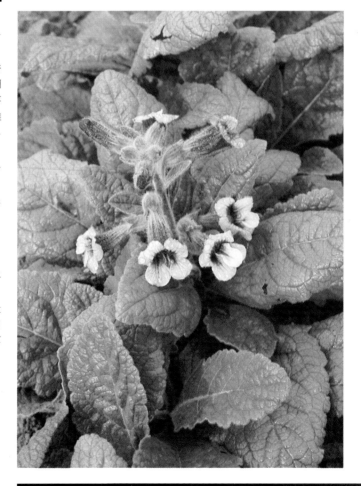

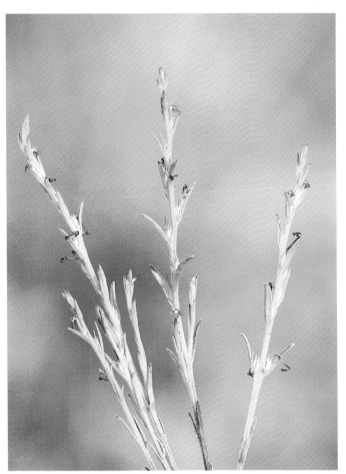

827 獨脚金

來源 玄參科植物獨脚金 Striga asiatica (L.) O. Kuntze. 的全草。

形態 一年生寄生草本，高 8～20 cm。莖直立，單一，少分枝。葉互生，寬線形，莖下部葉常對生，披針形，較短小、全緣，兩面均粗糙，具短毛。花單生於葉腋，無花梗；花萼細長，常有 10 稜，5 齒裂；花冠二唇形，黃色、紅色或白色，花冠管細長，上唇較短。蒴果瓶狀，為宿存萼管所包圍。種子多數。

分佈 生於丘陵、坡地、田邊及草叢中。常寄生於其他植物的根上。分佈於南方各地。

採製 夏秋採，曬乾或鮮用。

成分 含有酚類、氨基酸等。

性能 甘、淡，涼。清熱，消積。

應用 用於小兒疳積，小兒腹瀉，黃疸型肝炎。用量成人 10～15 g，小兒 3～10 g。

文獻 《滙編》上，633。

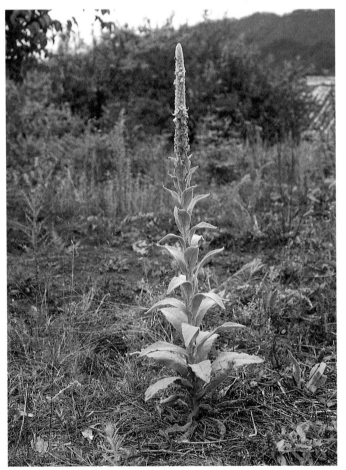

828 毛蕊花

來源 玄參科植物毛蕊草 Verbascum thapsus L. 的全草。

形態 二年生草本，高 150 cm。全株密被棕黃色星狀氈毛。莖單一或 2～3 枝叢生。基部葉叢生，卵形或橢圓狀披針形，長 7～19 cm，寬 2.5～5 cm，全緣或有鋸齒；莖生葉互生緊密成輪生狀。穗狀花序頂生；花萼 5 裂；花冠黃色，5 裂，外被星狀毛；雄蕊 5；子房上位。蒴果球形。

分佈 生於山坡草叢及沙石灘。分佈於新疆、浙江、四川、雲南、西藏。

採製 夏秋採收，鮮用或曬乾用。

成分 根含毛蕊草糖 (verbascose) 及香豆精 (coumarin)；花含毛蕊酸 (thapsic acid)。

性能 苦，涼。清熱解毒，止血。

應用 用於肺炎，闌尾炎。外用於創傷出血，瘡毒。用量 3～9 g。外用適量。

文獻 《滙編》下，149。

829 吊瓜

來源 紫葳科植物吊瓜 Kigelia aethiopica Decne. 的果實。

形態 喬木,高 8～15 m。奇數羽狀複葉,小葉橢圓形或卵狀橢圓形。花橙色或紅色,生於莖上,下垂,排成圓錐花序;花萼鐘狀,先端不規則分裂;花冠管圓柱狀,裂片二唇形,下唇外彎,3 裂;雄蕊 4,2 強;花盤杯狀;子房 1 室,有多數胚珠。果實蠟燭狀,堅硬,不開裂,下垂。種子無翅。

分佈 原產非洲。廣東、海南、廣西有引種栽培。

採製 果熟時採摘,曬乾或鮮用。

性能 辛,涼。消炎解毒。

應用 外用於各種毒瘡,疥癬,疔瘡等。外用適量。

附註 調查資料。

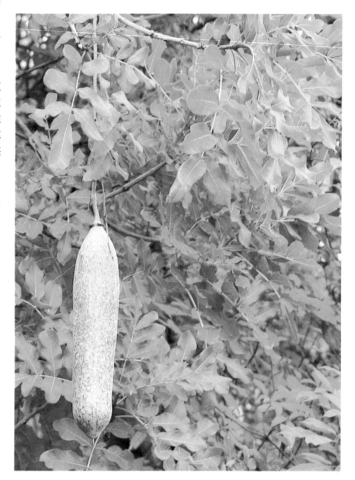

830 木蝴蝶

來源 紫葳科植物木蝴蝶 Oroxylum indicum (L.) Vent. 的種子。

形態 落葉喬木,高 7～12 m。3～4 回羽狀複葉對生,小葉卵形或橢圓形,總狀花序頂生;花冠大,鐘形,淡紫色;雄蕊 5;柱頭 2 裂。蒴果扁平。種子多數,有半透明的膜質翅所包圍而成的片狀體。

分佈 生於山坡、溪邊。分佈於福建、廣東、海南、廣西、雲南南部。

採製 採摘成熟果實,取出種子曬乾或烘乾。

成分 種子含脂肪油,黃芩甙元 (baicalein)、千層紙甙 (tetuin)、木蝴蝶甙 A、木蝴蝶甙 B、白楊黃素等。

性能 苦,寒。潤肺,舒肝,和胃,生肌。

應用 用於咳嗽,喉痺,音啞,肝胃氣痛,瘡口不斂。用量 3～10 g。

文獻 《大辭典》上,733。

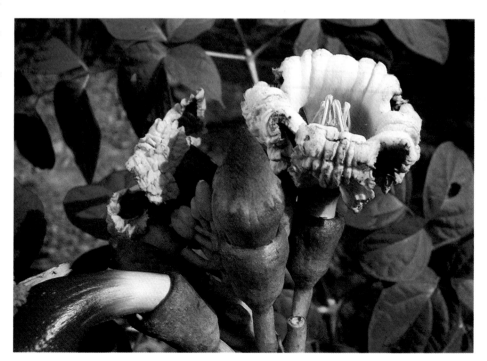

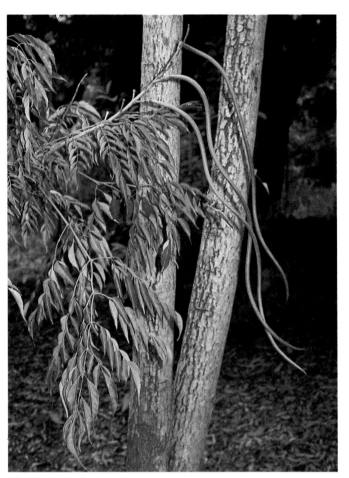

831 菜豆樹

來源 紫葳科植物菜豆樹 Raderma-chera sinica (Hance) Hemsl. 的根、葉、花、果。

形態 落葉喬木，高 6～12 m。葉對生，2 回奇數羽狀複葉，小葉橢圓形或卵形。圓錐花序，頂生；花萼卵形，5 齒裂；花冠黃白色，筒狀；雄蕊 4。蒴果圓柱形，長而扭曲。

分佈 喜生於石灰巖山坡疏林中。分佈於台灣、廣東、廣西、雲南。

採製 根全年可採。葉夏秋採。果秋季採，鮮用或曬乾備用。花夏季採，陰乾。

性能 苦，寒。散瘀消腫，清熱解毒。

應用 用於跌打損傷，胃痛，痢疾，毒蛇咬傷。用量根、葉 30～60 g；花 3～6 g。

文獻 《廣西本草選編》上，1090。

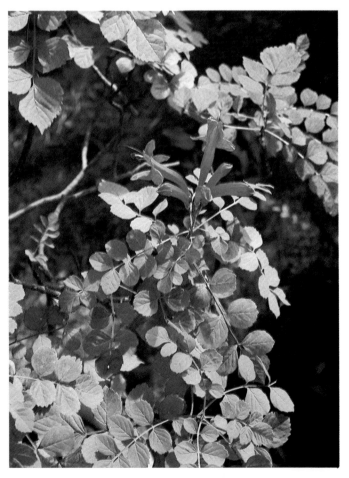

832 竹林標

來源 紫葳科植物竹林標 Tecomaria capensis (Thunb.) Spach. 的莖、葉、花。

形態 蔓狀或近直立灌木。嫩枝常有小痂狀凸起。奇數羽狀複葉，小葉 7～9，卵形至濶橢圓形，邊緣有鋸齒，無毛或下面脈腋內有毛。總狀花序頂生，花橙紅至鮮紅色；萼 5 齒裂；花冠 5 裂成二唇形；雄蕊 4，突出於花冠之外。蒴果線形，壓扁。

分佈 栽培。華南及雲南有栽培。

採製 夏季採莖、葉，秋季採花，曬乾。

成分 含生物鹼、蒽醌類 (anthraqui-nones)、木酚素 (lignans) 等。

性能 莖、葉辛，平。散瘀消腫。花酸，寒。通經利尿。

應用 用於肺結核，肺炎，支氣管炎，哮喘，咽喉腫痛。用量 15 g。

文獻 《滙編》下，835；*C.A.*，101 (1984)，167136q。

833　大駁骨

來源　爵床科植物大駁骨 Adhatoda ventricosa (Wall.) Nees 的全株。

形態　常綠灌木，高達 2 m。莖直立，圓柱形，節顯著膨大，呈膝狀。除花序稍被毛外，全株無毛。葉對生，厚紙質，具短柄，葉片橢圓形，先端鈍，全緣。穗狀花序頂生或腋生，花密集；外苞片卵圓形，內苞片披針形；花冠二唇形，白色有紅色斑點。蒴果橢圓形，被毛。

分佈　生於山地、水邊、路旁灌木叢中。分佈於華南各地。

採製　全年可探，洗淨，曬乾。

性能　辛、微酸。平。活血散瘀，祛風除濕，外傷出血。

應用　用於跌打損傷，骨折，風濕性關節炎，腰腿痛。用量 15～30 g。外用適量。

文獻　《滙編》上，57。

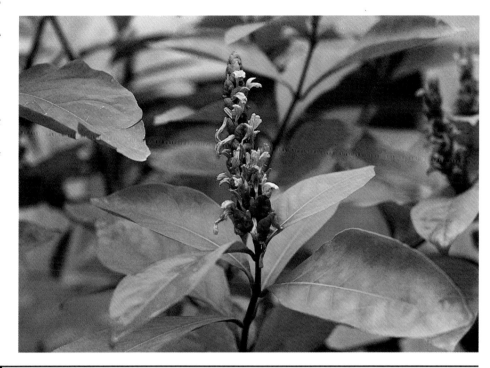

834　馬藍（南板藍）

來源　爵床科植物馬藍 Baphicacanthus cusia (Nees) Bremek. 的葉、根莖和根。

形態　亞灌木狀草本。莖節膨大，嫩枝被短毛。葉長圓形，下面被毛，乾後變墨綠色。穗狀花序頂生或腋生，花淡紫色；花萼 5 裂，其中 1 枚較大呈匙形；花冠 5 裂；雄蕊 4。蒴果棒狀，略扁。

分佈　生於半陰濕處或栽培。分佈於華南，西南。

採製　全年可探，鮮用或曬乾。

成分　含靛甙 (indican)、色滿酮 (tryptanthrin) 等。葉可提製靛玉紅 (indirubin)。

性能　苦，寒。清熱涼血，抗腫瘤。

應用　用於流感，流腦，腮腺炎，疔瘡腫毒，蛇咬傷。用量 9～30 g。

文獻　《滙編》上，59；《中草藥通訊》(1979：11)，75。

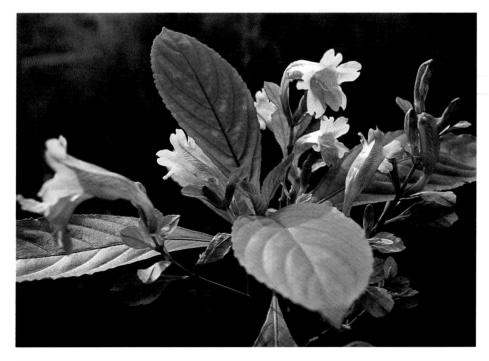

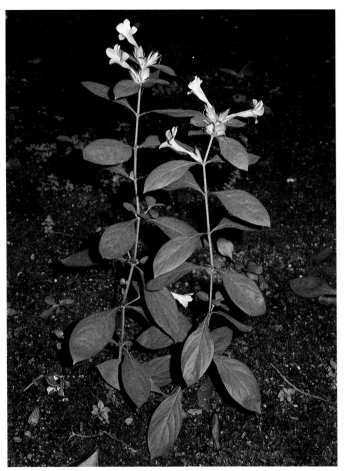

835 假杜鵑

來源 爵床科植物假杜鵑 Barleria cristata L. 的全株。

形態 直立無刺半灌木。枝被毛。葉橢圓形至長圓形，被毛。花白色或淡紫色，單生或4～8朵簇生於葉腋；萼片4，外面兩片卵狀橢圓形，綠色，頂端有小尖刺，邊緣有刺狀小齒，裏面2片條形，白色；花冠5裂成二唇形；雄蕊2，退化雄蕊2。蒴果。

分佈 生於山坡灌木叢中。分佈於華南、西南。

採製 全年可採，曬乾。

性能 甘、淡，涼。清肺化痰，祛風除濕，止血截瘧。

應用 全株用於關節痛，蛇傷。外用於濕疹。根用於小便淋痛。葉外用於外傷出血。用量9～15 g。外用適量。

文獻 《廣西民族藥簡編》，270；《滙編》下，835。

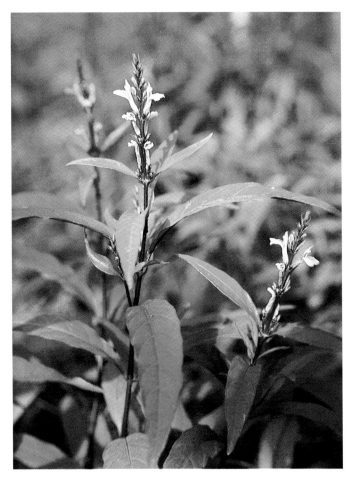

836 駁骨丹

來源 爵床科植物裏籬樵 Gendarussa vulgares Nees 的全株。

形態 常綠小灌木，高達1.5 m。小枝有四稜形，莖節膨大，略帶紫色，葉對生，披針形，長4～14 cm，寬1～2 cm，全緣。穗狀花序頂生或生於上部葉腋內；花簇生，內外兩對苞片小而窄；花冠二唇形，白色或粉紅色，有紫斑；雄蕊2。蒴果棒狀，無毛。

分佈 生於溝谷、山坡陰濕地或栽培於屋旁、園邊。分佈於華南各地。

採製 全年可採，鮮用或曬乾。

成分 含生物鹼。

性能 辛、微酸，平。續筋接骨，消腫止痛。

應用 用於骨折，扭挫傷，風濕關節炎。用量15～30 g。外用適量。

文獻 《滙編》上，424。

837 老鴉嘴

來源 爵床科植物大花山牽牛 Thunbergia grandiflora (Roxb. ex Rottl.) Roxb. 的塊根、葉。

形態 粗壯纏繞藤本。莖被柔毛，葉寬卵形，厚紙質，邊緣有角或淺裂，兩面被毛，粗糙。總狀花序腋生，下垂，花藍色；花萼退化僅存一邊圈；花冠裂片 5；雄蕊 4。蒴果下部近球形，頂端收縮成 1 長喙。

分佈 生於山坡林緣。分佈於廣東、海南、廣西、雲南。

採製 秋冬季採塊根，切片曬乾。夏秋季採葉，多鮮用。

性能 甘，平。舒節活絡，散瘀止痛。

應用 用於跌打損傷，骨折，風濕關節痛。外用於瘡癤。用量 15～30 g。外用適量。

文獻 《滙編》下，229；《廣西民族藥簡編》，273。

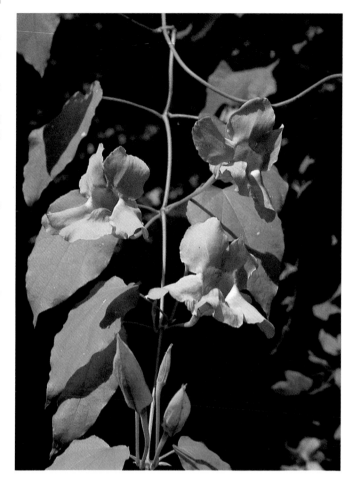

838 車前

來源 車前科植物車前 Plantago asiatica L. 的種子和全草。

形態 多年生草本，高 10～30 cm，光滑或稍有毛。根莖短，有多數鬚根。葉基出，叢生，直立或展開，葉柄與葉片約等長，基部擴大，葉片寬卵圓形，全緣或有不規則波狀淺齒。穗狀花序，花葶數條，從葉叢中抽出，花綠色。蒴果卵圓錐形。

分佈 生於山地、荒野、路旁、河邊陰濕地。分佈於中國各地。

採製 秋季採果穗，曬乾，打下種子。夏末花前採全草，曬乾。

成分 全草含車前甙 (plantagin)、桃葉珊瑚甙 (aucubin) 等。種子含多種單糖。

性能 甘，寒。清熱利尿，祛痰止咳，明目。

應用 用於泌尿系感染、結石，腎炎水腫，急性黃疸型肝炎，急性結膜炎等，用量全草 15～30 g。種子 3～9 g。

文獻 《滙編》上，169。

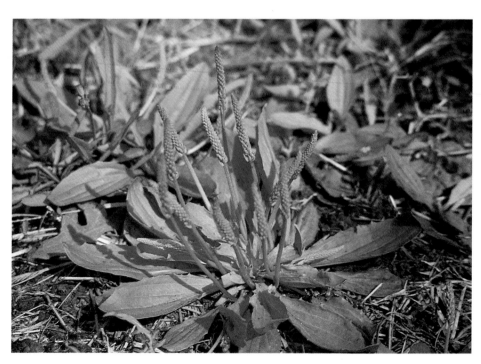

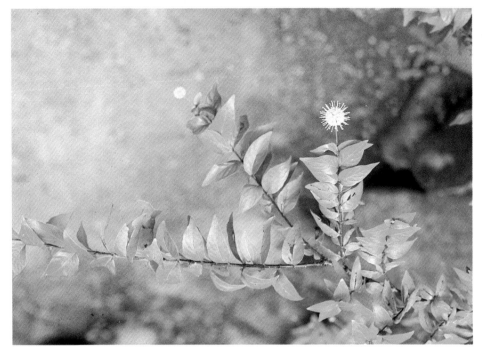

839 水楊梅

來源 茜草科植物水楊梅 Adina rubella Hance 的根、莖皮、葉、花及果實。

形態 落葉灌木，高 60～100 cm。小枝被柔毛。葉對生，卵狀披針形或長圓形，下面沿脈上被疏毛。頭狀花序球形，花小；花萼 5 裂，線形；花冠管狀，5 裂，淡紫色或白色；雄蕊 5，花絲極短；子房下位，花柱線狀。蒴果小，熟時紫紅色。

分佈 生於疏林中或溪旁。分佈於長江以南各地。

採製 夏秋採，曬乾或鮮用。

成分 花序中分離出 β-穀甾醇，三萜類化合物等。

性能 苦、澀，涼。清熱解毒，散瘀止痛。

應用 根用於感冒發熱，腮腺炎，咽喉腫痛，風濕疼痛。花果用於細菌性痢疾，急性胃腸炎。葉、莖皮外用於跌打損傷，骨折等。用量根 15～30 g。花果 10～15 g。

文獻 《滙編》上，187。

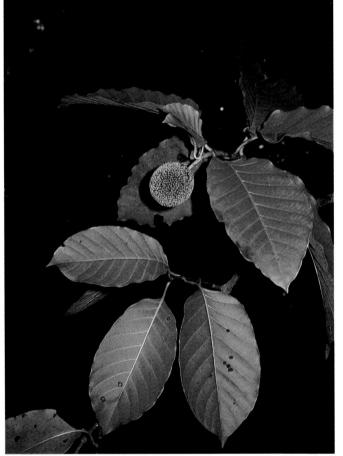

840 團花

來源 茜草科植物團花 Anthocephalus chinensis (Lam.) Rich. et Walp. 的樹皮、葉。

形態 喬木。葉橢圓形或長圓狀橢圓形，下面無毛或被柔毛；托葉披針形，早落。花黃色，極多數，緊密聚集於一球狀花序托上，形成單個頂生的頭狀花序，花 5 數。果爲一球狀肉質體。

分佈 生於山地雜木林中。分佈於華南及雲南。

採製 全年可採，樹皮曬乾，葉鮮用或曬乾。

性能 樹皮清熱。葉祛風止癢，消腫。

應用 樹皮用於感冒發熱，並可作爲補藥和退熱藥。葉外用於神經性皮炎，濕疹，並可作爲含漱劑。用量 10～20 g。外用適量。

文獻 《廣西藥園名錄》，260。

841 水線草

來源　茜草科植物傘房花耳草 Hedyotis corymbosa (L.) Lam. 的全草。

形態　一年生細弱披散草本，分枝多，莖和枝四稜形。葉對生，線形或線狀披針形，長 2～5 cm；托葉合生，長 1～1.5 mm，頂端有短刺數條。花序腋生，排成傘房狀，總花梗絲狀，長 5～10 mm；有花 2～5 朵，白色，4 數。蒴果球形，具宿存花萼。

分佈　生於溝邊、路旁及草地。分佈於廣東、廣西、雲南及長江以南各地。

採製　夏秋採集，鮮用或曬乾。

成分　含傘房花耳草素 (corymbosin)、烏索酸、齊墩果酸等。

性能　甘、淡、涼。清熱解毒，利尿消腫，活血止痛。

應用　用於闌尾炎，扁桃體炎，咽喉炎，泌尿系感染。也有用於癌症。用量 15～60 g。

文獻　《滙編》上，290。

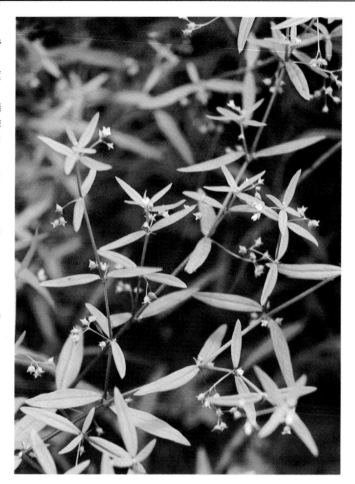

842 白花蛇舌草

來源　茜草科植物白花蛇舌草 Hedyotis diffusa Willd. 的全株。

形態　一年生披散草本。葉線形，無柄，基部與托葉相連，托葉頂端有小齒。花白色，單生或成對生於葉腋；萼管與子房合生，頂端 4 裂，宿存；花冠 4 裂；雄蕊 4。蒴果扁球形。

分佈　生於濕潤的田邊、溝邊、路旁、草地上。分佈於長江以南各地。

採製　夏秋採，曬乾。

成分　含黃酮式、生物鹼、烏索酸、齊墩果酸等。

性能　甘、淡，涼。清熱解毒，利尿消腫，活血止痛。

應用　用於惡性腫瘤，闌尾炎，肝炎，泌尿系感染，扁桃體炎。外用於毒蛇咬傷，瘡癤癰腫。用量 15～60 g。外用適量。

文獻　《滙編》上，289。

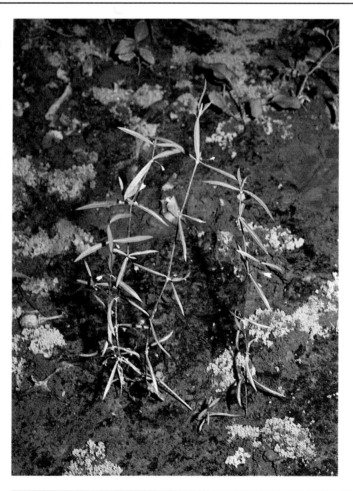

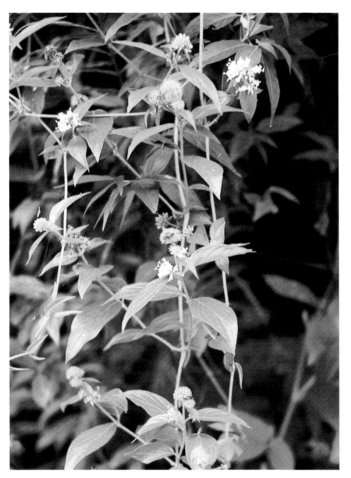

843 牛白藤

來源 茜草科植物牛白藤 Hedyotis he-dyotidea (DC.) Merr. 的根、藤、葉。

形態 藤狀灌木，外皮粗糙灰白色。莖節膨大，小枝具稜。單葉對生，托葉截頭狀，頂有刺毛4～6；葉片卵形或卵狀長圓形，背卷，上面隆起。花白色，複傘形花序頂生；萼被微柔毛。蒴果近球形。

分佈 生於坡地、灌叢中。分佈於廣東、廣西及西南。

採製 全年可採，鮮用或曬乾。

性能 甘、淡，涼。根、藤祛風活絡，消腫止血。葉清熱祛風。

應用 根、藤用於風濕關節痛，痔瘡，止血，腫痛。葉用於感冒，咳嗽，腸炎。外用於濕疹，皮膚瘙癢。用量15～30 g。外用適量。

文獻 《滙編》下，153。

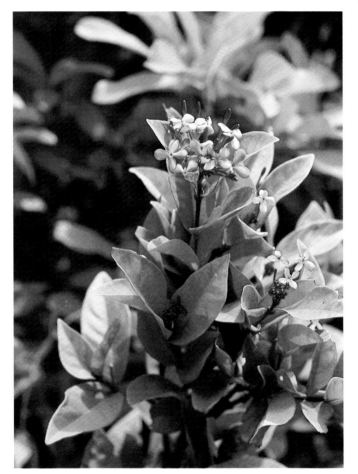

844 龍船花

來源 茜草科植物龍船花 Ixora chinensis Lam. 的根、莖和花。

形態 灌木，高0.5～2 m。單葉對生。傘房狀聚傘花序頂生；花萼4裂；花冠管細長，紅色或黃紅色；雄蕊4；花盤肉質；子房下位。漿果近球形，熟時黑紅色。

分佈 生於山坡路旁或疏林下，多有栽培。分佈於福建、台灣、廣東、廣西、雲南。

採製 根及莖全年可採，洗淨曬乾或鮮用。花於開花時採，曬乾。

性能 苦、微澀，涼。散瘀止血，調經，降壓。

應用 根及莖用於肺結核咯血，胃痛，風濕關節炎，跌打損傷。花用於月經不調，閉經，高血壓。用量根及莖25～50 g。花15～25 g。

文獻 《滙編》下，1750。

845 玉葉金花

來源 茜草科植物玉葉金花 Mussaenda pubescens Ait. f. 的根、莖、葉。

形態 蔓狀灌木。嫩枝被毛。葉卵狀長圓形，上面近無毛或被疏毛，下面被毛，托葉2深裂，被毛。傘房花序式的聚傘花序，化黃色；花萼5裂；當中1片常擴大成白色葉狀；花冠5裂；雄蕊5。漿果橢圓形。

分佈 生於山坡、溪旁灌木叢中。分佈於華東、華南、西南。

採製 全年可採，曬乾。

成分 莖葉含豆甾醇、β-穀甾醇、三萜酸類阿江酸 (arjunolic acid) 等。

性能 甘、淡，涼。清熱解暑，涼血解毒。

應用 用於感冒，中暑，支氣管炎，咽喉炎，腸炎，腎炎水腫，子宮出血。用量15～30 g。

文獻 《滙編》上，231。

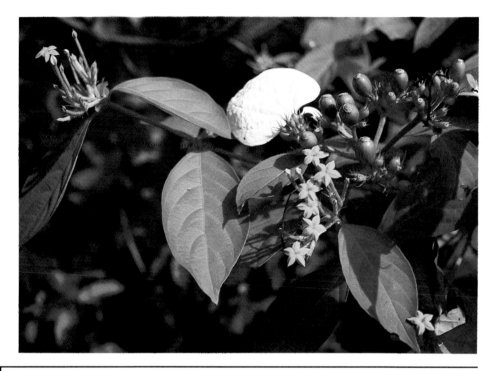

846 雞屎藤

來源 茜草科植物雞屎藤 Paederia scandens (Lour.) Merr. 的全草及根。

形態 蔓生草本。葉對生，卵形、橢圓形或長圓形，兩面無毛。圓錐花序，分枝為蝎尾狀聚傘花序，花白紫色；萼狹鐘狀，5裂；花冠鐘狀，5裂，內面紅紫色；被粉狀柔毛；雄蕊5，花絲極短，着生於花冠筒內；子房下位，花柱絲狀，基部愈合。漿果球形。

分佈 生於溪、河邊、路旁、林緣及灌木林中。分佈於華東、華南、西南及台灣、湖北、湖南等。

採製 夏秋採、曬乾或鮮用。

成分 含雞屎藤甙 (paederoside) 等。

性能 甘、酸，平。祛風活血，止痛解毒，消食導滯，除濕消腫。

應用 用於風濕疼痛，腹瀉痢疾，脘腹疼痛，頭昏食少，肝脾腫大等。用量10～15 g。

文獻 《大辭典》上，2455。

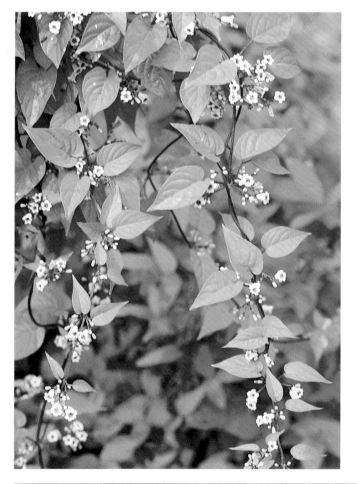

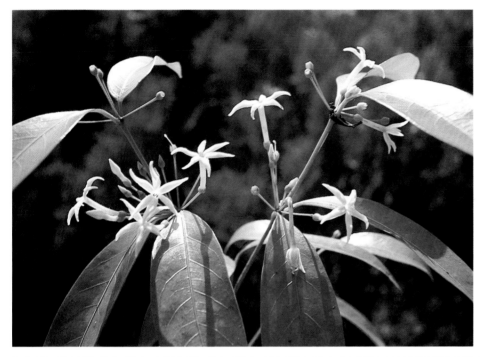

847 黃根

來源 茜草科植物南山花 Prismatomeris tetrandra (Roxb.) K. Schum. 的根。

形態 灌木,全株無毛。嫩枝具稜。葉長圓形;托葉三角形,頂端 2 裂。傘形花序近枝頂腋生,花白色,單性同株;花萼 5 裂;花冠裂片 4～5;雄蕊 4～5。漿果球形。

分佈 生於山地疏林中。分佈於廣東、廣西、雲南。

採製 全年可採,切片曬乾。

成分 含有機鋁化合物、二甲基蒽醌 (tectoquinone)、甲基異茜草素 (rubiadine)、虎刺醛 (damnacantha) 以及銅、鋅、鈷等。

性能 微苦,涼。涼血止血,利濕退黃。

應用 用於白血病,再生障礙貧血,煤矽肺,肝炎。用量 9～30 g。

文獻 《藥學學報》(1981;8),631;《滙編》上,772。

848 山大顏

來源 茜草科植物九節 Psychotria rubra (Lour.) Poir. 的根、葉。

形態 直立灌木,高 1～2 m。枝圓柱形。葉對生,革質,長圓形或卵橢圓形,長 8～20 cm,網脈不明顯;托葉短,頂圓或稍急尖,膜質,花序頂生,多花,花冠白色。核果近球形。

分佈 多生丘陵坡地。分佈於東南各地。

採製 全年可採,鮮用或切片曬乾。

成分 含甾醇、內酯、酚類、有機酸等。

性能 苦,寒。清熱解毒,祛風去濕。

應用 根用於白喉,扁桃體炎,咽喉炎,痢疾,傷寒,胃痛,風濕骨痛。葉外用於跌打損傷。用量 15～30 g。葉外用適量。

文獻 《滙編》上,100。

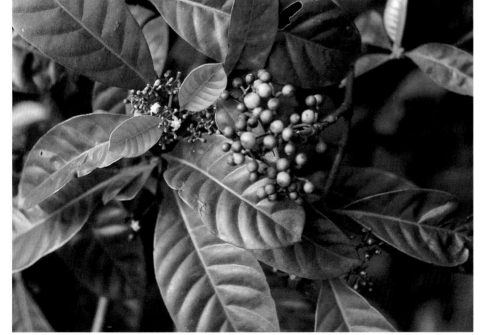

849 梅葉竹

來源 忍冬科植物狹葉鬼吹簫 Leycesteria formosa Wall. var. stenosepala Rehb. 的全草。

形態 半灌木或灌木,高達 2 m。莖中空。葉對生,卵形至卵狀長圓形。花序穗狀,通常頂生,每節具 6 花,由 2 對生,無總花梗的聚傘花序所組成;花白色或帶粉紅色;萼筒有腺毛,萼片 5,線形,長短不一;花冠漏斗狀,外被柔毛和腺毛,裂片 5;雄蕊 5。漿果卵形,紅色,有腺毛。

分佈 生於林下、灌叢中或溪溝邊。分佈於貴州、四川、雲南。

採製 全年可採,曬乾。

性能 苦,寒。清熱解毒,消炎,理氣活血。

應用 用於慢性氣管炎,風熱感冒,淋病,腸風下血,尿血,風濕痛,骨折,痔瘡。用量 6～10 g。外用適量。

文獻 《麗江中草藥》,418。

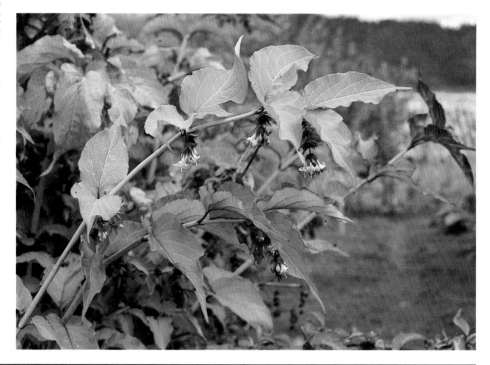

850 山銀花(金銀花)

來源 忍冬科植物華南忍冬 Lonicera confusa DC. 的花蕾、莖。

形態 多年生常綠藤本。莖被毛。葉卵形,兩面均被毛。聚傘花序腋生或頂生,花先白色後變黃色;小苞片線狀披針形;花 5 數,萼管和萼片密被毛;花冠管被毛。果卵球形,被毛。

分佈 生於山坡、山谷灌木叢中。分佈於華南及雲南。

採製 夏季採,曬乾,莖全年可採。

性能 甘、苦,涼。清熱解毒。

應用 花蕾用於感冒發熱,咽喉痛,菌痢,腸炎,化膿性炎症性眼病,乳腺炎,淋巴腺炎,月經不調。莖外用於風濕痛,癰腫。用量 9～30 g。外用適量。

文獻 《滙編》上,541。

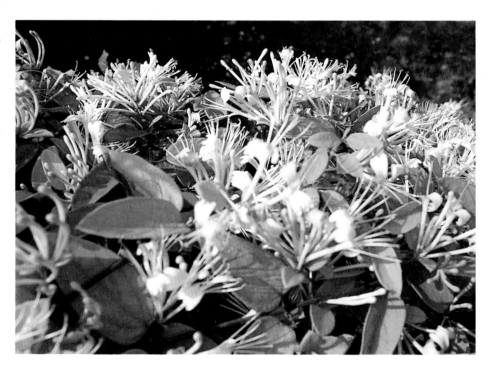

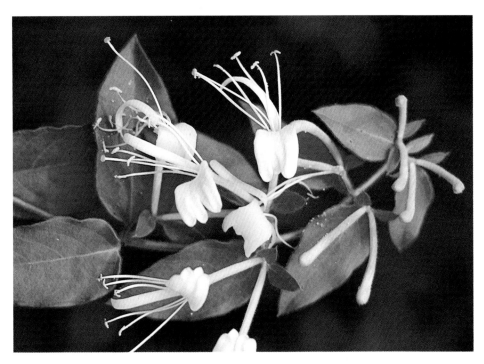

851 金銀花(附：忍冬藤)

來源 忍冬科植物金銀花 Lonicera japonica Thunb. 的花蕾及帶葉莖枝。

形態 纏繞灌木。莖幼時密被短柔毛。葉對生，卵形至長卵形，嫩葉有毛。花成對生於葉腋；苞片葉狀，寬卵形至橢圓形，小苞片近圓形；花萼5裂；花冠白色，長3～4 cm，外有疏柔毛和疏腺毛，管部和瓣部近相等，上唇4裂，下唇不裂；雄蕊5。漿果球形，熟時黑色。

分佈 生於丘陵、山谷、林緣，常有栽培。分佈於中國大部地區。

採製 春夏間採收花蕾。夏秋採莖枝，切段，均曬乾。

成分 花蕾含木犀草黃素等；葉含忍冬甙 (lonicerin) 等。

性能 甘，寒。消熱解毒。

應用 花蕾和莖枝用於流行性感冒，扁桃腺炎，肺炎，上呼吸道感染等。莖枝用於風濕關節炎等。用量10～60 g。

文獻 《滙編》上，540。

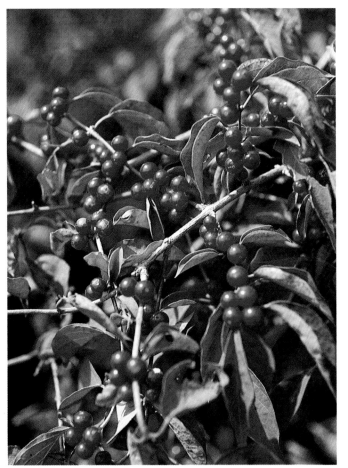

852 金銀忍冬(金銀木)

來源 忍冬科植物金銀忍冬 Lonicera maackii (Rupr.) Maxim. 的花蕾。

形態 灌木，高達5 m。小枝中空。葉互生，卵狀橢圓形至卵狀披針形，長5～8 cm，先端漸尖，兩面脈上有毛。花成對生於葉腋；總花梗短於葉柄，具腺毛；相鄰兩花的萼筒分離，花冠唇形，先白後黃色，長達2 cm，芳香，筒部2～3倍短於唇瓣；雄蕊5，與花柱短於花冠。漿果紅色。

分佈 為庭園綠化樹種。廣佈於華北、華東、華中及陝西、甘肅、四川。

採製 夏季日出前採收花蕾，晾乾。

成分 花含揮發油及綠原酸等。

性能 甘，寒。清熱解毒。

應用 用於上呼吸道感染，流行性感冒，扁桃體炎等。用量10～60 g。

附註 調查資料。

853 匙葉甘松（甘松）

來源 敗醬科植物匙葉甘松 Nardosta-chys jatamansii DC. 的根和根莖。

形態 多年生草本，高 15～30 cm。葉基生，狹匙形或倒長卵狀披針形，寬 1～2 cm，被短柔毛，先端鈍漸尖。花莖高達 40 cm，聚傘花序近圓頭狀；苞片長圓形；花萼 5 齒裂；花冠淡粉紅色，先端 5 裂；雄蕊 4；子房被毛。瘦果長倒卵形，被毛。

分佈 生於高山草原地帶或疏林下。分佈於四川、雲南、西藏。

採製 春秋採挖，去泥沙，曬乾或陰乾。

成分 含馬兜鈴烯 (aristolene)、甘松酮 (nardostachone) 等。

性能 甘，溫。理氣止痛，開鬱醒脾。

應用 用於脘腹脹痛，嘔吐，食慾不振。外用於牙痛，脚腫。用量 2.5～4.5 g。外用適量。

文獻 《中藥誌》二，301。

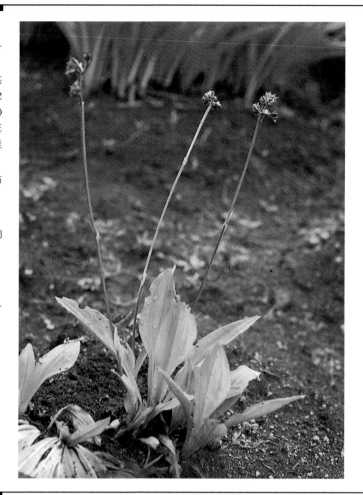

854 川續斷

來源 川續斷科植物川續斷 Dipsacus asper Wall. 的根。

形態 多年生草本，高 60～90 cm。根長錐形，鬚根細長。莖直立，多分枝，具稜和淺槽。葉對生，基生葉有長柄，葉片羽狀深裂；莖生葉多為 3 裂，邊緣有粗鋸齒，兩面有毛。頭狀花序球形，總苞片披針形；花萼淺盤狀；花冠白色或淺黃色。瘦果橢圓楔形。

分佈 生於山野及路旁。分佈於四川、湖北、湖南、雲南、西藏。

採製 秋季挖根，去根頭，尾梢及細根，曬乾。

成分 含龍膽碱 (gentianine) 及三萜皂甙。

性能 苦、辛，微溫。補肝腎，續筋骨，調血脈。

應用 用於腰背酸痛，足膝無力，遺精，崩漏，胎動不安等。用量 9～15 g。

文獻 《中藥誌》二，536。

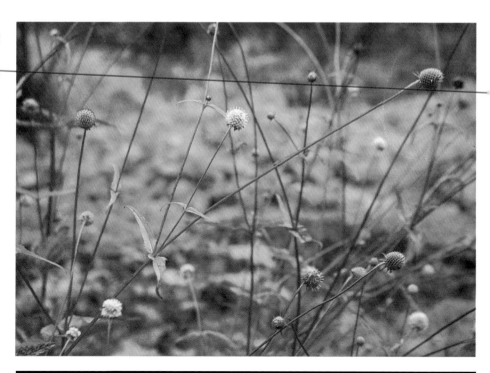

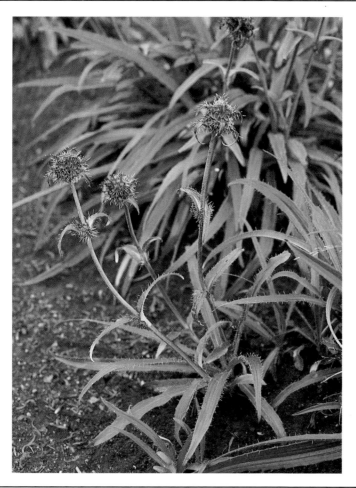

855　大花刺參（刺參）

來源　川續斷科植物大花刺參 Morina delavayi Franch. 的根。

形態　多年生草本。不育葉披針形或寬線形，葉緣有刺毛，平行脈 3～5。花枝自不育葉叢旁抽出，高達 60 cm，葉 2～3 對，卵狀披針形至窄橢圓形，基部邊緣有密刺。聚傘花序，苞片菱狀卵形，有硬刺，每苞腋有 3 花，無小苞片；花萼筒狀，齒裂不整齊，齒尖有刺毛；花冠紫紅色，漏斗狀筒形，裂片 5；雄蕊 4，着生花管喉部一側。瘦果長方倒卵形。

分佈　生於高山山坡單地和灌叢中。分佈於四川、雲南。

採製　秋冬採挖，曬乾或鮮用。

性能　甘、微苦，溫。益胃，鎮靜，補腎，壯陽。

應用　用於神經衰弱，消化不良，子宮脫垂，白帶多，陽萎，貧血，骨折。用量 15～30 g。

文獻　《大辭典》上，2572。

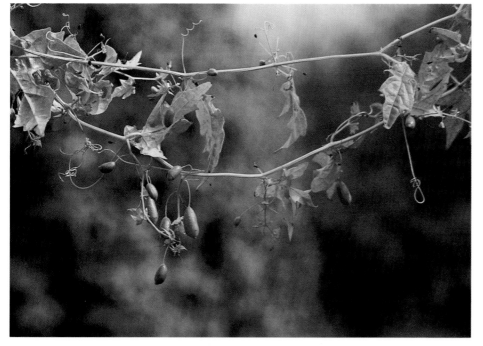

856　土貝母

來源　葫蘆科植物土貝母 Bolbostemma paniculata (Maxim.) Franq. 的鱗葉。

形態　多年生攀援草本。鱗莖由數個至十餘個鱗葉聚生而成。卷鬚單一或分叉。葉互生，卵狀圓形，掌狀 5 深裂，裂片再 3～5 淺裂，基部裂片頂端有腺體 1～2 對。花單性異株，圓錐狀花序或單一；花萼、花瓣基部合生，5 深裂，黃綠色；雄蕊 5；子房下位，花柱 3。果實圓柱狀，熟後蓋裂。

分佈　生於山坡、林下，現多栽培。分佈於遼寧、河北、河南、山東，山西，陝西、甘肅。

採製　秋季採，剝取鱗葉，煮至無白心時取出曬乾。

成分　含皂甙。

性能　苦，微寒。清熱解毒，散結消腫。

應用　用於乳癰，瘰癧，瘡瘍腫毒，蛇蟲毒。外用於外傷出血。用量 9～30 g。

文獻　《中藥誌》一，310。

857 波稜瓜

來源　葫蘆科植物波稜瓜 Herpetospermum pedunculosum (Ser.) Baill. 的果實。

形態　草質藤本。莖細長，攀援。葉互生，膜質，卵形，先端尾狀漸尖，基部耳垂形，邊緣有細鋸齒；腋生卷鬚分叉。花大，黃色，單性異株；雄花序總狀，具5～10朵花或稀單生，並和總狀花序同生於一葉腋；雌花單生於一極短的花序柄上；萼管長柱形，具5齒；花瓣5，近離生；雄蕊3，花絲絲狀；子房3室，柱頭3。果實寬長圓形，三稜狀，被長毛，3瓣裂至基部。

分佈　生於林邊灌叢中。分佈於雲南、西藏。

採製　9～10月採收，曬乾。

性能　苦，寒。清熱解毒，柔肝。

應用　用於黃疸型傳染性肝炎，消化不良。用量3～9 g。

文獻　《大辭典》上，3041。

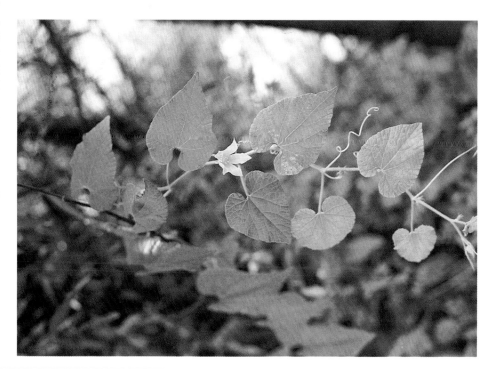

858 葫蘆

來源　葫蘆科植物葫蘆 Lagenaria siceraria (Molina) var. depressa (Ser.) Hara 的果實。

形態　攀援草本，莖生軟黏毛。卷鬚分2叉；葉柄頂端有2腺體；葉片心狀卵形，不分裂或稍淺裂，邊緣有小齒。雌雄同株；花白色，單生；雄花花托漏斗狀，花萼裂片披針形；花冠裂片皺波狀，被柔毛或黏毛；雌花花萼和花冠似雄花；子房中間縊細，密生軟黏毛，花柱粗短，柱頭膨大。瓠果大，中間縊細，下部大於上部，熟後果皮變木質。種子白色。

分佈　中國各地有栽培。

採製　秋季採熟而未老的果實。

成分　瓠含葡萄糖、戊聚糖 (pentosan)。

性能　甘、淡，平。利水通淋。

應用　用於水腫，腹脹，心肺煩熱，肺燥咳嗽。用量15～30 g。

文獻　《大辭典》下，3683。

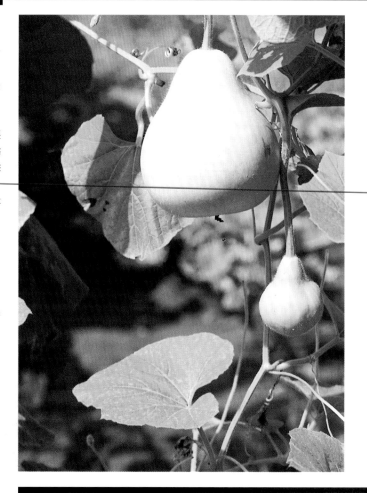

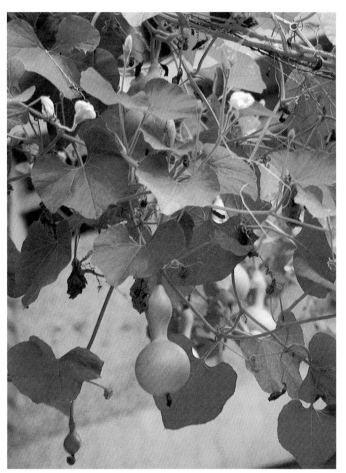

859 小葫蘆

來源 葫蘆科植物小葫蘆 Lagenaria siceraria (Molina) Standl. var. microcarpa (Naud.) Hara 的果皮和種子。

形態 與葫蘆很相似，區別點在於植株結果多，果實較小，長僅 10 cm左右。

分佈 中國各地有栽培。

採製 立冬前後，採果實取出種子，分別曬乾。

成分 果實含 22-脫氧葫蘆素 D (22-deoxocucur bitacin D)；種子含脂肪油、蛋白質。

性能 甘，平。利尿，消腫，散結。

應用 用於腎炎水腫，腹水，結核。用量 15～30 g。

文獻 《滙編》下，605。

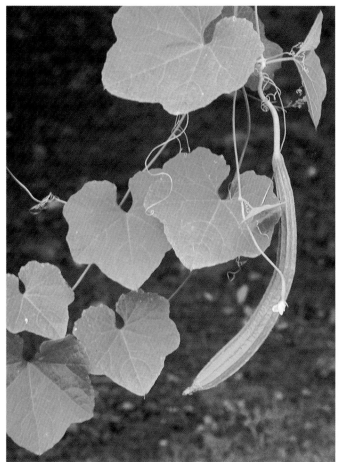

860 稜角絲瓜(絲瓜絡)

來源 葫蘆科植物稜角絲瓜 Luffa acutangula Roxb. 的果實。

形態 一年生攀援草本。葉互生，葉柄多角形。葉片輪廓三角形或近圓形，掌狀 3～7 裂，主脈 3～5。花單性，雌雄同株；雄花聚成總狀花序；雌花單生；花萼 5 深裂，黃冠黃色、淡黃色，5 深裂，裂片濶倒卵形；雄花雄蕊 3，子房有稜角、棍棒形而無毛茸；果實有明顯的稜角。種子扁，表面有網紋或雕紋，邊緣無狹翅。

分佈 中國各地有栽培。

採製 夏秋果熟，果皮變黃，內部乾枯時採摘，去外皮及果肉，拍淨種子，曬乾。

成分 種子含兒茶酚 (catechol)。

性能 甘，平。通經活絡、清熱化痰。

應用 用於胸脇脹悶，肢體酸痛，肺熱咳嗽，經閉，乳汁不通。用量 4.5～9 g。

文獻 《中藥誌》三，325。

861 赤雹

來源 葫蘆科植物赤雹 Thladiantha dubia Bge. 的果實及塊根。

形態 多年生攀援草質藤本。塊根紡錘形。莖粗壯，密被粗毛，卷鬚不分枝。葉互生，卵狀心形，基部心形，邊緣具牙齒，兩面有粗毛。花單生於葉腋，單性異株，花黃色；萼短鐘形；花冠鐘形，5 裂，裂片外展；雄蕊 5；子房長圓形。果實卵狀長圓形，紅色。

分佈 生於山坡、屋旁，常栽培。分佈於東北及寧夏、河北、江蘇、廣東。

採製 秋季採果，曬乾。根秋季採挖，洗淨，切片曬乾。

性能 果酸、苦，平。理氣，活血，祛痰利濕。塊根苦，寒。通乳。

應用 果用於跌打損傷，吐酸，黃疸，痢疾等。塊根用於乳汁不下，乳房脹痛。用量果 2～5 個。塊根粉 3～6 g。

文獻 《滙編》下，310。

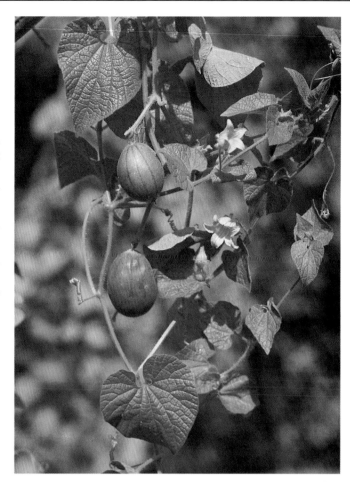

862 瓜蔞(附：天花粉)

來源 葫蘆科植物栝樓 Trichosanthes kirilowii Maxim. 的果實。

形態 多年生藤本，塊根為中藥天花粉。卷鬚腋生，先端二歧。葉互生，近圓形，(3)～5～7 淺裂或中裂，邊緣有疏齒或再淺裂。花單性，雌雄異株；雄花 3～8，總狀花序或單生；萼筒狀，萼片 5；花冠白色，裂片 5，先端細裂呈流蘇狀；雌花單生。瓠果卵圓形，熟時橙黃色。種子多數。

分佈 生於草叢、林邊、山谷中，有栽培。

採製 秋冬果熟採，晾乾。

性能 甘、苦，寒。潤肺化痰，散結滑腸。

應用 用於痰熱咳嗽，消渴便秘。用量 10～12 g。

附註 天花粉甘、微苦，涼。生津止渴，降火潤燥，排膿消腫。用於熱病口渴，肺燥咳血，癰腫痔瘻。用量 10～12 g。

文獻 《大辭典》下，3653；上，652。

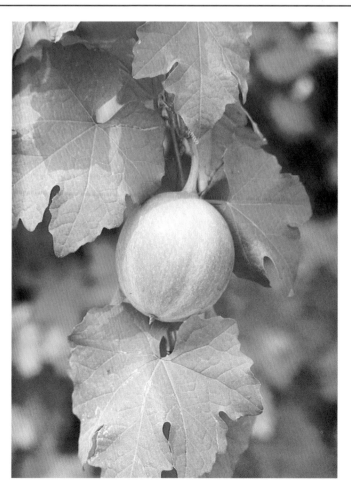

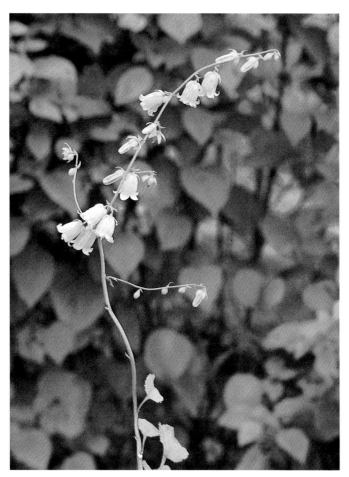

863 杏葉沙參（南沙參）

來源 桔梗科植物杏葉沙參 Adenophora hunanensis Nannf. 的根。

形態 多年生草本，高 50～100 cm，有毛。葉互生，卵形，邊緣有重鋸齒。大而疏散的圓錐花序少分枝，粗壯，平展或彎曲向上；花梗和苞片上皆有毛；萼齒披針形，有毛，白色，筒部倒圓錐形；花冠寬鐘形，藍紫色，外面有毛；花柱略露出花冠外；花盤短筒狀，長及寬均為 1.5 mm。蒴果球狀橢圓形。

分佈 多生於山野。分佈於長江流域。

採製 秋季採挖，除去莖葉及鬚根，洗淨泥土，刮去栓皮，曬乾。

成分 含皂甙及植物甾醇。

性能 甘，微寒。養陰清肺，化痰生津。

應用 用於陰虛，肺熱，燥咳痰黏，熱病傷津，舌乾口渴。用量 10～15 g。

文獻 《中藥誌》二，440。

864 土黨參

來源 桔梗科植物大花金錢豹 Campanumoea javanica Bl. 的根。

形態 多年生草質藤本，折斷有乳汁，全株無毛，被蒼白色粉霜。葉卵形，下面粉綠色，邊緣具圓齒。花單生於葉腋，紫藍色；萼管與子房貼生；花冠長 2～3.2 cm，5 裂；雄蕊 5。漿果近球形。

分佈 生於山坡、溝谷。分佈於湖北、廣東、廣西、海南、雲南、四川。

採製 秋冬季採，除淨鬚根，蒸或用硫磺熏至身軟，曬乾。

性能 甘，平。補中益氣，潤肺生津。

應用 用於氣虛乏力，脾虛腹瀉，肺虛咳嗽，小兒疳積，乳汁稀少。用量 9～15 g。

文獻 《滙編》上，46。

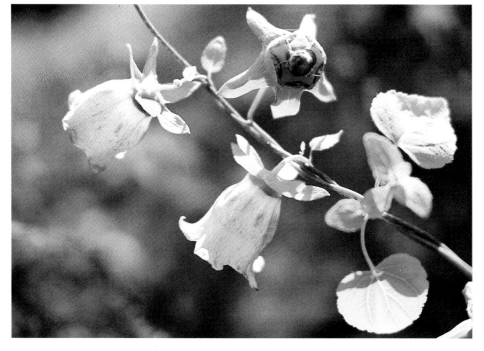

865 黃花蒿

來源 菊科植物黃花蒿 Artemisia annua L. 的地上全草。

形態 一年生草本，葉互生，葉片通常爲3回羽狀分裂，裂片短而細，深裂或具齒，莖上部的葉向上逐漸細小呈線形。頭狀花序細小，具細軟短梗，排列成圓錐狀，總苞片2～3層，花全爲管狀花，黃色；外圍爲雌花，中央爲兩性花。瘦果橢圓形。

分佈 生於曠野、山坡、路邊，分佈於中國大部省區。

採製 夏、秋採收，陰乾。

成分 含揮發油0.29%，並有桉油精(eucalyptol)、蒿酮(artemisia ketone)等。

性能 苦，寒。清暑辟穢，除陰分伏熱。

應用 用於暑溫發熱，溫熱傷營，瘧疾，濕瘡等。用量3.5～10 g。

文獻 《大辭典》下，4184。

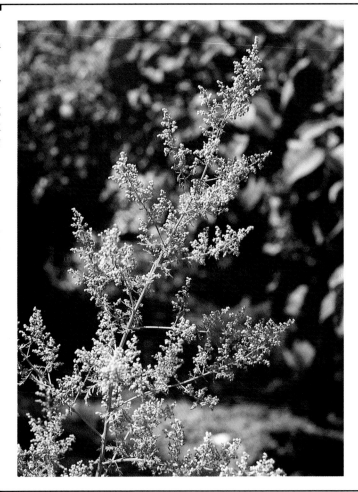

866 奇蒿

來源 菊科植物奇蒿 Artemisia anomala S. Moore 的帶花全草。

形態 多年生草本，高60～120 cm。莖直立，中部以上常分枝。葉互生，下部葉在花期枯落，中部葉卵狀披針形。頭狀花序極多數，密集成穗狀圓錐花叢；花白色，全爲管狀；柱頭2裂，先端呈畫筆狀。瘦果長圓形，有稜。

分佈 生於山坡、林下。分佈於中國中部至南部。

採製 8～9月間花期採收，連根拔起曬乾。

成分 含有黃酮甙。

性能 辛、苦，平。清暑利濕，活血行瘀，通經止痛。

應用 用於中暑，頭痛，腸炎，痢疾，經閉腹痛，風濕疼痛，跌打損傷。外用於創傷出血，乳腺炎。用量25～50 g。外用適量，鮮品搗爛或乾品研粉敷患處。孕婦忌服。

文獻 《滙編》上，500。

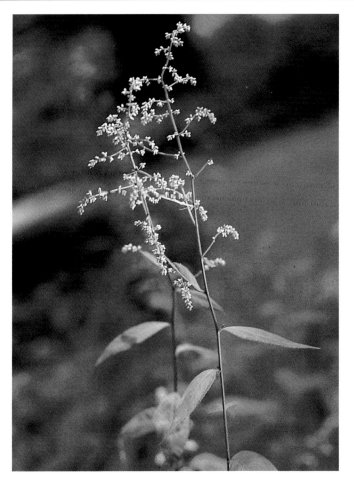

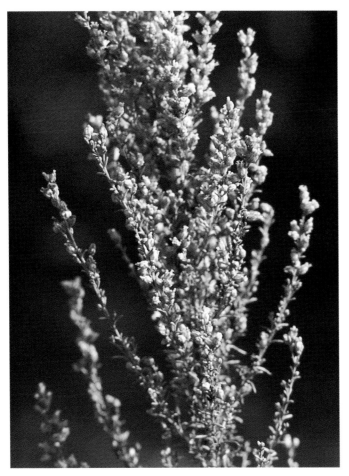

867 蛔蒿

來源 菊科植物蛔蒿 Artemisia cina Berg 的未開放花頭。

形態 多年生亞灌木，根纖細而略扭曲，抽出 8～30 分枝的莖，莖高 70 cm。基部木質。葉互生，小形，2 回羽狀分裂，裂片狹線形，末端鈍形，灰綠色，被有毛茸。花頭細小，集成複總狀花序；總苞由 14～20 個苞片作覆瓦狀排列，最外苞片呈鈍三角形，漸次向上呈卵形，背面有光亮的腺毛及細長彎曲的非腺毛；總苞內有 3～6 筒狀花，花冠 5 裂。

分佈 主要分佈於蘇聯。中國北方有栽培。

採製 花未開放前採摘，曬乾。

成分 含山道年 (santonin)、苦艾素 (artemisin)、揮發油等。

性能 驅腸蟲劑。

應用 用於驅除蛔蟲特效。

文獻 《生藥學》，356。

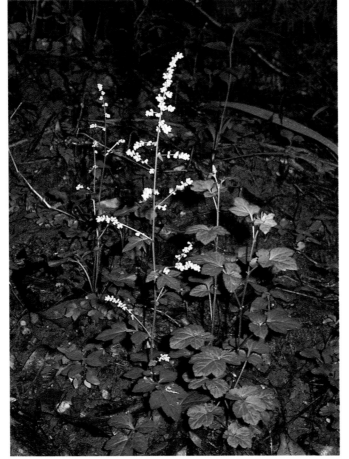

868 鴨腳艾

來源 菊科植物白苞蒿 Artemisia latiflora Wall. 的全株。

形態 多年生草本。莖無毛或被蛛絲狀毛。葉羽狀分裂，裂片 3～5，無毛或下面沿脈被微毛。頭狀花序排成複總狀，總苞片白色，無毛，花淺黃色，全為管狀花；緣花雌性；盤花兩性。瘦果長圓形，無冠毛。

分佈 生於陰濕的山地、村旁。分佈於華東、中南。

採製 夏秋季採，鮮用或曬乾。

成分 含白花蒿素 (lactiflorasyne)、白花蒿烯醇 (lactiflorenol) 等。

性能 甘、微苦，平。活血調經，散瘀止痛。

應用 用於月經不調，慢性肝炎，白帶。外用於跌打損傷。用量 10～15 g。外用適量。

文獻 《滙編》下，500；《藥學學報》，10(1986)，772。

869 三葉刺針草（刺針草）

來源 菊科植物三葉刺針草 Bidens pilosa L. 的全草。

形態 一年生草本，高 40～100 cm。莖下部及中部的葉對生，通常三出或少有 5 裂，兩側裂片具短柄，邊緣呈鋸齒狀。舌狀花白色或黃色，4～7 朵；管狀花黃褐色。瘦果線形，黑色，4 稜。

分佈 生於山坡、路旁。分佈於華東、中南、華南、西南及陝西。

採製 夏季採收，切段曬乾。

成分 含生物鹼、鞣質等。

性能 苦，平。清熱解毒，祛風活血。

應用 用於上呼吸道感染，咽喉腫痛，急性闌尾炎，急性黃疸性傳染性肝炎，胃腸炎，消化不良，風濕痛。外用於瘡癤，蛇傷，跌打損傷。用量 15～60 g。外用適量。

文獻 《滙編》上，484。

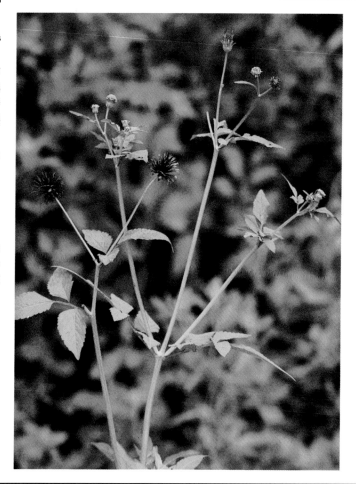

870 婆婆針（狼把草）

來源 菊科植物狼把草 Bidens tripartita L. 的全草。

形態 一年生草本，高 30～80 cm。葉對生，莖上部葉有時不分裂，莖中、下部葉片羽狀分裂或深裂，裂片 3～5，卵狀披針形，邊緣疏生不整齊鋸齒。頭狀花序頂生；總苞片 2 列，內列披針形，外列比頭狀花序長，葉狀；花全為管狀，黃色，瘦果扁平或倒卵狀楔形，邊緣有倒生小刺，兩面中央各具 1 縱肋。

分佈 生於水邊濕地、溝渠及淺水灘。分佈於中國大部地區。

採製 夏秋間割取地上部，曬乾。

成分 含木犀草素 (luteolin)、鞣質。

性能 苦、甘，平。清熱解毒，養陰益肺。

應用 用於咳嗽喘急，咽喉腫痛，痢疾，丹毒，癬瘡。

文獻 《大辭典》下，3909。

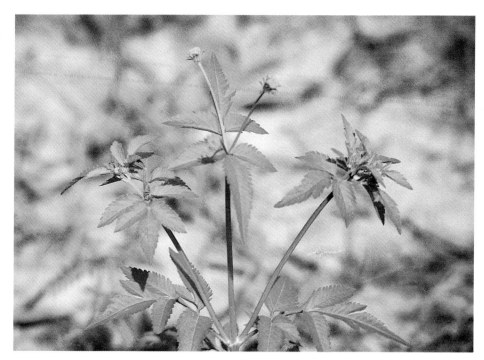

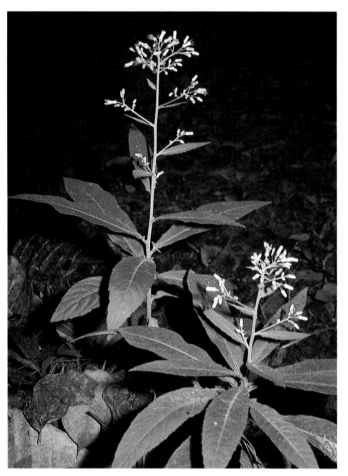

871 山風

來源 菊科植物馥芳艾納香 Blumea aromatica DC. 的全株。

形態 多年生草本,全株有香氣。莖被柔毛和腺毛。葉橢圓狀倒披針形,邊緣有鋸齒,上面被短硬毛,下面灰白色,被絨毛和腺毛。頭狀花序排成圓錐狀,頂生,花淡黃色;總苞片多列;全爲管狀花,緣花雌性;盤花兩性。瘦果圓柱形,冠毛黃褐色。

分佈 生於向陽山坡或石灰巖山地。分佈於華南、西南及福建、台灣、江西、湖南。

採製 夏季採,陰乾。

成分 含揮發油、甾醇、黃酮、鞣質等。

性能 辛、微苦,溫。祛風消腫,活血止癢。

應用 用於風濕性關節痛。外用於濕疹,皮膚瘙癢。葉外用於外傷出血。用量 10～15 g。外用適量。

文獻 《滙編》下,817。

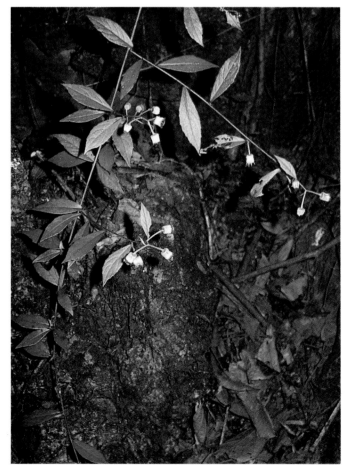

872 大頭艾納香

來源 菊科植物大頭艾納香 Blumea megacephala (Rand.) Chang et Tseng 的全株。

形態 多年生蔓狀草本。嫩枝被毛。葉橢圓狀倒披針形,邊緣有疏鋸齒,上面粗糙,下面被毛。頭狀花序頂生或腋生,花黃色,全爲管狀花,緣花雌性,頂端 2～4 齒;盤花兩性,5 齒裂,雄蕊 5,花藥合生。瘦果圓柱形,冠毛白色。

分佈 生於山坡灌木叢中。分佈於華南、西南及福建、台灣、江西、湖南。

採製 全年可採,曬乾。

成分 含黃酮類。

性能 微苦、淡,微溫。祛風除濕,活血調經。

應用 用於風濕骨痛,跌打腫痛,產後血崩,月經不調。外用於瘡癤。用量 15～30 g。外用適量。

文獻 《滙編》下,816。

873 菊苣

來源 菊科植物菊苣 Cichorium intybus L. 的全草。

形態 多年生草本，高 50～100 cm。莖有稜，多分枝。根生葉倒披針形，先端銳尖，邊緣具疏不整齊的牙齒，中脈有粗毛；莖生葉少數，較小，長圓狀披針形。頭狀花序腋生及頂生；總苞 2 列；花全部舌狀，藍色，聚藥雄蕊藍色。果實有稜角。

分佈 生於田野、路旁、草地、山溝。分佈中國中部，東北及新疆。

採製 夏季採收，曬乾。

成分 含馬栗樹皮素 (esculetin)、馬栗樹皮甙 (esculin)、野苣苣甙 (cichoriin)。

性能 苦、寒。清肝利膽。

應用 用於黃疸型肝炎。用量 10～15 g。

文獻 《大辭典》下，4126。

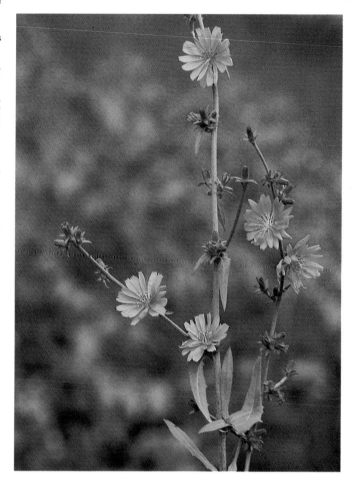

874 金雞菊

來源 菊科植物線葉金雞菊 Coreopsis lanceolata L. 的葉。

形態 多年生草本，高 30～70 cm。莖直立，具短絨毛，上部分枝。葉對生，3～5 深裂，裂片線狀披針形，頂端裂片長 5～8 cm，先端圓鈍。頭狀花序腋生或頂生；總苞片 2 列，每列 8，外列較短；舌狀花黃色，先端具 2～4 淺齒；管狀花黃色。瘦果橢圓形。

分佈 江蘇、廣東、貴州等地有栽培。

採製 夏秋採葉，晾乾。

成分 含大花金雞菊甙 (leptosin)、線葉金雞菊甙 (lanceolin)。

性能 苦，寒。清熱解毒。

應用 用於無名腫毒，化瘀消腫。用量 5～10 g。

文獻 《大辭典》上，3081。

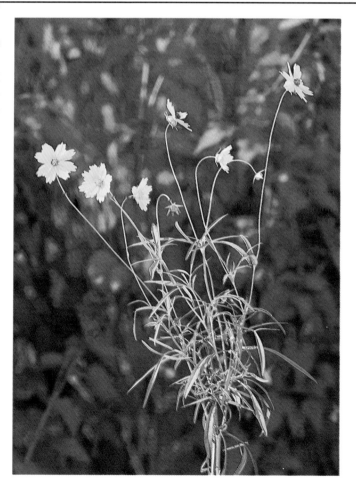

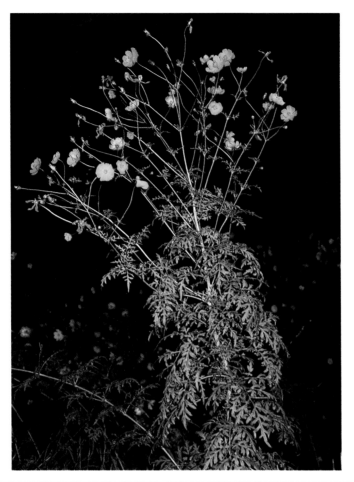

875 硫黃菊

來源 菊科植物黃秋英 Cosmos sulphureus Cav. 的全株。

形態 一年生草本，全株被毛，分枝多。葉 2～3 回羽狀深裂。裂片披針形至橢圓形，具短睫毛。頭狀花序排列成傘房狀；總苞片 2 列，花托有鱗片；緣花舌狀，淡黃色或金黃色，無性，3 齒裂，盤花管狀，黃色，兩性，5 齒裂。瘦果被粗毛，頂端具喙，有被倒毛的芒刺 2～4 枚。

分佈 栽培。華南有栽培。

採製 夏秋季採，曬乾。

性能 清熱解毒。

應用 用於痢疾。用量 10～15 g。

文獻 《廣西藥園名錄》，281。

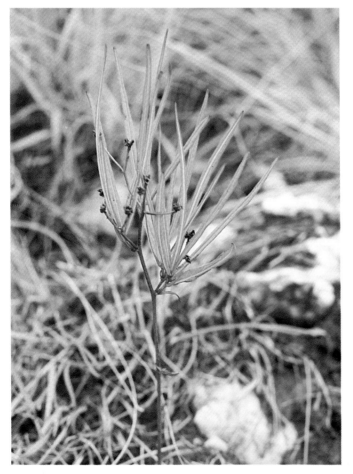

876 萬丈深

來源 菊科植物萬丈深 Crepis phloenix dunn 的根。

形態 多年生草本，高達 40 cm。全株無毛，有白色乳汁。根圓形，細長。莖生葉互生，基部葉小，中部葉線形或狹披針形，全緣或有細齒，稍反卷，下面灰白色。頭狀花序小，排成二歧式聚傘狀疏散傘房花叢。總苞鐘狀，苞片 2 列；花小，黃色，全為舌狀花。瘦果小，細柱形，具細稜，頂端白色冠毛。

分佈 生於林下松林邊緣，山坡草叢中。分佈於四川、雲南。

採製 秋冬採挖，切段曬乾。

性能 甘、微苦，溫。健脾溫中，調經，殺蟲，利水。

應用 用於月經不調，痛經，不孕，缺乳，小兒久瀉，疳積，兩目昏花，肝炎，水腫。用量 3～9 g。

文獻 《麗江中草藥》，94。

877 白花地膽草

來源 菊科植物白花地膽草 Elephantopus tomentosa L. 的全草。

形態 直立草本，分枝極多，被毛。葉生於莖上或枝上，橢圓形或長圓狀橢圓形。花白色，花序通常二叉狀，4 朵成束，生於枝頂；總苞片乾燥而硬。瘦果平截形，有稜；冠毛刺毛狀。

分佈 生於山坡、路旁、山谷疏林。分佈於福建、廣東、廣西、雲南。

採製 夏末採收，曬乾。

成分 全草含倍半萜烯內酯爲地膽草吐品 (elephantopin) 及地膽草亭 (elephantin)。

性能 苦，涼。清熱解毒，利尿消腫。

應用 用於感冒，急性扁桃腺炎，咽炎，眼結膜炎，流行性乙型腦炎，百日咳，急性黃疸型肝炎，肝硬化腹水，急、慢性腎炎。用量 15～30 g。

文獻 《滙編》上，340。

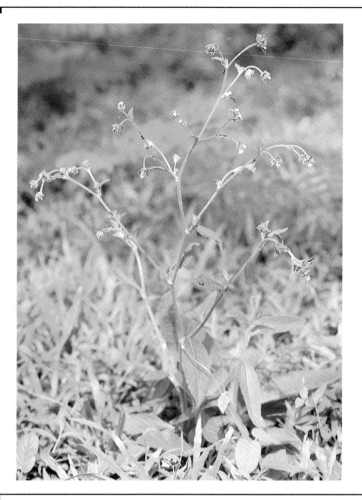

878 一點紅

來源 菊科植物一點紅 Emilia sonchifolia (L.) DC. 的全草。

形態 草本，高 10～50 cm。直立，時有分枝。莖下部葉卵形，長 5～10 cm，琴狀分裂或具鈍齒；上部葉小，全緣，基部耳狀抱莖，葉下面常爲紫紅色。頭狀花序具長柄，花枝二歧分枝；總苞綠色，苞片 1 列；花紫紅色，全爲兩性管狀花，先端 5 齒裂。瘦果圓柱形，有稜，冠毛白色。

分佈 生於村旁、路邊、田中或曠野草地上。分佈於江西、台灣、福建、湖南及華南、西南。

採製 夏秋探，鮮用或曬乾。

成分 含黃酮式，生物鹼，酚類等。

性能 苦，涼。清熱解毒，散瘀消腫。

應用 用於上呼吸道感染，咽喉腫痛，口腔潰瘍，肺炎，急性腸炎，痢疾等。用量 15～30 g。外用適量。

文獻 《滙編》上，1。

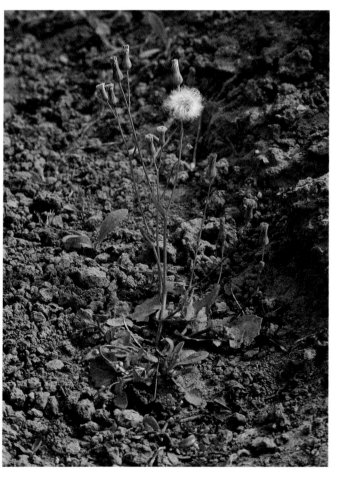

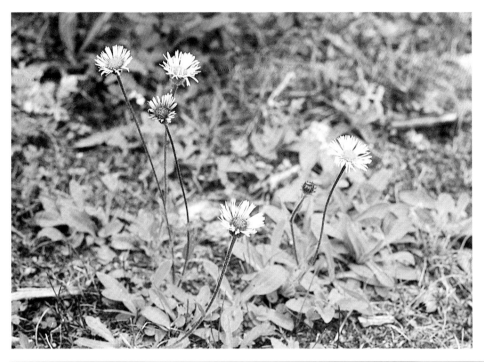

879 燈盞細辛

來源 菊科植物短莘飛蓬 Erigeron bre-viscapus H.-M. 的全草或根。

形態 多年生草本。主根短，鬚根叢生，線狀稍肉質。莖單生或叢生，疏被毛。基生葉兩面有毛；莖生葉無柄。頭狀花序，單生；總苞3層，邊緣有2～3列雌性紫色舌狀花，中央爲黃色兩性管狀花。瘦果扁平，有柔軟白色冠毛2層。

分佈 生於山地林下，草叢和向陽坡地。分佈於四川、雲南。

採製 秋季採收，鮮用或曬乾。

性能 辛、微苦，溫。散寒解表，祛風除濕，活絡止痛。

應用 用於感冒頭痛，牙痛，胃痛，風濕疼痛，腦血管意外引起的癱瘓，骨髓炎。用量15～25 g。

文獻 《滙編》下，222。

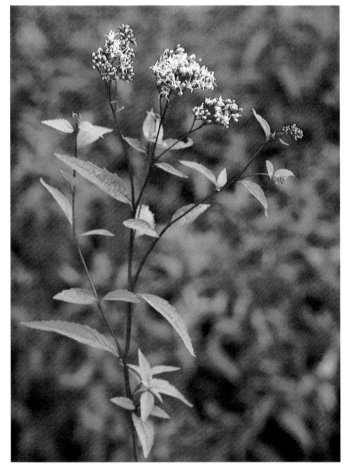

880 佩蘭

來源 菊科植物蘭草 Eupatorium for-tunei Turcz. 的全草。

形態 多年生草本。高70～120 cm，葉對生，中部葉有短柄，通常3深裂，裂片長圓狀披針形，邊緣有鋸齒，上部葉較小，通常不分裂。頭狀花序排呈聚傘花序狀，總苞片約10，2～3列；每頭狀花序具花4～6朵；花兩性，全爲管狀花，花冠白色，先端5齒裂；雄蕊5，聚藥。瘦果圓柱形，有5稜，熟時黑褐色。

分佈 生於溪邊或原野濕地，也有栽培。分佈於河北、廣東、四川。

採製 莖葉生長茂盛未開花時採收，陰乾。

成分 含對-聚傘花素 (p-cymene)、橙花醇乙酯 (neryl acetate)。

性能 苦、微辛，平。發表祛濕，和中化濁。

應用 用於傷暑頭痛，無汗發熱。用量5～10 g。

文獻 《大辭典》上，2841。

881 土木香

來源 菊科植物土木香 Inula helenium L. 的根。

形態 多年生高大草本，高 1～2 m，密被柔毛。主根肥大，圓柱形，有香氣。基生葉大，橢圓狀披針形，長達 40 cm，寬達 15 cm，莖生葉較小。頭狀花序數個排成傘房狀；總苞片 5～10 層；花黃色，邊花一層，雌性，舌狀；中央花管狀，兩性；花藥基部有長尾。瘦果有稜角；冠毛污白色。

分佈 生於河邊、田邊等潮濕處，或為栽培。中國多數地區有栽培。

採製 秋末挖根，除去殘莖泥沙，切段曬乾。

成分 根含揮發油 1～3%，油中主要成分為土木香內酯 (alantolactone)。

性能 辛、苦，溫。健脾和胃，行氣止痛。

應用 用於胸腹脹滿疼痛，嘔吐泄瀉，痢疾裏急後重。用量 3～10 g。

文獻 《中藥誌》一，86。

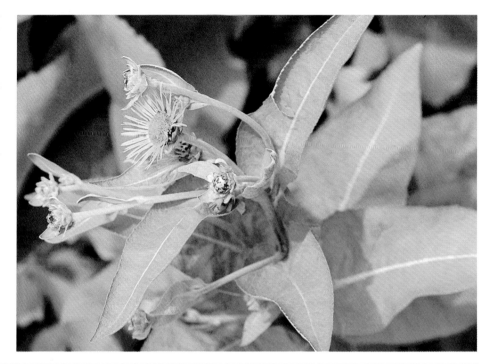

882 藏木香

來源 菊科植物藏木香 Inula racemosa Hook. f. 的根。

形態 多年生草本，高達 2 m。根圓錐形。基生葉叢生，葉片大，邊緣有鋸齒，下面密被絨毛；莖生葉較小，長圓形，近無柄；上部葉抱莖。頭狀花序排成總狀，總苞片 4～5 層，邊花舌狀，黃色，雌性；中央花管狀，兩性，花冠 5 齒裂；雄蕊 5，聚藥。瘦果，冠毛淺黃色，長約 8 mm。

分佈 生於田邊，河谷或沼澤地。分佈於湖北、新疆、陝西、四川、西藏。

採製 春秋採挖，切片曬乾。

成分 含土木香內酯 (alantolactone，即 helenin) 等。

性能 辛、苦，溫。健脾和胃，調氣解鬱，止痛。

應用 用於慢性胃炎，胃腸功能紊亂，肋間神經痛，胸壁挫傷，胎動不安。用量 2～4 g。

文獻 《中藥誌》一，90。

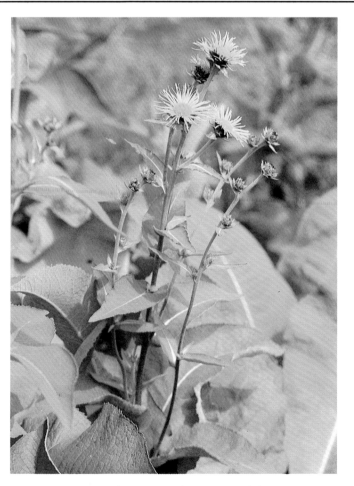

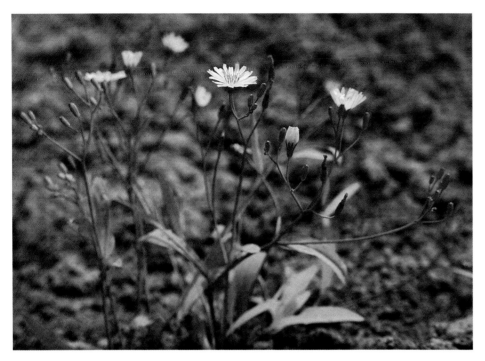

883 剪刀股

來源 菊科植物剪刀股 Ixeris debilis A. Gray 的全草。

形態 多年生草本，無毛，具匍匐莖。花莖直立，高 10～30 cm。基生葉排列成蓮座狀，葉質薄，長圓狀披針形或倒卵圓形，或篦狀橢圓形，全緣或具疏齒或下部呈羽裂狀，有柄，花莖上的葉僅 1～2，全緣，無柄。頭狀花序 1～5，排列成傘房狀；總苞圓筒形，外層苞片極短小，內層苞片線狀披針形。花黃色；花冠舌狀；雄蕊 5，藥黃色；子房下位。柱頭黃色，2 裂。瘦果長圓形，具喙，冠毛白色。

分佈 生於海邊、路旁及荒地上。分佈華中及中南。

採製 隨用隨採，鮮用。

性能 苦，寒。解熱毒，消癰腫，涼血，利尿。

應用 用於乳腺炎，淋病，水腫，急性結合膜炎。用量 20～30 g。

文獻 《大辭典》下，4690。

884 苦蕒菜

來源 菊科植物苦蕒菜 Ixeris denticulata (HouSt.) Stebb. 的全草。

形態 多年生草本，高 20～60 cm，折斷有乳汁流出。莖直立，無毛，上部分枝。基生葉倒卵狀披針形或匙形，先端鈍圓，邊緣羽狀分裂或爲琴狀羽裂，有不規則尖鋸齒；莖生葉無柄，基部耳狀抱莖。頭狀花序小，多數集成聚傘花序；花冠舌狀，黃色，有 5 齒。瘦果暗褐色，冠毛白色。

分佈 生於低山的山坡、路旁草地。分佈於中國大部分地區。

採製 春季採收，陰乾或鮮用。

性能 苦，涼。清熱解毒，消癰散結。

應用 用於肺癰，血淋，癰腫，毒蛇咬傷，跌打損傷。外用適量。用量 6～9 g。

文獻 《大辭典》上，2652。

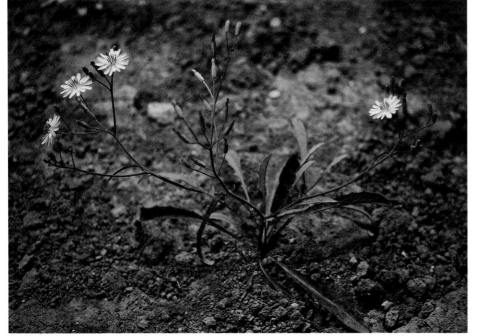

885　千里光

來源　菊科植物千里光 Senecio scandens Buch.-Ham. 的全株。

形態　多年生蔓性草本。嫩莖被毛。葉卵形或卵狀披針形，兩面均被毛，邊緣具粗齒或微波狀。頭狀花序頂生，傘房狀排列，花黃色；邊花舌狀，雌性；中央花管狀，兩性。瘦果圓柱形，被毛，冠毛白色。

分佈　生於林緣、溝邊、路旁。分佈於中南、西南、華東。

採製　夏秋採，曬乾。

成分　含氫醌 (hydroquinone)、水楊酸 (salicylic acid)、毛茛黃素 (flavoxanthin) 等。

性能　苦、辛，涼。清熱解毒，涼血消腫。

應用　用於上呼吸道感染，痢疾。外用於眼結膜炎，濕疹，瘡腫。用量 15～30 g。外用適量。

文獻　《藥學學報》(1980：8)，503；《滙編》上，122。

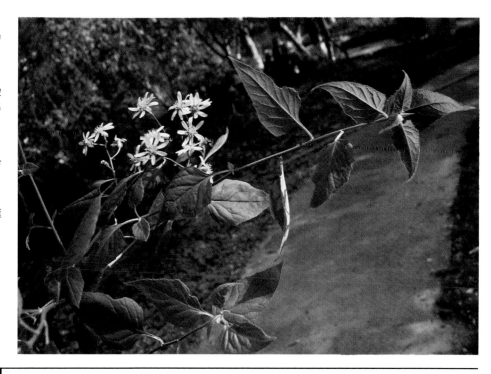

886　毛豨薟（豨薟草）

來源　菊科植物毛豨薟 Siegesbeckia pubescens Makino 的全草。

形態　一年生草本，高 50～130 cm。葉對生，下部葉片較上部的大，寬卵形或卵狀三角形，邊緣有齒，主脈三出。頭狀花序排成圓錐狀，被毛和腺毛；總苞 2 裂；花黃色，邊花舌狀，雌性；中央花管狀，兩性；聚藥雄蕊 5；子房下位。瘦果黑色。

分佈　生於山坡或路邊。中國大部省區有分佈。

採製　夏秋花未開時，割取地上部，切段曬乾。

成分　全草含海松 -8 (14)-烯 -6β，15，16，18-四醇。

性能　苦，寒。祛風濕，通經絡，降血壓。

應用　用於風濕關節痛，四肢麻木，半身不遂，高血壓病，急性黃疸型傳染性肝炎。外用治瘡癤腫毒。用量 9～30 g。外用適量。

文獻　《滙編》上，901。

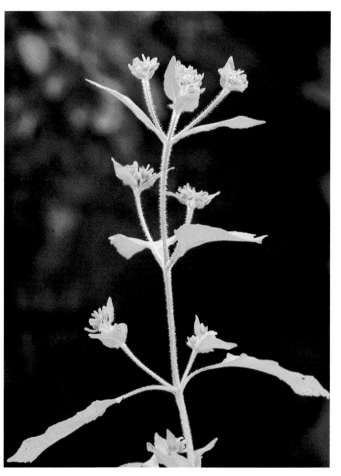

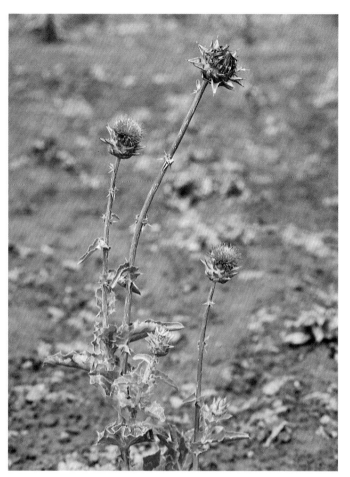

887 水飛薊

來源　菊科植物水飛薊Silybum marianum (L.) Gaertn. 的瘦果。

形態　一、二年生草本，高30～120 cm。基生葉大，蓮座狀，長橢圓狀披針形，長15～40 cm，寬6～14 cm，羽狀深裂，緣齒有硬刺尖，上面有乳白色斑紋；莖生葉較小。頭狀花序；總苞片多層，具長刺；全爲管狀花，兩性，淡紫色、紫紅色或白色。瘦果腺體突起；冠毛剛毛狀。

分佈　中國西北、華北地區有栽培。

採製　夏秋季果熟時剪下果序，取種子。

成分　種子含水飛薊賓 (silybin)、水飛薊寧 (silydianin)、水飛薊亭 (silychristin)等。

性能　苦，涼。清熱解毒，保肝，利膽，保腦，抗 x 射線。

應用　用於各種肝、膽疾病有良好療效。用水飛薊賓治療肝炎。每次70～140 mg，每日三次，連服5～6週。

文獻　《滙編》下，123。

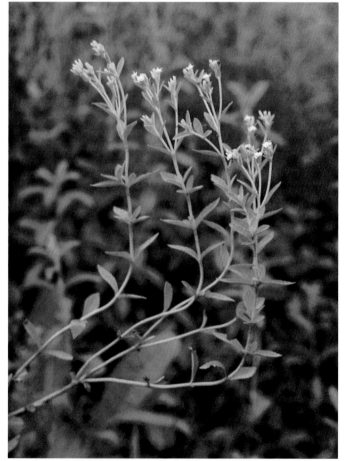

888 甜葉菊

來源　菊科植物甜葉菊Stevia rebaudianum Bertoni 的全草。

形態　多年生草本。莖基部稍木質化，上部密生茸毛。葉對生或莖上部互生，披針形或廣披針形，緣有淺齒，兩面被毛，脈三出。頭狀花序小；總苞片5～6層；花白色，全部管狀，兩性；聚藥雄蕊5；子房下位；瘦果線形，稍扁平，熟後褐色；冠毛1列。

分佈　生於土質疏鬆肥沃，腐植質較多的平地，多爲栽培。分佈於美洲熱帶和亞熱帶地區。中國有栽培。

採製　盛蕾期採割地上部；摘下葉片，晾乾或烘乾。

成分　含甜菊武，葉含量較高，甜度爲蔗糖的300 倍。

性能　甜，平。降血壓。

應用　用於糖尿病，肥胖症，調節胃酸，恢復神經疲勞，高血壓病等。

附註　調查資料。

889 百日草

來源 菊科植物百日菊 Zinnia elegans Jacq. 的全草。

形態 一年生或多年生草本。葉對生，長橢圓形至心狀卵形，先端矩尖，基部稍抱莖，表面粗糙，有短毛，全緣。頭狀花序頂生，總苞片 3 層，圓鈍；花托鱗片乾膜質；舌狀花 1～多層，紫紅色或粉紅；管狀花黃色或橘黃色，在栽培品種中有時缺乏。

分佈 原產美洲。中國各地有栽培。

採製 夏秋季割取全草，曬乾。鮮用。

性能 淡，涼。消腫止痛，涼血解毒。

應用 用於痢疾，淋症，乳頭痛，癰瘡腫毒。用量 10～30 g。外用適量。

文獻 《滙編》下，823。

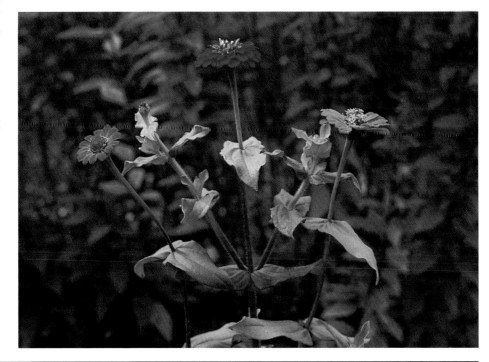

890 寬葉香蒲(蒲黃)

來源 香蒲科植物寬葉香蒲 Typha latifolia L. 的花粉。

形態 多年生草本，高 1～2.5 m。根莖粗壯，橫走。葉寬線形，長達 1 m，寬 10～15 mm，先端長尖，基部鞘狀抱莖。花單性，穗狀花序圓柱形；雌雄同株，花序緊相連接；具 2～3 片葉狀苞片，早落；雄蕊 3～4，花粉粒爲四合體；雌花比柱頭短。

分佈 生於水邊及池沼中。分佈於東北、華北、西北等省區。

採製 花開放時剪下雄花序，曬乾後取花粉。

成分 含有黃酮甙、脂肪油、β- 穀甾醇。

性能 甘，平。生用行血，消瘀止痛；炒炭可止血。

應用 用於治痛經，產後瘀血腹痛，跌打損傷；炒炭治出血性疾患。外用於口舌生瘡，癰腫。用量 5～15 g。外用適量。

文獻 《滙編》上，874；《大辭典》下，3448。

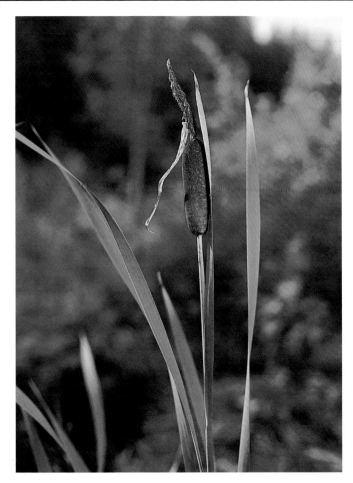

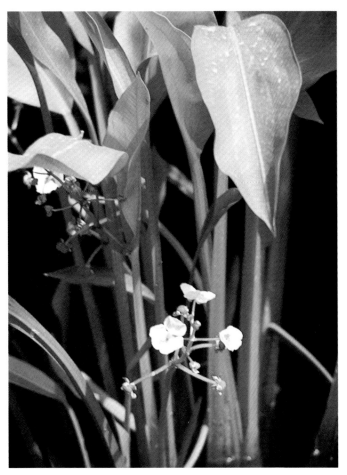

891 澤瀉

來源 澤瀉科植物澤瀉 Alisma orientale
(Sam.) Juzep. 的塊莖。

形態 多年生草本，高 50～100 cm。地下
莖球塊狀，外皮褐色，密生鬚根。葉基生，
卵圓形，全緣，葉柄長，基部鞘狀。花莖
從葉叢中生出，總花梗 5～7 枚，成圓錐花
序；小花梗傘狀排列；苞片披針形；花白
色。瘦果倒卵形，扁平。

分佈 生於淺沼澤地、水稻田及潮濕地。
中國南方有栽培。

採製 冬至以後葉枯萎，採挖塊莖，除去
莖葉，留下中心小葉，曬乾或烘乾。

成分 含能降膽固醇的三萜類化合物如澤
瀉醇 (alisol) 等。

性能 甘，寒。清熱，滲濕，利尿。

應用 用於腎炎水腫，腸炎泄瀉，小便不
利。用量 3～12 g。

文獻 《中藥誌》一，449。

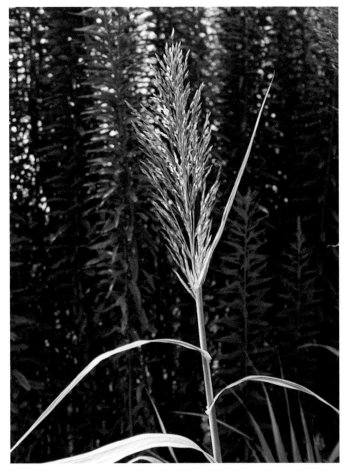

892 蘆竹

來源 禾本科植物蘆竹 Arundo donax L.
的根狀莖及嫩筍芽。

形態 多年生草本。高 2～6 m。根狀莖粗
大。葉片披針形，邊緣常粗糙，葉鞘長於
節間，葉舌膜質，頂端具緣毛。圓錐花序
頂生。小穗初時紫色；後變紫白色，每小
穗具花 2～4，穎披針形；外稃中脈伸成短
芒；子房無毛，柱頭羽毛狀。

分佈 生於河岸，溪邊、池塘邊等濕地。
分佈於華南、西南及江蘇、浙江、湖南。

採製 四季可採挖，去根頭及鬚根，切片
曬乾。

成分 乾葉含蘆竹碱(donaxin-gramin)、
蘆竹那啉碱 (donaxarin)，並含豆甾醇
等；鮮根狀莖含有還原糖等。

性能 苦、甘，寒。清熱瀉火。

應用 用於熱病煩渴，風火牙痛，小便不
利。鮮筍芽通二便。用量 50～100 g。

文獻 《滙編》上，445。

893 牛筋草

來源 禾本科植物牛筋草 Eleusine indica (L.) Gaertn. 的帶根全草。

形態 一年生草本。稈常斜升，高 15～90 cm。葉舌長 1 mm，葉片條形。穗狀花序生於稈頂；穗軸有頂生小穗，小穗密集於穗軸的一側成兩行排列；第一穎具 1 脈；第二穎與外稃均有 3 脈。種子卵形，有明顯的波狀皺紋。

分佈 生於荒蕪之地。分佈於中國南北各地。

採製 8～9 月採收，洗淨曬乾。

成分 含蛋白質，澱粉，脂肪，硝酸鹽和少量亞硝酸鹽。

性能 甘、淡，平。清熱解毒，祛風利濕，散瘀止血。

應用 用於乙腦，風濕性關節炎，黃疸，小兒消化不良，痢疾，尿道炎。外用治跌打損傷。用量 50～100 g。外用適量。

文獻 《滙編》上，204。

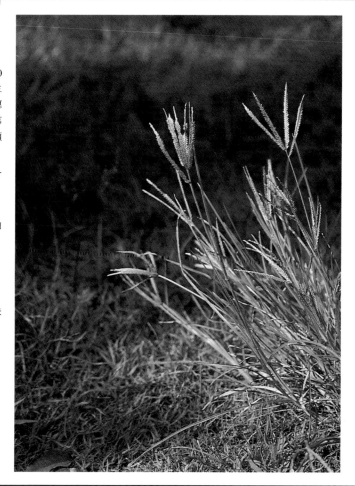

894 白茅根

來源 禾本科植物白茅 Imperata cylindrica (L.) Beauv. var major (Nees) C.E. Hubb. 的根莖。

形態 多年生草本，高達 100 cm。根狀莖白色，密生鱗片。稈叢生，圓柱形。葉線形，葉舌短。圓錐花序呈穗狀，小穗披針形；每小穗有 1 花；兩穎相等或近相等，具 3～4 脈；第二穎較寬，具 4～6 脈；稃膜質，第一外稃卵狀長圓形，內稃缺；第二外稃披針形；雄蕊 2；柱頭羽毛狀。穎果橢圓形，果序被白色長柔毛。

分佈 生於山地草地。分佈於中國各地。

採製 春秋採挖，曬乾或鮮用。

成分 含白茅素 (cylindrin) 等。

性能 甘，寒。清熱，涼血止血，利尿。

應用 用於熱病煩渴，肺熱咳嗽，熱淋，小便不利，黃疸，水腫等。用量 10～20 g；鮮者 30～60 g。

文獻 《中藥誌》一，398。

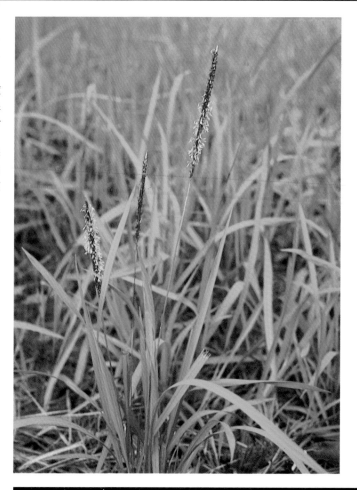

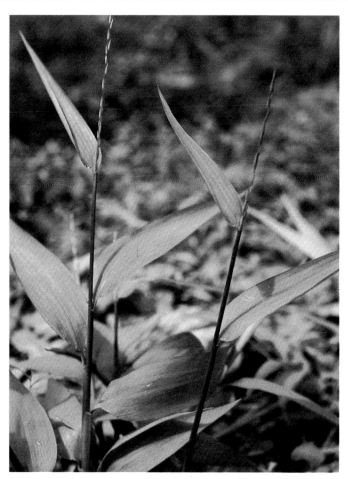

895 淡竹葉

來源 禾本科植物淡竹葉 Lophatherum gracile Brongn. 的枝葉或全草。

形態 多年生草本，鬚根中部可膨大成紡錘形。稈高 40～100 cm。葉片形狀如竹葉，披針形，有明顯平行脈。花序生稈頂；小穗線狀披針形；不育外稃互相緊包，頂端具 1～2 mm長之短芒，成束而似羽冠。

分佈 生於山坡林下或陰濕處。分佈長江流域以南各地。

採製 當花未開時連根拔起切去塊根，曬乾或陰乾。

成分 含蘆竹素 (arundoin)、白茅素 (cylindrin)、無羈萜 (friedelin) 等。

性能 甘、淡，寒。清熱除煩，利小便。

應用 用於熱病心煩口渴，咽喉炎，口腔炎，牙齦腫痛，尿少色黃等症。用量 3～9 g。

文獻 《滙編》上，728。

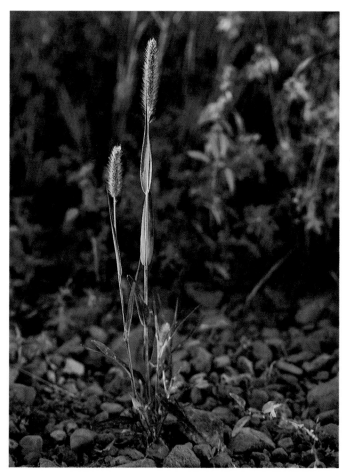

896 金毛狗尾草

來源 禾本科植物金毛狗尾草 Setaria glauca (L.) Beauv. 的全草。

形態 一年生草本，高 20～90 cm。葉片條形，寬 2～8 mm。圓錐花序柱狀，長 3～8 cm；剛毛狀小枝金黃色或帶褐色；小穗長 3～4 cm；第一穎長為小穗的 1/3；第二穎長為小穗的 1/2；第二外稃成熟時有明顯的橫皺紋，背部強烈隆起。

分佈 生於田野、路旁。分佈於全中國各省區。

採製 全年均可採挖，曬乾或鮮用。

性能 甘、淡，平。清熱，明目，止瀉。

應用 用於目赤腫痛，眼瞼炎，赤白痢疾。用量 15～25 g。

文獻 《滙編》下，858；《大辭典》上，2959。

897　椰子

來源　棕櫚科植物椰 Cocos nucifera L. 的果。

形態　喬木。葉羽狀全裂,裂片線狀披針形,基部明顯外向折疊。肉穗花序腋生,多分枝;雄花聚生於分枝上部;雌花散生於下部。堅果倒卵形或近球形,中果皮厚而纖維質,內果皮骨質,近基部有 3 萌發孔。胚乳白色堅實,有液汁的空腔。

分佈　栽培於台灣、廣東、海南、雲南。

採製　果實成熟時採。

成分　果肉(胚乳)含油,油中含游離脂肪酸,棕櫚酸等,還含球蛋白,維生素 E 等。

性能　汁甘,溫。果肉甘,平。驅蟲。

應用　果肉及汁用於消疳積,姜片蟲,消渴等。用量一次半至壹個,兒童酌減。

文獻　《大辭典》下,4747。

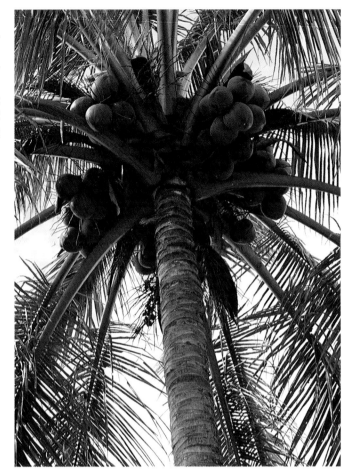

898　蒲葵

來源　棕櫚科植物蒲葵 Livistona chinensis R Br. 的葉、種子或根。

形態　喬木,高達 20 m。幹有密接環紋。葉大,濶腎狀扇形,深裂至中部以下面為多數 2 裂,裂片披針形。圓錐花序長,疏散而廣歧,腋生;佛焰苞棕色,革質,2裂;花小,淡綠色,萼與花冠分裂幾至基部;雄蕊 6;子房上位,3 心皮。核果。

分佈　栽於庭園或宅房。分佈於台灣、福建、廣東、海南、廣西、雲南。

採製　全年可採。

成分　子含酚類,還原糖,鞣質及甘油三酯 (triglyceride)。

性能　平,淡。止血。

應用　葉柄用於血崩,外傷出血。種子有抗癌作用。用量 6〜9 g。外用適量。

文獻　《大辭典》下,5128。

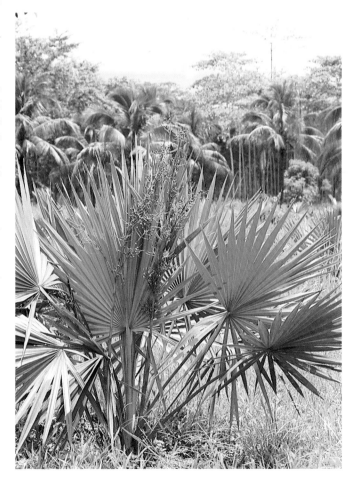

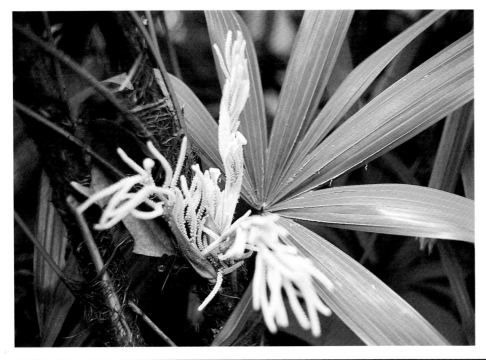

899 棕竹

來源 棕櫚科植物棕竹 Rhapis excelsa (Thunb.) Henry ex Rehd. 的根、葉鞘纖維。

形態 叢生灌木。莖節上有纖維質葉鞘。葉扇形，折疊狀，掌狀 5～10 深裂，裂片線狀披針形，頂端有齒缺，邊緣和中脈有小銳齒。肉穗花序由葉叢中抽出，花淡黃色；單性異株；花萼和花冠均 3 裂；雄蕊6。漿果球形，宿存花冠管不變成實心柱狀體。

分佈 生於山地林中。分佈於華南、西南。

採製 全年可採，曬乾。

成分 含甾類糖苷 (steroidal glycoside)、類黃酮糖苷 (flavonoidal glycoside) 等。

性能 逐瘀生新。

應用 根用於跌打內傷，白帶，白濁。葉鞘纖維用於咯血，鼻衄。用量 9～20 g。

文獻 *Chem. Pharm. Bull.* （1984：10），4003；《廣西民族藥簡編》，323。

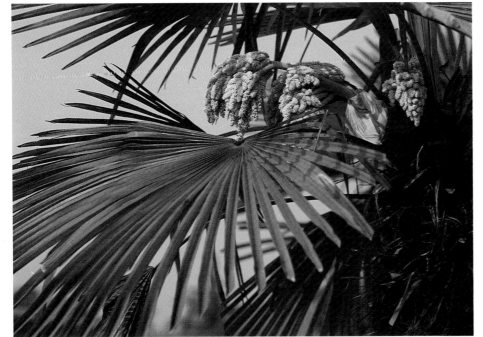

900 棕櫚

來源 棕櫚科植物棕櫚 Trachycarpus fortunei (Hook. f.) H. Wendl. 的葉柄和葉柄基部纖維。

形態 多年生常綠喬木，高達 15 m。葉叢生於乾頂，向外展開，掌狀分裂。肉穗狀圓錐花序由葉叢中抽出，分枝密集，佛焰苞多數，革質，被茸毛；花小，單性同序或異序或有時兩性，單生或成對着生，黃色；萼和花冠 3 裂；雄蕊 6；子房 3 深裂；核果球形，長橢圓形或腎形。

分佈 生於熱帶濕潤氣候，肥沃酸性的砂質壤土，向陽山坡及林間或栽種於村邊及庭院中。分佈於華東、華南、西南。

採製 割取葉柄及葉柄基部纖維，除去殘皮，曬乾。

性能 苦、澀，平。收斂止血。

應用 用於鼻衄，吐血，便血等。用量 6～12 g。

文獻 《滙編》上，815。

901 紅水芋

來源 天南星科植物花葉芋 Caladium bicolor (Ait.) Vent. 的塊莖。

形態 多年生草本。塊莖扁球形。葉基生，有長柄，葉片盾狀着生，卵狀盾形或三角形，上面有紅色或各色或有半透明斑點。佛焰苞下部筒狀，上部舟形；肉穗花序短於佛焰苞，下部具雌花；上部具雄花；中間有退化雄花；頂端無附屬體；雄花有4～5合生雄蕊；子房具圓形柱頭，無花柱。漿果白色。

分佈 生於山谷陰濕地。廣東、海南、廣西等有栽培。

採製 春秋採挖，用石灰水泡至無麻味後，切片曬乾。

性能 苦、辛，溫。有毒。解毒消腫，散瘀止痛，接骨，止血。

應用 用於風濕疼痛，跌打損傷，胃痛。外用於無名腫毒，腮腺炎，蛇傷等。用量3～6 g。外用適量。

文獻 《滙編》下，268。

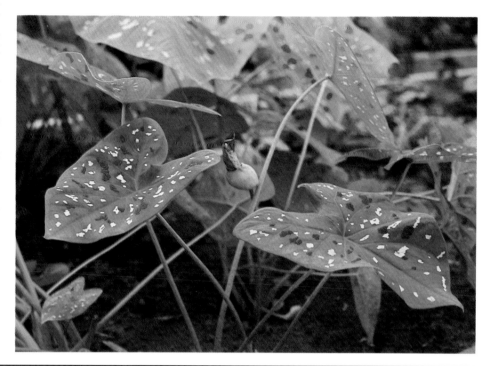

902 芋頭

來源 天南星科植物芋 Colocasia esculenta (L.) Schott 的塊莖。

形態 多年生草本。地下塊莖卵形，具纖毛。葉基生，常簇生；葉片大，廣卵形，全緣帶波狀；葉柄肉質，基部鞘狀。花莖自葉鞘基部抽出，肉穗花序在佛焰苞內，具短附屬體，上部雄花黃色，下部雌花綠色。

分佈 中國南方及華北各地有分佈。

採製 秋季採挖，除去鬚根及地上部分，曬乾。中間塊莖稱 "芋頭"，旁生小塊為 "芋子"。

成分 含蛋白質、澱粉、維生素 A、B_1、B_2 及 C 等。

性能 甘、辛，平。消瘰散結。

應用 用於瘰癧，腫毒，腹中痞塊，牛皮癬，燙火傷等。用量100～200 g。外用適量。

附註 本植物的葉、葉柄、花也入藥。

文獻 《大辭典》上，1672。

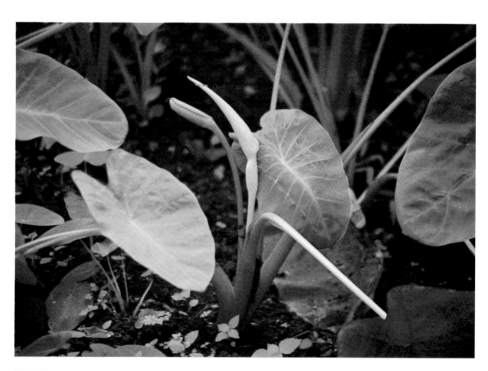

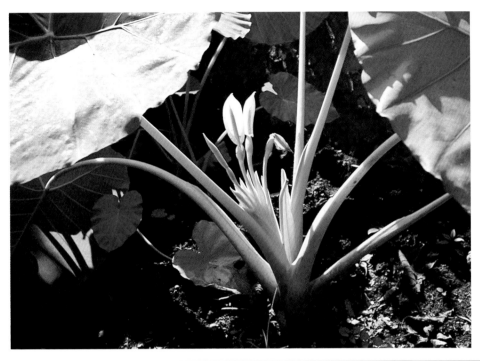

903　大野芋

來源　天南星科植物大野芋 Colocasia gigantea (Blume) Hook. f. 的根莖。

形態　多年生草本。葉盾狀，濶卵形，葉柄粉綠色，基部的葉鞘閉合。花序柄通常 5～8，幷列在同一葉柄鞘內；佛焰苞檐部兜狀，粉白色；肉穗花序長 9～20 cm，中間爲不育雄蕊，將雄花部分和雌部分隔開，附屬器極小，錐狀，長 1～5 mm。漿果圓柱形。

分佈　生於林下濕地或石縫中。分佈於華南及福建、江西、雲南。

採製　全年可採，鮮用或切片曬乾。

性能　有毒。解毒消腫，袪痰鎮咳。

應用　用於痢疾，感冒，肺結核。外用於無名腫毒，燒燙傷。用量 6～9 g。外用適量。

文獻　《廣西民族藥簡編》，311。

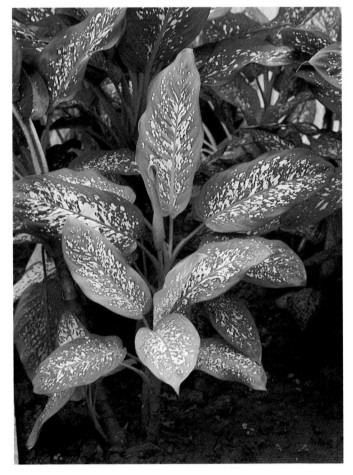

904　花葉萬年靑

來源　天南星科植物花葉萬年靑 Dieffenba-chia picta (Loud.) Schott 的根狀莖或全草。

形態　多年生草本，高達 1 m。葉聚生頂端，長圓形或長圓狀披針形，綠色，葉面散生白色或淡黃色斑塊，葉柄中部以下成鞘抱莖。總花梗由鞘中抽出，短於葉柄；佛焰苞長圓狀披針形；內穗花序頂端無附屬體；雄花在花序上部，雌花在下，中間有退化雄花；雄花有 4～5 合生雄蕊，頂面觀呈六角形；雌花具退化雄蕊，無花柱，柱頭 2 裂。

分佈　生於深山林緣，溝邊。中國南方有栽培。

採製　春夏採，切段曬乾，或鮮用。

性能　淡，寒。有小毒。清熱解毒。

應用　用於跌打損傷。骨折，毒蛇咬傷，脫肛。用量 10～30 g。外用適量。

文獻　《原色中國本草圖鑑》 13 冊，2503。

905 犁頭尖

來源 天南星科植物犁頭尖 Typhonium divaricatum (L.) Decne. 的塊莖或全草。

形態 多年生草本，高 10～20 cm。葉基生，葉片戟形或心狀戟形，邊緣微波狀或淺裂，葉脈綠色。佛焰苞基部筒狀，內側開裂，外面綠紫色，內面紫紅色，頂端尾狀，有時扭卷；肉穗花序頂端延長，具形似鼠尾的附屬體，中性花線形。漿果倒卵形。

分佈 生於村邊、田野、路旁、低窪濕地及雜草叢中。分佈於長江以南各地。

採製 夏季採挖，曬乾或鮮用。

成分 含生物碱、甾醇等。

性能 辛、苦，溫。有毒。解毒消腫，散結，止血。

應用 外用於淋巴結結核，血管瘤，癰瘡腫毒，跌打損傷，外傷出血，毒蛇咬傷。外用適量。

文獻 《滙編》上，793。

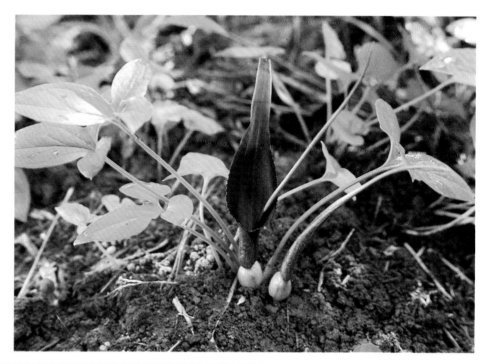

906 水半夏

來源 天南星科植物鞭檐犁頭尖 Typhonium flagelliforme (Lodd.) Bl. 的塊莖。

形態 多年生草本，高 20～40 cm。葉基生，葉柄長 10～25 cm，具寬鞘，二年生以上葉箭形或戟狀長圓形，3 裂，中裂片較大。花序柄較長，佛焰苞檐部披針形，先端長鞭狀，肉穗花序長於佛焰苞或較短，附屬體細長，線形；上部為雄花，中部為中性花，下部為雌花。漿果卵圓形。

分佈 生於水邊、田邊或低窪濕地。分佈於廣東、廣西、雲南。

採製 秋冬挖出後，去外皮，曬乾。

成分 含 β-穀甾醇及 β-穀甾醇-D-葡萄糖苷。

性能 辛，溫。有毒。燥濕，化痰，止咳。

應用 用於咳嗽痰多，支氣管炎。用量 6～15 g。

文獻 《中藥誌》二，43。

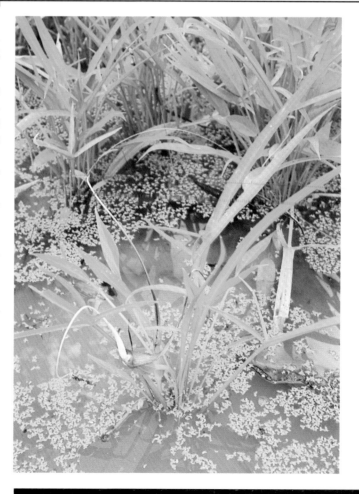

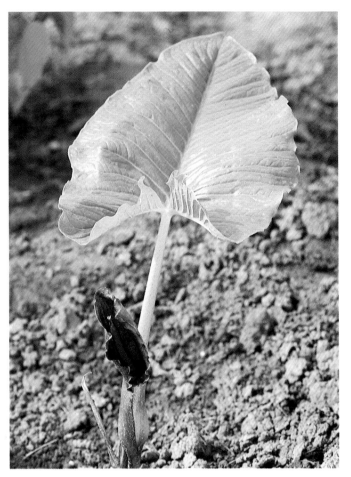

907　白附子（禹白附）

來源　天南星科植物獨腳蓮 Typhonium giganteum Engl. 的塊莖。

形態　多年生草本。葉基生，1～2 年生只有 1 葉；3～4 年生有 3～4 葉，葉片大，戟狀箭形或卵狀寬橢圓形。花從塊莖處生出，綠色，常帶紫色縱條斑點；肉穗花序棒狀，不伸出佛焰苞外；中性花序全部具花；子房圓柱形，頂端近六角形。漿果紅色。

分佈　生於林下或山澗陰濕地。分佈於華北、西北及山東、江蘇、四川。

採製　秋季採挖，去淨雜質，曬乾。

成分　含 β-穀甾醇及 β-穀甾醇-D-葡萄糖甙。

性能　辛、甘，大溫。有毒。祛風痰，鎮痙，止痛。

應用　用於中風口眼歪斜，面神經麻痺，偏頭痛，破傷風，淋巴結結核，癰腫。用量 3～4.5 g（炮製後用）。外用適量。

文獻　《中藥誌》二，325。

908　紫萍（浮萍）

來源　浮萍科植物紫萍 Spirodela poly-rhiza (L.) Schleid. 的全草。

形態　浮水小草本。根多數，細小。葉狀體扁平，卵圓形，常 2～4 片集生，少有 1 片，上面深綠色，下面紫色，有不明顯的掌狀脈 5～11。花單性，雌雄同株，生於葉狀體邊緣，佛焰苞二唇形，無花被；雄花具 2 雄蕊；雌花具 1 雌蕊，花柱短，柱頭扁平。果實圓形，邊緣有翅。

分佈　生於池塘，水田或靜水中。分佈於中國各地。

採製　夏季從水撈取，揀出雜質，曬乾。

成分　含莔草素 (orientin)、牡荆素 (vitexin) 等。

性能　辛，寒。祛風，發汗，消腫。

應用　用於風熱感冒，麻疹不透，蕁麻疹，水腫。用量 3～6 g。外用適量。

文獻　《滙編》上，643。

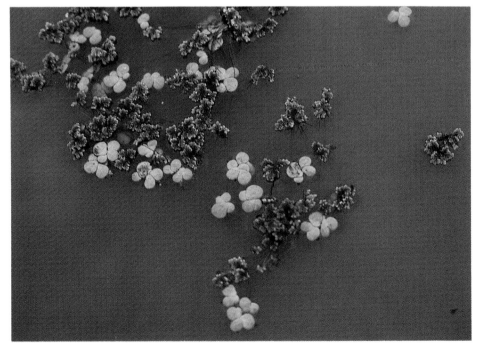

909 直立百部（百部）

來源 百部科植物直立百部 Stemona sessilitolia (Miq.) Franch. et Sav. 的塊根。

形態 多年生草本。塊根肉質，乳白色，紡錘形，數個簇生。莖直立，不分枝。葉常 3～4 片輪生，卵形或卵狀披針形，先端漸尖，基部漸窄；葉脈 5。花小，腋生，花被 4，2 輪；雄蕊 4，有披針狀附屬物。

分佈 生於山坡林下或栽培。分佈於華東及河南。

採製 9 月至翌年 4 月採挖，在沸水中浸，燙透為度，曬乾。

成分 含多種生物碱，其中有直立百部碱 (sessilistemonine)、霍多林碱 (hordorine) 等。

性能 甘、苦，微溫。有小毒。潤肺止咳，殺蟲，止癢。

應用 用於慢性支氣管炎，百日咳，鈎蟲病，濕疹等。用量 3～9 g。外用適量。

文獻 《滙編》上，326。

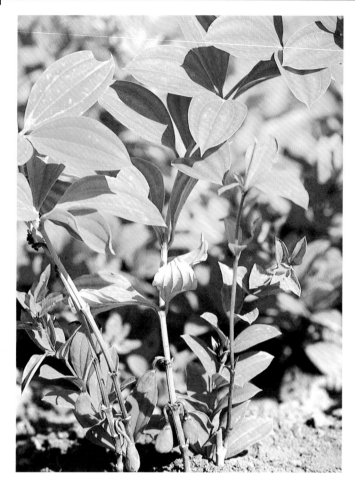

910 羊齒天冬（天門冬）

來源 百合科植物羊齒天門冬 Asparagus filicinus Buch.-Ham. 的塊根。

形態 多年生草本，高達 1 m。根肉質紡錘形，多條簇生。根狀莖極短，莖直立，通常 2 分枝，無木質化硬刺。葉極小，退化呈鱗片狀；綠色葉狀枝常 2～5 成叢，似羊齒植物。花很小，單性；雌雄異株，1～2 朵腋生；花梗纖細，中部有關節。漿果近球形，下垂。種子 2～3。

分佈 生於疏林灌叢下，山谷及溝底陰處。分佈於山西、河南、陝西、甘肅、浙江、湖北、湖南及西南。

採製 秋季採挖，去皮曬乾或蒸熟陰乾。

成分 含生物碱及揮發油。

性能 甘、淡，平。潤肺止咳。

應用 用於肺結核久咳，肺膿瘍，百日咳，咯痰帶血，支氣管哮喘。用量 10～50 g。

文獻 《滙編》上，315。

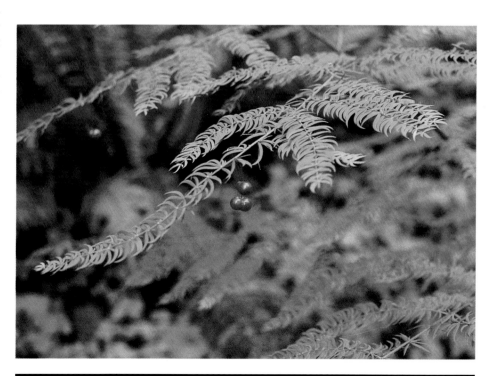

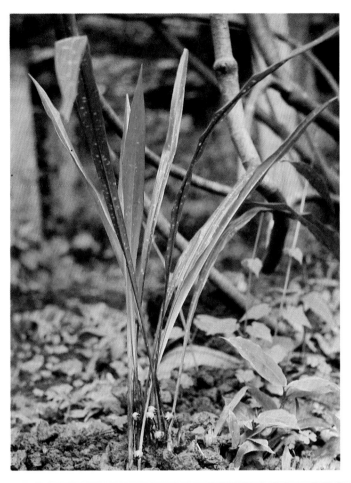

911 小花蜘蛛抱蛋

來源 百合科植物小花蜘蛛抱蛋 Aspidistra minutiflora Stapf 的根狀莖。

形態 多年生草本。根狀莖密生節和鱗片。葉線形，2～4 片簇生於根狀莖上，近頂的邊緣具細鋸齒。總花梗單生，從根狀莖上抽出，花小，外面黃綠色，內面暗紫色；花被罈狀，長 4.5～5 mm，6 裂或 4 裂；雄蕊 6 或 4，低於柱頭；柱頭圓形，邊緣有 6 或 4 圓齒。

分佈 生於山谷、山坡林下。分佈於華南及貴州。

採製 全年可採，曬乾。

性能 甘、微苦，平。清熱解毒，消腫止痛。

應用 用於感冒咳嗽，肺結核。外用於跌打扭傷。用量 9 g。外用適量。

文獻 《廣西民族藥簡編》，299。

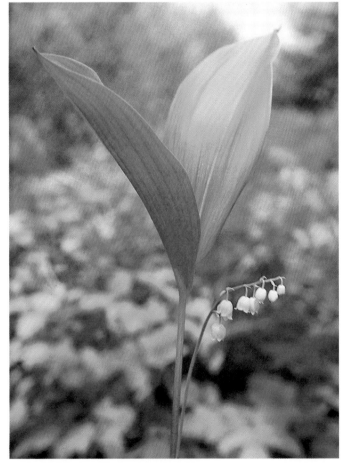

912 鈴蘭

來源 百合科植物鈴蘭 Convallaria magilis L. 的地上全草。

形態 多年生草本。葉通常 2，稀 3，鞘狀抱莖，下面包着數枚膜質鱗片；葉片卵狀橢圓形，基部稍狹而抱着。花葶由根莖抽出，總狀花序下垂，偏向一側，花稀疏，約 10 朵，鐘狀，花被白色，中部以上分離為 6 淺裂；雄蕊 6；子房卵球形。漿果球形，熟時紅色。

分佈 生於針闊混交林的林下，林緣。分佈於東北、華北。

採製 夏、秋均可採挖，曬乾。

成分 含鈴蘭苦甙 (convallatoxin)、鈴蘭甙 (convalloside)、鈴蘭毒醇甙 (convallatoxol) 等。

性能 苦，溫。有毒。強心利尿。

應用 用於充血性心力衰竭，心房纖顫，心臟病引起的浮腫。用量每次 0.3 g，每日 3 次。

文獻 《滙編》上，705。

913　浙貝母

來源　百合科植物浙貝母 Fritillaria thunbergii Miq. 的乾燥鱗莖。

形態　多年生草本，高 30～80 cm。莖單一，直立。葉無柄，葉片窄披針形至線狀披針形，莖下部葉對生，中部葉輪生，上部葉互生，先端卷曲。花鐘狀，下垂，淡黃色或黃綠色，有時稍帶淡紫色；花被片 6。蒴果卵圓形，具 6 稜。

分佈　生於山坡草叢、林下較蔭處。分佈於江蘇、浙江、安徽等，有大量栽培。

採製　立夏前後採挖，摘除心芽，撞去表皮，熟石灰吸去表面漿汁，曬乾。

成分　含貝母鹼 (peimine)、去氫貝母鹼 (peiminine) 及微量貝母新鹼 (peimisine)。

性能　苦，寒。清熱潤肺，化痰止咳。

應用　用於痰熱咳嗽，胸悶痰黏。用量 4.5～9 g 或 1.5 g 研粉服。

文獻　《中藥誌》一，95。

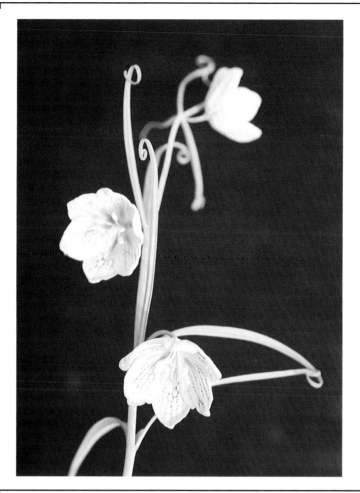

914　萱草

來源　百合科植物萱草 Hemerocallis fulva L. 的根。

形態　多年生草本。根莖短粗，具肉質纖維根，常膨大呈紡錘形塊根。葉基生成叢，長條狀披針形，背面被白粉。圓錐花序頂生，花葶高於葉；苞片披針形；花被橘黃色，邊緣稍作波狀。蒴果長圓形。

分佈　生於山地陰濕處或林下。中國各地都有分佈。

採製　秋季採挖，除去莖苗及細根，曬乾。

成分　含氨基酸及穀甾醇。

性能　甘，涼。清熱利尿，涼血止血。

應用　用於腮腺炎，黃疸，膀胱炎，尿血，小便不利，乳汁缺乏，月經不調等。外用於乳腺炎。用量 6～12 g。外用適量。

文獻　《大辭典》下，4832。

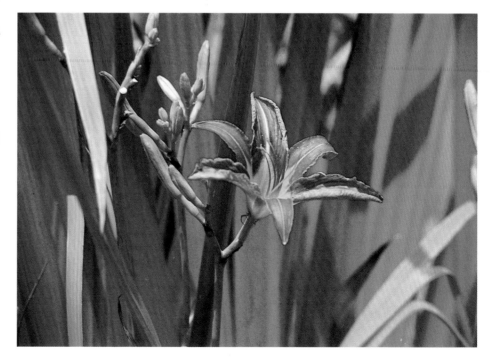

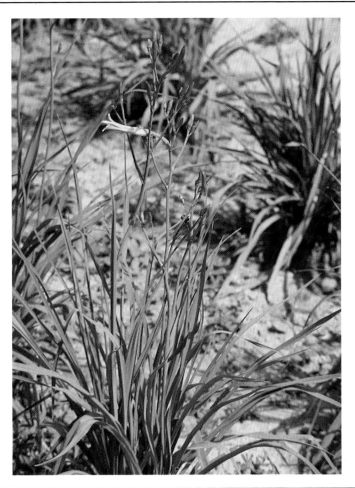

915 黃花菜

來源 百合科植物褶葉萱草 Hemero-callis plicata Stapf 的根。

形態 多年生草本，高 30～65 cm。根簇生，肉質，根端紡錘形。葉基生，長帶狀中肋下面突出成脊；花莖自葉腋抽出，花橘黃色；漏斗形，花被長 6.5 cm，6 裂，裂片邊緣稍波狀。蒴果革質橢圓形。

分佈 生於山坡、草地。分佈於四川、雲南。

採製 秋季採挖，除去殘莖，切片曬乾。

性能 甘，涼。消熱利尿，涼血止血。

應用 用於腮腺炎，黃疸，膀胱炎，尿血，小便不利，月經不調，便血。外用於乳腺炎。用量 7～15 g。外用適量。

文獻 《滙編》下，604。

916 玉簪花

來源 百合科植物玉簪花 Hosta plan-taginea (Lam.) Aschers. 的花、葉及全草。

形態 多年生草本。有粗根莖。葉根生，成叢；葉片卵形至心狀卵形。花莖從葉叢中抽出，頂端有葉狀苞片；花白色，花柄基部有膜質卵形苞片；花被漏斗狀，上部6 裂；雄蕊 6，與花被等長；子房無柄，花柱線形。蒴果窄長。種子黑色，邊緣有翼。

分佈 生於陰濕地。中國各地多有栽培。

採製 秋季採收，曬乾。

成分 根含香豆精類、三萜成分、多糖。

性能 根、葉甘、辛，寒，有毒；消腫，解毒，止血。花甘，涼；止痛。

應用 根用於癰疽，咽腫，吐血。葉用於疔瘡，蛇傷，癰腫。花用於咽喉腫痛，小便不通，瘡毒，燒傷。用量根、葉 15～30 g。花 2.5～3.5 g。

文獻 《大辭典》上，1166-67、1171。

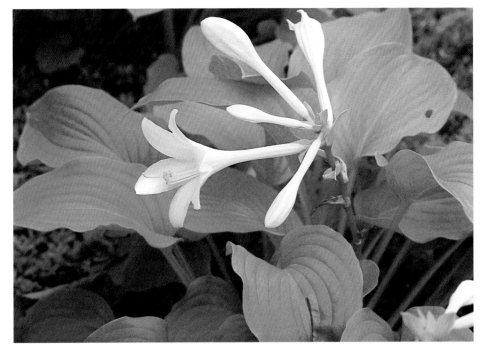

917 山丹（百合）

來源　百合科植物細葉百合Lilium pumilum DC. 的鱗莖。

形態　多年生草本，高 20～60 cm。葉 3～5 列，互生，至莖頂漸少而小，葉片窄線形，先端銳尖。花單生於莖頂，或在莖頂葉腋間各生一花，成總狀花序，俯垂；花被 6 片，紅色，向外反卷；雄蕊 6；雌蕊 1。蒴果橢圓形。

分佈　生於山坡、林下及山地巖石間。分佈東北、華北及甘肅、內蒙古等。

採製　秋季採挖，洗淨泥土，剝取鱗片，微蒸，焙乾。

性能　甘、微苦、平。潤肺止咳，清心安神。

應用　用於肺癆久嗽，咳唾痰血，熱病後餘熱未清，虛煩驚悸。用量 10～30 g，亦可蒸食或煮粥食。

文獻　《大辭典》上，1728。

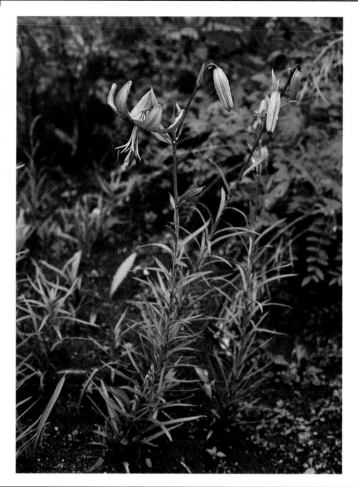

918 大葉麥冬

來源　百合科植物多花沿階草 Ophiopogon tonkinensis Rodr. 的塊根。

形態　多年生草本，根莖短，匍匐，鬚根常於中部膨大為肉質塊根。葉草質線形，長達 40 cm，寬約 2 cm，花藍色，花序粗壯，花密生。漿果球形，成熟時藍黑色。

分佈　生於疏林下或灌叢中。分佈於廣東、廣西、雲南。

採製　採挖後，去根莖及葉，洗淨，曬乾或焙乾去淨鬚根，焙至足乾。

性能　甘、微苦，微寒。潤肺生津，止咳化痰。

應用　用於百日咳，尿道炎，肺結核咳嗽，咯血，支氣管炎。用量 15～30 g。

文獻　《滙編》下，845。

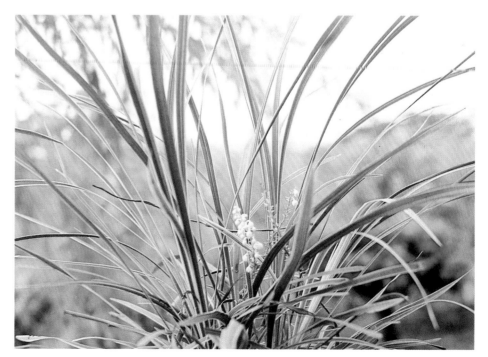

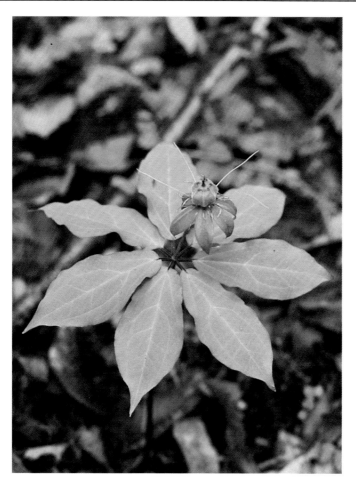

919 雲南重樓（重樓）

來源 百合科植物雲南重樓Paris poly-phylla Smith var. yunnenensis (Fran-ch.) Hand.-Mazz. 的根莖。

形態 多年生直立草本。根莖肥厚，結節明顯。葉輪生於莖頂，6～9片，橢圓形或倒卵形，全緣。花的外列花被片6～9，內列花被片線形，前端略寬大。花藥藥隔延長。

分佈 生於山區山坡、林下或溪邊濕地。分佈於雲南。

採製 挖取根莖，洗淨，削去鬚根、曬乾。

性能 苦、辛，寒。有毒。清熱解毒，平喘止咳，熄風定驚。

應用 用於癰腫，疔瘡，瘰癧，喉痹，慢性氣管炎，小兒驚風抽搐，用量3～10 g。外用適量。

文獻 《大辭典》下，3593。

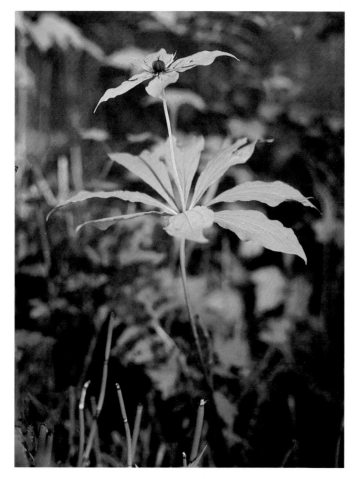

920 北重樓

來源 百合科植物北重樓 Paris verticil-lata M. Bieb. 的根莖。

形態 多年生直立草本，高30～50 cm。根狀莖細長。莖單一，葉6～8枚於莖頂輪生，葉片披針形、倒披針形。花單一，自葉輪中心抽出；外輪花被片4，葉狀，綠色；內輪花被片4，線形，黃色；雄蕊8；花柱分枝4裂。蒴果漿果狀，紫黑色。

分佈 生於山坡林下。分佈於東北、華北、西北及內蒙古等地。

採製 春、秋季採挖，去泥土，洗淨曬乾。

性能 苦，寒。有小毒。清熱解毒，消腫散瘀。

應用 用於熱病煩燥，癰腫疔毒，毒蛇咬傷。用量10～15 g。

文獻 《長白山植物藥誌》，1360。

921　土茯苓

來源　百合科植物土茯苓 Smilax glabra Roxb. 的根狀莖。

形態　攀援狀蔓生灌木。根狀莖斷面淡紅白色。莖無刺。葉革質，橢圓狀披針形，兩面均無毛，下面粉白色；葉柄基部有兩條卷鬚。傘形花序腋生，花淺黃色；單性異株；花被裂片6；雄蕊6。漿果球形。

分佈　生於山坡、路旁灌木叢中。分佈華南、華東、華中、西南及陝西。

採製　全年可採，切片曬乾。

成分　含薯蕷皂甙元、告薯蕷皂甙元、鞣質等。

性能　甘、淡，平。清熱，除濕，解毒。

應用　用於鈎端螺旋體病，梅毒，風濕關節痛，尿路感染，白帶、癰癤，濕疹，汞粉及銀硃中毒。用量9～60 g。

文獻　《中藥誌》二，233。

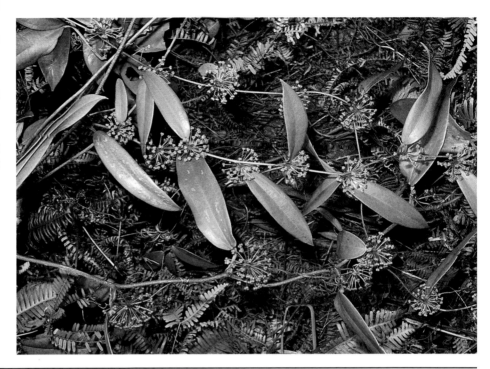

922　抱莖菝葜

來源　百合科植物抱莖菝葜 Smilax ocreata A. DC. 的根狀莖。

形態　攀援灌木。莖通常生疏刺。葉革質，卵形或橢圓形，下面淡綠色，葉柄基部兩側具耳狀鞘，鞘外折，作穿莖狀抱莖，葉柄上卷鬚脫落點位於近中部。傘形花序2～7個，排成圓錐花序，花黃綠色，單性異株；花被片6，雄花的花被片6，下部的花絲約四分之一合生成柱；雌花與雄花近等大，無退化雄蕊。漿果球形。

分佈　生於山地灌叢中。分佈於華南、西南。

採製　秋季採，切片曬乾。

性能　健脾益胃，強筋骨。

應用　用於風濕骨痛，身體虛弱，手足無力，陽萎，腸炎腹瀉，胃病，尿頻，發燒。用量15～30 g。

文獻　《廣西民族藥簡編》，306。

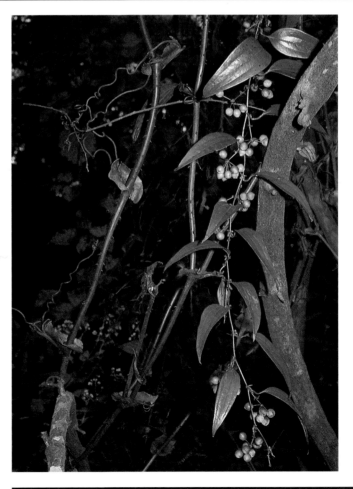

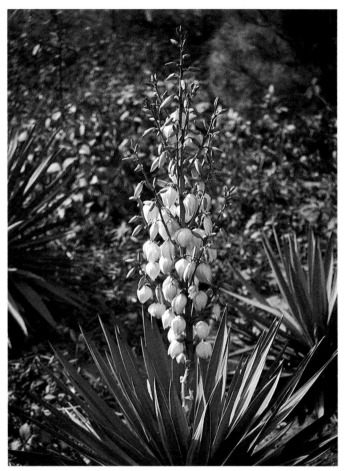

923　鳳尾蘭

來源　百合科植物鳳尾絲蘭 Yucca glori-osa L. 的花。

形態　常綠木本植物，或小喬木狀，高達5 m，莖短而少分枝。葉密集，螺旋排列於莖端，葉堅硬強韌，肥厚，劍形，長 40～60 cm，寬 5～6 cm，先端成刺狀；幼時葉緣具疏齒，老時具數絲線狀；斜向挺直，兩面光滑無毛而被白色蠟質。頂生圓錐花序，長 1～1.5 m；花大形，乳白色，杯狀而下垂；化被片頂端帶紫紅色，肉質，寬卵形，長 4～5 cm。蒴果橢圓狀卵形，長 5～6 cm，不開裂。

分佈　中國各地都有引種栽培。

採製　秋季採收，曬乾。

成分　葉含絲蘭皂甙 (yucconin)。

性能　澀，平。平喘。

應用　用於支氣管哮喘。

文獻　《浙江藥用植物誌》下，1551。

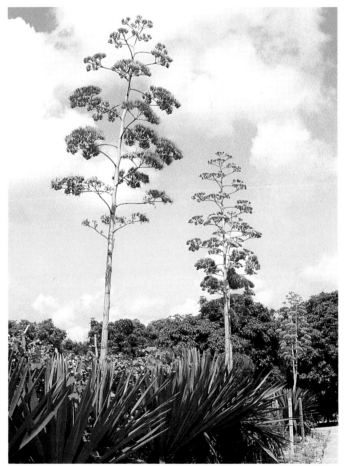

924　劍麻

來源　石蒜科植物劍麻 Agave sisalana Perrine ex Engelm. 的葉。

形態　多年生草本。莖極短。葉劍形，肉質而厚，旋疊於莖基，長達 1.5 m，初被白粉，頂端有 1 紅褐色硬刺。大型圓錐花序高達 6 m；花被裂片 6；雄蕊 6。蒴果長圓形。

分佈　栽培。福建、廣東、海南、廣西有栽培。

採製　全年可採，鮮用。

成分　含新替告皂苷元酮 (neotigogen-one)、新替告皂苷元 (neotigogemin)、替告皂甙元 (tigogenin)、劍麻皂甙元 (sisalagenin)、β-穀甾醇、白蛋白 (albu-min)、穀蛋白 (glutelin) 等。

性能　辛，平。消腫。

應用　外用於癰腫，瘡瘍。外用適量。

文獻　《化學學報》(1976：3)，179；《廣西藥園名錄》，383。

925 穿地龍

來源 薯蕷科植物蜀葵葉薯蕷 Dioscorea althaeoides R. Kunth. 的根狀莖。

形態 多年生纏繞草質藤本。根狀莖橫走。葉互生，寬卵狀心形，邊緣淺波狀或4～5淺裂，下面脈上密被短柔毛。花單性，異株，雄花有梗，常2～5朵集成小聚傘花序再組成總狀花序；花被碟形，管狀，頂端6裂；雄蕊6，花絲短；雌花序穗狀，苞片2，有退化雄蕊或無。蒴果三稜形。種子生於中軸基部，向頂端有寬翅。

分佈 生於山坡、溝邊或路旁雜木林下或林緣。分佈於西南地區。

採製 秋季採挖，曬乾。

成分 含薯蕷皂甙元 (diosgenin)。

性能 苦、平。舒筋活絡，祛風除濕。

應用 用於風濕麻木，跌打損傷，積食飽脹，消化不良。用量15～30 g。

文獻 《滙編》下，413。

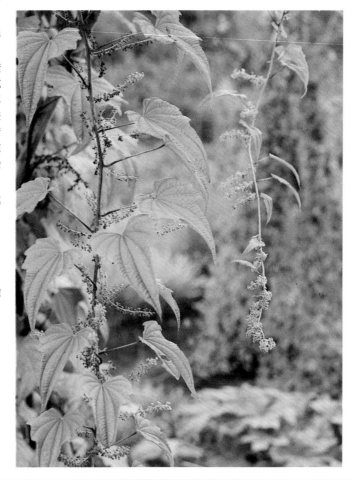

926 黃藥子

來源 薯蕷科植物黃獨 Dioscorea bulbifera L. 的塊莖。

形態 纏繞草質藤本。塊莖卵圓形。莖左旋。葉互生，寬卵狀心形或卵狀心形，先端尾漸尖，全緣或微波狀，葉腋內有紫褐色球形珠芽，外有斑點。雄花序穗狀，雄花單生，密集，苞片2；花被片披針形；雄蕊6；雌花序穗狀，退化雄蕊6。蒴果三稜狀長圓形。種子生於中軸胎座頂部，種翅向基部延伸。

分佈 生於河谷、山谷或雜木林邊或村邊樹蔭下。分佈於華東、中南、西南。

採製 秋季採挖，切片曬乾。

成分 含薯蕷皂甙元 (diosgenin)、鞣質等。

性能 苦，平。清熱涼血，解毒消癭。

應用 用於咽喉腫痛，癰腫瘡毒，蛇蟲咬傷，甲狀腺腫。用量3～6 g。外用適量。

文獻 《中藥誌》二，504。

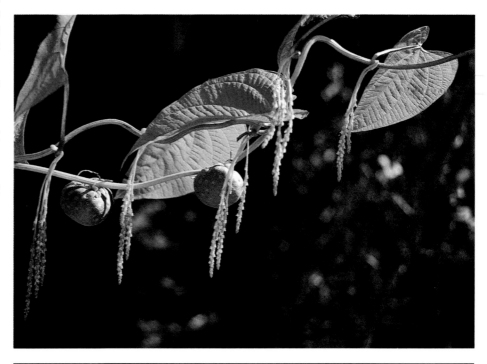

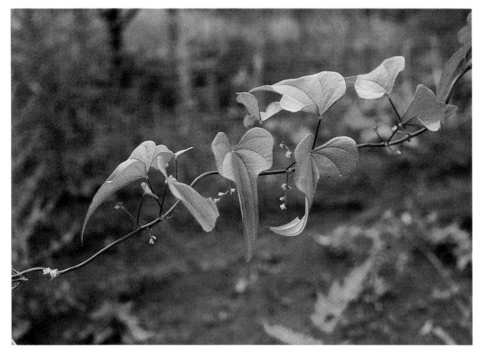

927 三角葉薯蕷（黃山藥）

來源 薯蕷科植物三角葉薯蕷 Dioscorea deltoidea Wall. 的根狀莖。

形態 纏繞草質藤本。根狀莖橫走，薑塊狀。葉互生，三角狀心形或三角狀戟形，常 3 裂，乾後不變黑，下面葉脈有硬毛。花單性異株，雄花無梗，黃綠色，常 2 朵簇生，稀疏，排成穗狀花序；花被杯狀，6 裂；雄蕊 6，花藥個字形着生；雌花序和雄花序相似，具退化雄蕊。蒴果長寬幾相等。種子卵圓形，着生於每室中軸中部。

分佈 生於灌木叢中、溝谷潤葉林中。分佈於雲南、西藏。

採製 秋季採挖，切片曬乾。

成分 含薯蕷皂甙，水解得薯蕷皂甙元 (diosgenin)。

性能 苦，平。解毒消腫，止痛。

應用 用於胃痛，跌打損傷。外用於淋巴結結核。用量 15～30 g。外用適量。

文獻 《滙編》下，542。

928 白薯莨

來源 薯蕷科植物白薯莨 Dioscorea hispida Dennst. 的塊莖。

形態 多年生纏繞草本。莖略有刺。三出複葉；小葉橢圓形，基出脈 5，無毛或下面被毛。花單性異株，排成穗狀花序；雄花花被 6 裂，雄蕊 6；雌花花被與雄花相似。蒴果有翅 3。被毛。種子有翅。

分佈 生於山坡、山谷濕潤處。分佈於華南及福建、雲南。

採製 全年可採，切片曬乾。

成分 含白薯莨鹼 (dioscorine) 等。

性能 甘，涼。有毒。解毒消腫，去瘀止血。

應用 用於痢疾。外用於癰瘡腫毒，皮癬，跌打扭傷，外傷出血。用量 3 g。外用適量。

文獻 《滙編》下，214；《廣西民族藥簡編》，320。

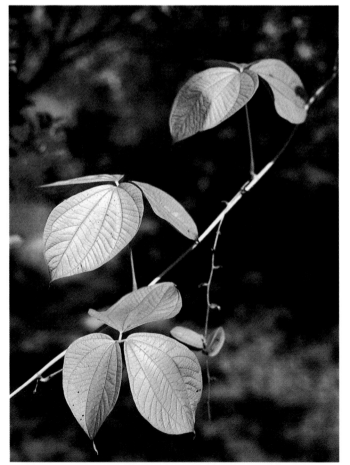

929 射干

來源 鳶尾科植物射干 Belamcanda chinensis (L.) DC. 的根莖。

形態 多年生草本，高 50～120 cm。葉 2 列，寬劍形，扁平，基部抱莖，葉脈平行。聚傘花序傘房狀，總花梗和小花梗基部具膜質苞片；花黃色，花被片 6，橢圓形，散生暗紅色斑，基部合生成短筒；雄蕊 3，着生在花被片基部；子房下位，花柱棒狀，頂端 3 淺裂，被短柔毛。蒴果倒卵圓球形，熟時沿縫線 3 瓣裂。種子黑色，近球形。

分佈 生於山坡草原、溝谷，亦有栽培。分佈於全國各地。

採製 夏秋採挖，去莖葉，曬乾。

成分 含野鳶尾甙 (iridin) 等。

性能 苦，寒。清熱解毒，利咽消痰，散血消腫。

應用 用於咽喉腫痛，痰咳氣喘。用量 3～9 g。

文獻 《中藥誌》一，521。

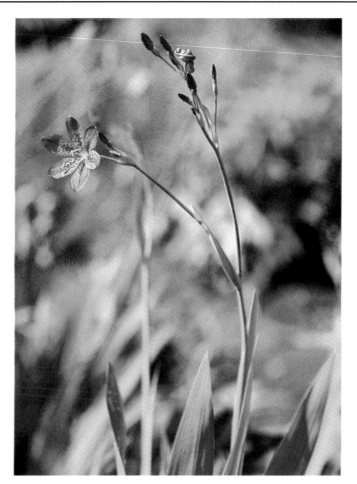

930 藏紅花

來源 鳶尾科植物番紅花 Crocus sativus L. 的花柱上部及柱頭。

形態 多年生草本。鱗莖球狀。葉片 9～15，自鱗莖生出，狹長線形，葉緣反卷，基部由 4～5 片廣潤鱗片包圍。花頂生，花被 6 片，倒卵圓形，淡紫色，花筒細管狀；雄蕊 3；雌蕊 3，子房下位，花柱細長，黃色，頂端 3 深裂，伸出花筒外部，下垂，紅色，柱頭頂端略膨大，有一開口呈漏斗狀。蒴果長形，具 3 鈍稜。種子多散。

分佈 原產南歐，伊朗、中國有栽培。

採製 9～10 月晴天早晨採收，烘乾。

成分 含藏紅花素 (crocin)、藏紅花苦素 (picrocrocin)。

性能 甘，平，活血化瘀，散鬱開結。

應用 用於婦女經閉，產後瘀血腹痛，胸膈痞悶。用量 3～6 g。

文獻 《大辭典》下，5612。

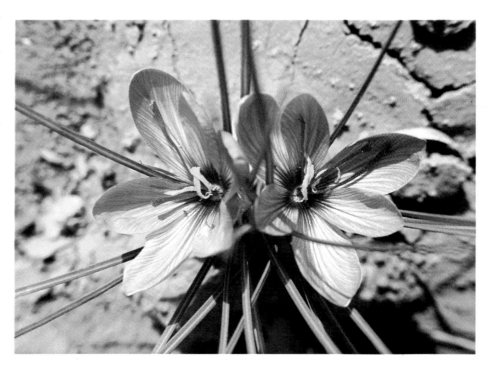

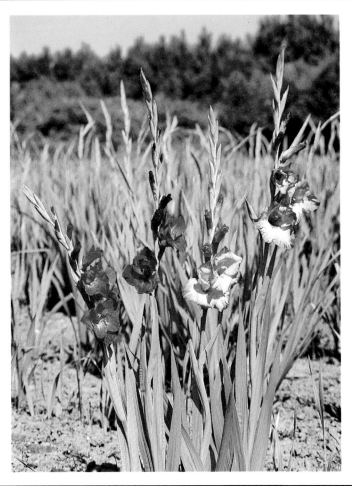

931 標桿花

來源 鳶尾科植物唐菖蒲 Gladiolus gandavensis van Houtt. 的球莖。

形態 多年生草本。球莖扁球形。莖直立，高 60～90 cm。葉基生，2 列，劍形，基部鞘狀。花莖不分枝，5～8 cm，下部有數片互生葉；頂生穗狀花序；每朵花下有苞片2，兩側對稱；花有多種顏色，花被管基部彎曲；裂片 6；最上面 1 花被片最寬大，彎曲成盔狀，3 枚雄蕊生於此。蒴果長圓形，室背開裂。種子扁平，有翅。

分佈 中國各地多有栽培。

採製 秋後採收，曬乾。

性能 苦，涼。清熱解毒，散瘀消腫。

應用 用於痧症，咽喉紅痛，虛熱。外用於瘡毒，腮腺炎，淋巴腺炎及跌打損傷。用量 10～15 g。外用適量。

文獻 《大辭典》下，486。

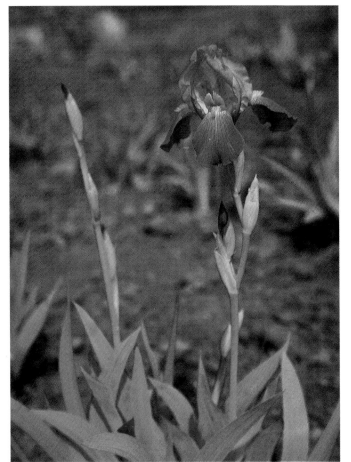

932 鳶尾

來源 鳶尾科植物鳶尾 Iris tectorum Maxim. 的根狀莖。

形態 多年生草本，高 40～60 cm。根狀莖粗短多節。葉互生，基部抱莖，2 列，劍形，長 30～45 cm，寬 2 cm，平行脈多條。花莖單一或 2 分枝；花被片 6，藍紫色；雄蕊 3，花藥線形向外；雌蕊 1，子房下位，3 室，柱頭 3 叉，裂片花瓣狀。蒴果長橢圓形，有 6 稜。

分佈 生於灌木林邊，或為栽培。分佈於中國大部省區。

採製 全年可採挖，去莖葉及鬚根，洗淨，切段曬乾。

成分 含鳶尾黃酮甙 (tectoridin) 等。

性能 苦，辛，平。活血祛瘀，祛風利濕，解毒，消積。

應用 用於跌打損傷，風濕疼痛，咽喉腫痛，食積腹脹，瘧疾。外用於癰癤腫毒，外傷出血。用量 3～15 g。外用適量。

文獻 《滙編》上，491。

933 紅豆蔻(附:大高良薑)

來源 薑科植物大高良薑 Alphinia galanga (L.) Willd. 的果實。

形態 多年生草本,高 1.5～2.5 m。葉 2 列,無柄或具短柄,葉舌先端鈍,葉片長圓形至寬披針形。圓錐花序頂生,總苞片線形,小苞片披針形;花綠白色,花萼管狀;花冠管與萼管略等長;能育雄蕊 1,退化雄蕊 2;子房下位。蒴果長圓形,熟時橙紅色。

分佈 生於山坡、曠野的草叢中。分佈於廣東、海南、廣西、雲南。

採製 秋季採摘果實,曬乾。

成分 含揮發油、黃酮、皂苷、脂肪酸等。

性能 辛,溫。散寒燥濕,健脾消食。

應用 用於脘腹冷痛,食積脹滿,泄瀉。用量 3～5 g。

附註 本種根狀莖亦供藥用。辛,溫。溫胃散寒,止痛。用於心胃氣痛,胃寒冷,傷食吐瀉。

文獻 《中藥誌》三,7。

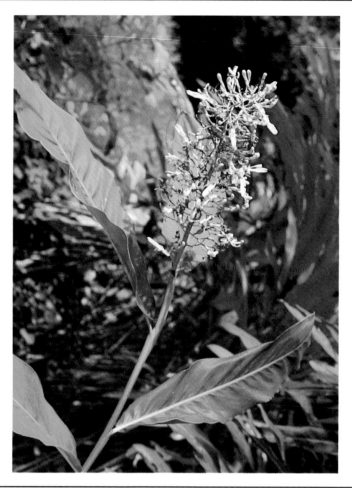

934 草豆蔻

來源 薑科植物草豆蔻 Alpinia katsumadai Hayata 的種子團。

形態 多年生草本。莖粗壯。葉狹長橢圓形或長披針形,上面無毛或被微毛,下面被疏毛,邊緣有緣毛;葉舌卵形,長 5～8 mm,被粗毛。總狀花序頂生,花白色;花萼和花冠均 3 裂;唇瓣三角狀卵形,2 淺裂,具彩色條紋。蒴果近球形。

分佈 生於山谷、林緣陰濕處。分佈於華南。

採製 秋季採,曬至八成乾後剝去果皮,曬乾。

成分 含山薑素 (alpinetin)、豆蔻素 (cardamomin)、黃酮類、皂苷、揮發油等。

性能 辛,溫。祛寒燥濕,暖胃止嘔。

應用 用於胃寒腹痛,食慾不振,反胃吐酸,寒濕吐瀉。用量 3～6 g。

文獻 《中藥誌》三,15。

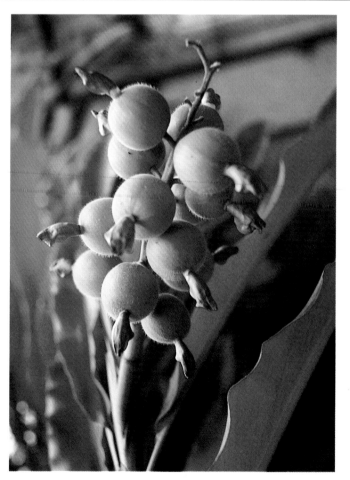

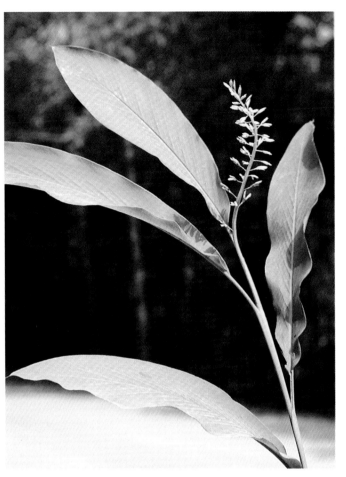

935 假益智

來源 薑科植物假益智 Alpinia maclurei Merr. 的花。

形態 多年生草本，高 1～2 m。葉片披針形，先端尾尖，基部漸狹；葉舌 2 裂。圓錐花序直立，花 3～5 朵聚生於分枝頂端；小苞片兜狀，早落；花萼管狀，3 齒裂；花冠管裂片長圓形，兜狀；側生退化雄蕊長 5 mm，唇瓣長圓狀卵形；花絲長 1.4 cm，花藥長 3～4 mm；子房卵形，被絨毛。果球形，無毛，果皮易破裂。

分佈 生於山地林中。分佈於廣東、海南、廣西、雲南。

採製 春夏季採花鮮用。

成分 花含揮發油。

性能 辛，溫。發散風寒，止嘔。

應用 用於風寒感冒，胃寒痛，嘔吐。

文獻 《雲南民間草藥》，147。

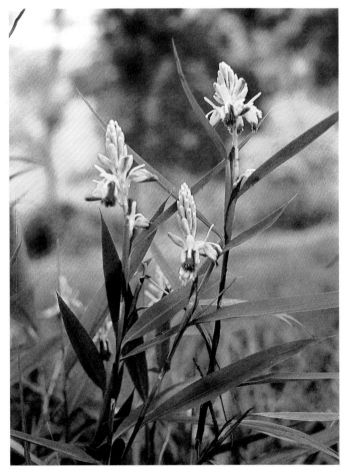

936 高良薑

來源 薑科植物高良薑 Alpinia officinarum Hance 的根狀莖。

形態 多年生草本，高 40～80 cm。根狀莖圓柱形，橫走，棕紅色或紫紅色。地上莖叢生，直立。葉 2 列；無柄；狹線狀披針形，長 20～30 cm，先端尖。葉舌長可達 2～3 cm，膜質。總狀花序頂生，花冠管漏斗狀，3 裂；唇瓣頂端微卷，具紫紅色條紋。蒴果球形，直徑約 1 cm，熟時橘紅色。

分佈 生於山坡灌木叢中或栽培。分佈於台灣、廣東、海南、廣西、雲南。

採製 夏秋採挖 4～6 年根狀莖，去淨，切段曬乾。

成分 含揮發油，高良薑素等 14 種黃酮化合物。

性能 辛，溫。溫中，散寒，止痛。

應用 用於胃腹冷痛，急性胃腸炎。外用於汗斑。用量 3～9 g。

文獻 《滙編》上，640。

937 疣果豆蔻

來源 薑科植物疣果豆蔻 Amomum muricarpum Elm. 的種子、花蕾。

形態 多年生草本，高達 3 m。葉披針形，兩面均無毛；葉柄長 0.5～1 cm；葉舌長 7～9 mm。穗狀花序由根莖抽出；花萼紅色；唇瓣倒卵形，長 2.5～3 cm，黃色，頂端 2 裂；側生退化雄蕊鑽狀，藥隔附屬體半圓形，全緣。蒴果近球形，果皮密被絨毛和片狀分枝的柔刺，刺長 3～6 mm。

分佈 生於密林中。分佈於廣東、海南、廣西。

採製 夏季採花蕾。冬季採果，取出種子，曬乾。

性能 辛，溫。行氣止痛，祛痰止嘔。

應用 種子用於胃寒痛，妊娠腹痛，胎動不安。花蕾用於肺結核。用量 6～9 g。

文獻 《廣西民族藥簡編》，291。

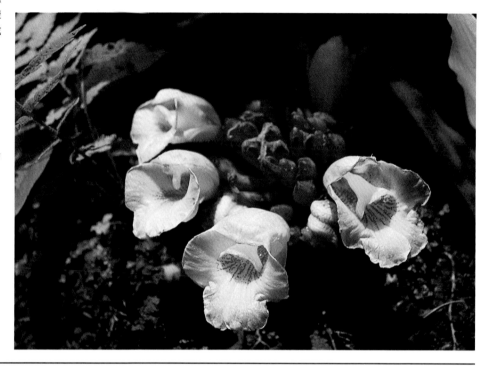

938 砂仁

來源 薑科植物陽春砂 Amomum villosum Lour. 的果實。

形態 多年生草本，根狀莖橫走。莖直立。葉排生爲 2 列，狹長圓形或條狀披針形，葉鞘開放；葉舌 3～5 mm。花葶從根壯莖生出；穗狀花序球形；萼管狀，3 淺裂；花冠管細長，3 裂，先端兜狀，唇瓣匙形，白色，稍帶黃色斑點；雄蕊 1；子房下位。蒴果橢圓形或卵形，有肉刺。種子多數，芳香。

分佈 生於山谷林下陰濕處，多爲栽培。分佈於福建、廣東、廣西、雲南。

採製 剪下成熟果穗，烘至半乾，趁熱噴冷水一次，待乾。

成分 種子含揮發油。主成分爲右旋樟腦、芳樟醇 (linalool)、橙花叔醇 (nerolidol) 等。

性能 辛，溫。行氣寬中，健胃消食。

應用 用於胃腹脹痛，食慾不振。

文獻 《滙編》上，591。

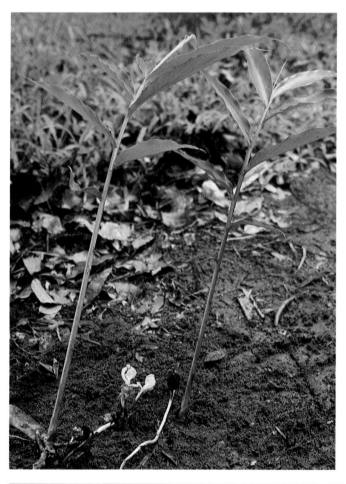

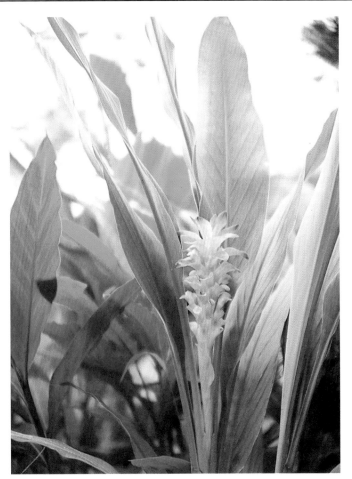

939　鬱金

來源　薑科植物鬱金 Curcuma aromatica Salisb. 的塊根。

形態　多年生草本，根狀莖肥大，深黃色。葉大，具柄，長 30～60 cm，頂端具細尖尾。花葶由根狀莖抽出，穗狀花序圓柱形，長約 15 cm，在花序下部的苞片淡綠色，上部的白而帶紅色；花冠管長約 2.5 cm，裂片白色而帶粉紅，唇瓣黃色。

分佈　多栽培。分佈於浙江、江西、福建、台灣、廣東、廣西、四川、雲南。

採製　冬季採挖塊根，洗淨，煮熟後曬乾或烘乾。

成分　含揮發油約 6%，莪朮醇 (cucumol)、莪朮雙酮等。

性能　辛、苦，寒，行氣解鬱，涼血破瘀。

應用　用於胸悶脇痛。胃腹脹痛，黃疸，吐血，尿血，月經不調。用量 4.5～9 g。

文獻　《滙編》上，490。

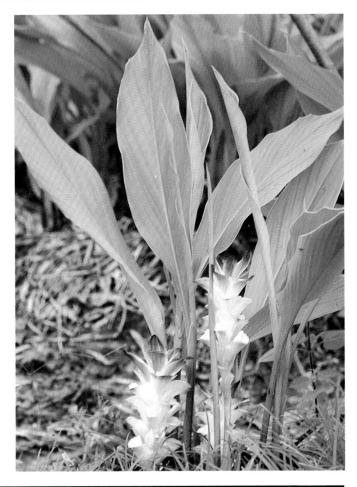

940　毛莪朮（莪朮）

來源　薑科植物廣西莪朮 Curcuma kwangsiensis S.G. Lee et C.F. Liang 的根狀莖。

形態　多年生草本，高達 1 m。根狀莖有環紋，淺褐色，斷面白色。葉長圓形，兩面均被短絨毛。穗狀花序從根狀莖上抽出，苞片頂端紅色；花冠管長約 2 cm，唇瓣近圓形。

分佈　生於溪旁，田邊草地上或栽培。分佈於廣西、雲南。

採製　冬季採，除去蘆頭及鬚根，切片曬乾或沸水煮片刻取出曬乾。

成分　含莪朮醇 (curcumol)、莪朮雙酮 (curdione) 等。

性能　辛、苦，微溫。活血化瘀，消積止痛，抗腫瘤。

應用　用於血滯閉徑，胸脇脹痛，產後腹痛，早期宮頸癌，跌打損傷。用量 4.5～9 g。

文獻　《中藥誌》二，123。

941 薑三七

來源 薑科植物土田七 Stahlianthus involucratus (King ex Bak.) Craib 的根狀莖。

形態 多年生草本，高達 30 cm。葉披針形，兩面均無毛，下面略帶紫紅色。花序由根狀莖抽出，有 10～15 朵組成頭狀花序，包藏於一鐘狀總苞內；花白色，唇瓣頂端 2 裂，被毛；藥隔附屬物半圓形。蒴果。

分佈 生於疏林下或荒坡地。分佈於廣西、海南、福建、雲南。

採製 冬季可採，曬乾。

成分 含薑三七醇 (stahlianthusone)、二氫薑三七醇 (dihydrostahlianthusol) 等。

性能 辛，溫。活血散瘀，消腫止痛。

應用 用於跌打損傷，風濕骨痛，吐血衄血，月經過多。用量 3～9 g。

文獻 《滙編》下，411；《藥學學報》(1983：11)，839。

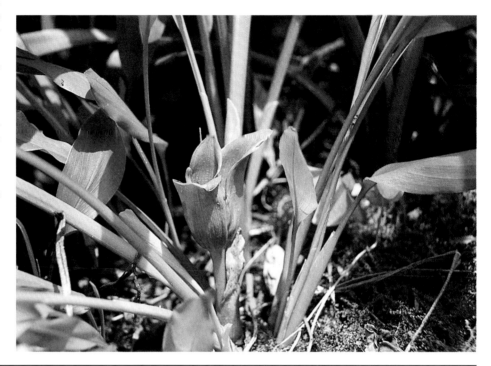

942 薑（生薑）

來源 薑科植物薑 Zingiber officinale Rosc. 的根狀莖。

形態 多年生草本。葉線狀披針形，無柄；葉鞘抱莖；葉舌長 1～3 mm。穗狀花序卵形，由根狀莖抽出；苞片卵圓形，淡綠色；萼 3 裂；花冠管黃綠色，裂片 3；唇瓣長圓狀倒卵形，有紫色條紋和黃白色斑點。蒴果。

分佈 栽培。除東北外，大部分地區有栽培。

採製 秋冬採，除去鬚根，洗淨。

成分 含薑酮 (zingerone)、薑烯酚 (shogaol) 等。

性能 辛，微溫。發汗解表，溫中止嘔，解毒。

應用 用於風寒感冒，咳嗽，胃寒嘔吐，並可解生半夏、生南星中毒。用量 3～9 g。

文獻 《中藥誌》二，231。

附註 乾薑、薑皮、炮薑均由本品加工炮製而成。

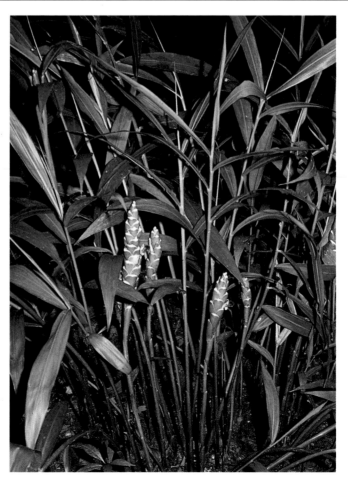

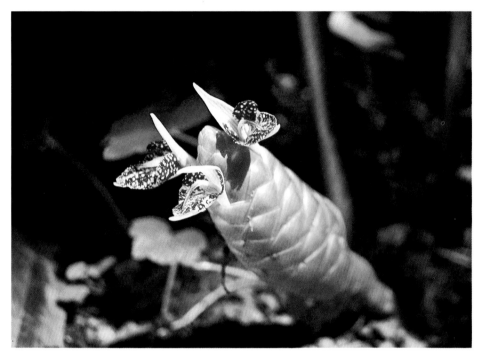

943 紅球薑

來源 薑科植物紅球薑 Zingiber zerumbet (L.) Smith 的根狀莖。

形態 多年生草本，高達 2 m。葉披針形至長圓狀披針形，無毛或下面被疏的長柔毛，葉舌長 1.5～2 cm。花序球果狀，頂端鈍，長 6～15 cm；苞片近圓形，覆互狀排列，長 2～3.5 cm，初時淡綠色，後變紅色；花冠淡黃色，唇瓣淡黃色。蒴果橢圓形。

分佈 生於林緣或林下濕潤處。分佈於廣東、海南、廣西、雲南。

採製 全年可採，曬乾。

性能 辛，微溫。祛風解毒，行氣止痛。

應用 用於黃疸型肝炎，心氣痛，腹痛，肺結核，跌打內傷瘀血。用量 15～30 g。

文獻 《廣西民族藥簡編》，295。

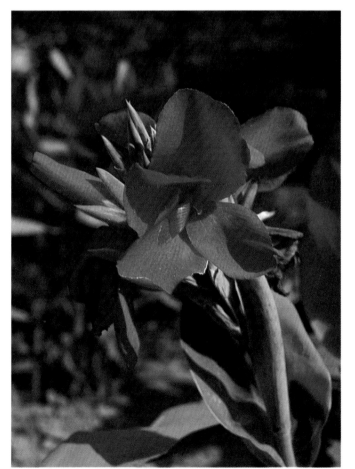

944 美人蕉

來源 美人蕉科植物美人蕉 Canna indica L. 的根狀莖及花。

形態 多年生直立草本，高達 1.5 m。單葉互生。總狀花序頂生，花紅色或黃色；萼片 3；花冠管狀，3 裂，綠色或紅色；雄蕊 5，花瓣狀。鮮紅色，其中一個具花藥，最外 3 個為退化雄蕊，另外一個反卷為唇瓣。蒴果長卵形，有軟刺。

分佈 生於濕潤草地。中國各地普遍栽培。

採製 四季可採，鮮用或曬乾。

性能 甘、淡，涼。清熱利濕，安神降壓。

應用 用於黃疸型急性傳染性肝炎，神經官能症，高血壓症，紅崩，白帶。外用於跌打損傷，瘡瘍腫毒。用量 30～60 g。鮮根 60～120 g。外用鮮根適量。

文獻 《滙編》下，411。

945 多花蘭

來源 蘭科植物多花蘭 Cymbidium flori-bundum Lindl. 的根或全草。

形態 多年生附生草本。假鱗莖粗大，長圓形；鬚根叢生，肉質柱狀，黃白色。葉5～6片，叢生，革質，剛硬。花莖由葉叢抽出，高約 45 cm，開紅褐色花；總狀花序，花 7～10 朵，裂片直立，有紫紅色的斜斑紋，邊緣紫紅色，中裂中部有 2 條淺黃色脊。

分佈 附生於樹上或巖石上。分佈於華東、華南、西南及西藏。

採製 四季可採，洗淨鮮用或曬乾。

性能 辛，平。滋陰清肺，化痰止咳。

應用 用於百日咳，肺結核咳嗽，咯血，神經衰弱，尿路感染。用量 3～9 g。

文獻 《滙編》下，164。

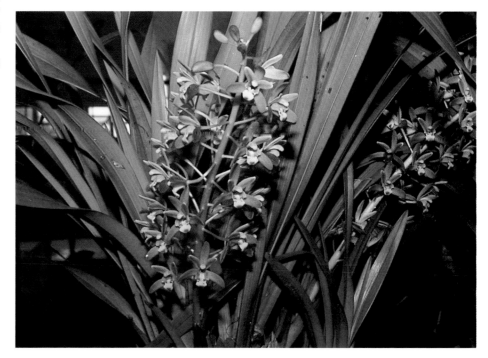

946 杓蘭

來源 蘭科植物杓蘭 Cypripedium cal-ceolus L. 的全草。

形態 陸生蘭。根狀莖較粗厚。葉 3～4，互生，橢圓或卵狀披針形，背面疏被短柔毛，邊緣具細緣毛。花苞片葉狀；花單生，有時 2 朵，紫紅色，唇瓣黃色；中萼卵披針形，頂端尾狀漸尖，背面中脈被毛；合萼片頂 2 裂；花瓣寬條形，扭曲；退化雄蕊矩橢圓形；子房條形。

分佈 分佈於東北。

採製 秋季採挖，洗淨曬乾備用。

性能 活血祛瘀，祛風鎮痛。

應用 用於風濕性腰腿痛。用量 5～10 g。

文獻 《長白山植物藥誌》，1391。

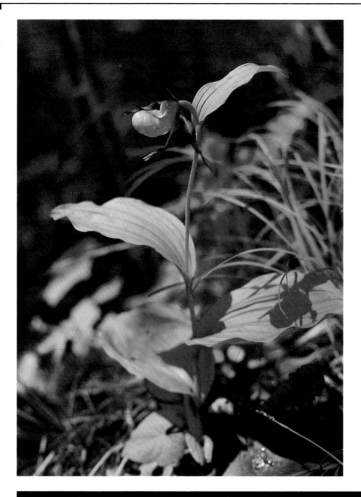

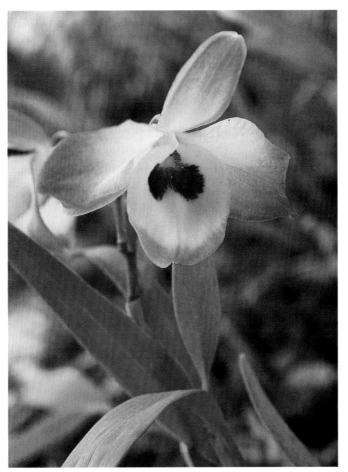

947 金釵石斛（石斛）

來源 蘭科植物金釵石斛 Dendrobium nobile Lindl. 的莖。

形態 多年生附生草本，高 30～50 cm。莖叢生，黃綠色，多節。葉無柄，3～5 片生於莖端，葉脈平行，葉鞘緊抱於節間。總狀花序自莖節生出，花大，下垂，白色；萼片 3；唇瓣生於蕊柱足的前方，有紫色斑塊；雄蕊呈圓錐狀，花粉塊 4。蒴果。

分佈 附生於高山的巖石或樹上。分佈於台灣、湖北、廣西及西南，也有栽培。

採製 秋後採挖，曬乾。

成分 含石斛鹼(dendrobine)、石斛星鹼(dendroxine)、石斛因鹼(dendrin)，denbinobino。

性能 甘，淡，微鹹，寒。生津益胃，清熱養陰。

應用 用於熱病傷津，口乾煩渴，病後虛熱，陰傷目暗。用量 10～20 g。

文獻 《大辭典》上，1210。

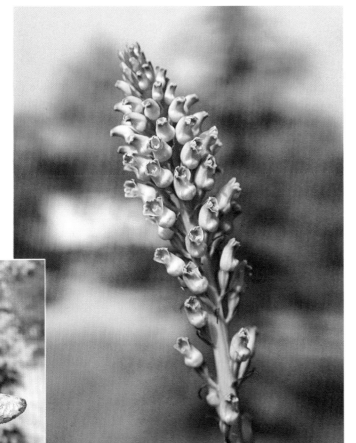

948 天麻

來源 蘭科植物天麻 Gastrodia elata Bl. 的根莖。

形態 多年生寄生植物，寄主為蜜環菌。塊莖橢圓形或卵圓形，橫生，肉質。莖單一，直立，黃褐色。葉呈鱗片狀，膜質，下部成鞘狀抱莖。總狀花序頂生；苞片膜質；花淡黃綠色或黃色。蒴果長圓形。種子多數而細小。

分佈 生於濕潤的林下及肥沃的土壤。分佈於西南及吉林、遼寧、河南、安徽、江西、湖北、湖南、陝西、甘肅。也有栽培。

採製 冬季苗枯後或春季出苗前採挖，去外皮，蒸至透心，烘乾。

成分 含香莢藍醇 (vanillylacohol)，天麻甙 (gastrodin) 等。

性能 甘，微溫。平肝熄風。

應用 用於頭暈目眩，小兒驚風癲癇，肢體麻木。用量 3～9 g。

文獻 《中藥誌》一，316。

949 盤龍參

來源 蘭科植物綬草 Spiranthes sinensis (Pers.) Ames 的根或全草。

形態 多年生草本。根莖短，肉質根粗厚。莖高 15～45 cm。葉近基生，長達 15 cm，寬約 1 cm，基部多少膨大而抱莖。穗狀花序螺旋狀扭轉，花序軸上有短腺毛；花生於總軸的一側，唇瓣長圓形，有皺紋。蒴果。

分佈 生於山野陰坡與濕潤草甸中。分佈於中國大部分地區。

採製 秋季挖根，曬乾。春夏季挖全草，曬乾。

性能 甘、淡，平。滋陰益氣，涼血解毒。

應用 用於病後體虛，精神衰弱，肺結核咯血，咽喉腫痛，小兒夏季熱，糖尿病，白帶。外用於毒蛇咬傷。用量根或全草 15～50 g。外用適量。

文獻 《滙編》上，726。

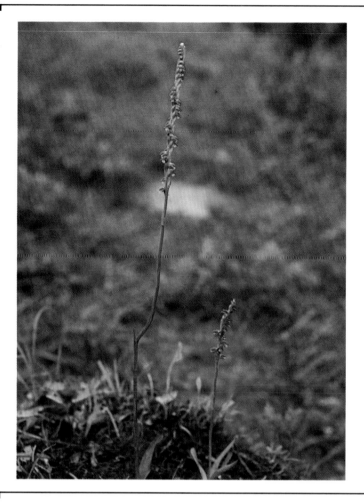

950 香草蘭

來源 蘭科植物香草蘭 Vanilla planifolia L. 的果實。

形態 多年生攀援藤本。莖深綠色，肉質，圓柱形。單葉互生，肉質，深綠色，長橢圓形或披針形，葉脈平行不明顯，無柄或近無柄。穗狀花序腋生；雄蕊無花絲，花藥 1；子房 3 室。蒴果長 10～25 cm，寬 0.8～1.4 cm。

分佈 原產於秘魯、波利維亞、印尼。福建、廣東、海南、雲南有栽培。

採製 採成熟果實，經發酵處理後，烘乾。

成分 含香草醛 (vanillin)、茴香醛 (anisic aldehyde)、茴香酮 (fenchone)。

性能 辛，溫。降氣溫中，暖胃納氣。

應用 用於氣逆喘息，嘔吐呃逆，脘腹腫痛，腰膝虛冷。用量 3～5 g。

文獻 《香草蘭》專輯。

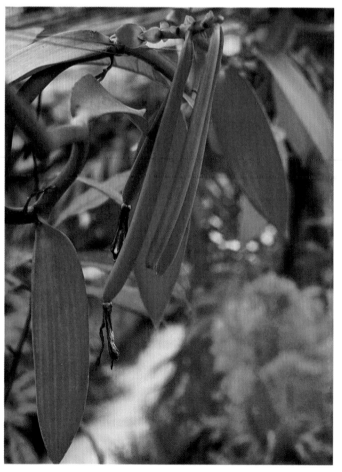

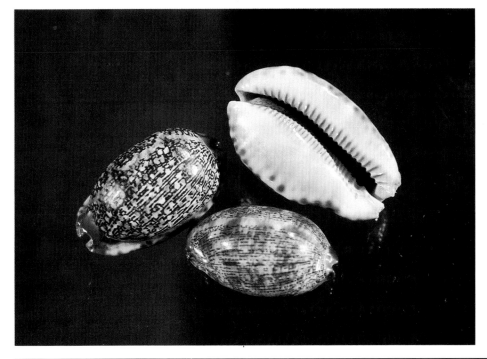

951 阿紋綬貝（紫貝齒）

來源 寶貝科動物阿紋綬貝 Mauritia arabica (Linnaeus) 的乾燥貝殼。

形態 貝殼中等大，長卵形，質堅，完全被琺瑯質包裹。殼面光滑細膩，褐色，上面有不規則棕褐色條紋和許多斑點。背線清楚，不具圓斑。殼內面淡紫色。殼口狹長，前後溝凹入，內外唇齒各約 32 枚，紅褐色。一般殼長 69 mm，殼寬 39 mm，殼高 31 mm。

分佈 生活在潮間帶附近有珊瑚礁和巖石的海底。分佈於南海。

採製 5～7 月間捕取，除去肉，洗淨曬乾。

成分 貝殼主含碳酸鈣，尚含少量鎂、鐵、硅酸鹽等。

性能 鹹，平。清熱，平肝，安神，明目。

應用 用於熱毒，目翳，小兒斑疹，驚悸不眠等症。用量 10～15 g。

文獻 《大辭典》下，4861。

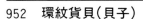

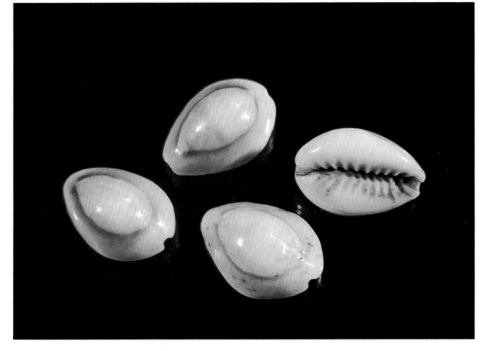

952 環紋貨貝（貝子）

來源 寶貝科動物環紋貨貝 Monetaria annulus (Linnaeus) 的乾燥貝殼。

形態 貝殼小，卵圓形，背部中央隆起。殼塔小，殼質堅硬，螺層完全被琺瑯質所遮蓋。殼面光滑，具瓷光。背部有一橘黃色環紋，環紋內通為淡褐色，環紋外為灰褐色或灰白色，殼口狹長，其長度幾等於殼長。殼內面淺紫色。前後溝均短，內外兩唇之邊緣的齒稀疏，粗壯，各 12～14 枚，白色。一般殼長 25 mm，殼寬 19 mm。

分佈 生活於潮間帶中區的珊瑚礁及巖石間。分佈於南海。

採製 夏季撈取，去肉取殼，洗淨曬乾，生用或煅用。

性能 鹹，涼。清熱利尿。

應用 用於水腫，淋痛，尿血，小便不利等症。用量 10～15 g。

文獻 《大辭典》上，809。

953 貨貝(貝子)

來源 寶貝科動物貨貝 Monetaria moneta (Linnaeus) 的乾燥貝殼。

形態 貝殼較小，略呈龜形，幾乎全被琺瑯質所遮蓋，背線不清楚。背部中央隆起，兩側堅厚低平。殼面極光亮，無肋紋，呈淡黃色或金黃色。有2～3條灰綠色橫帶。殼口白色，狹長，兩唇緣的齒約12～13枚。一般殼長 24 mm，殼寬 20 mm，殼高 12 mm。

分佈 生活在潮間帶中區的珊瑚礁間。分佈於南海。

採製 夏季於淺海邊撈取，去肉，洗淨曬乾，生用或煅用。

成分 主含碳酸鈣，另有少量的鎂、鐵、硅酸鹽、硫酸鹽和氧化物。

性能、應用 見環紋貨貝。

文獻 《大辭典》上，809。

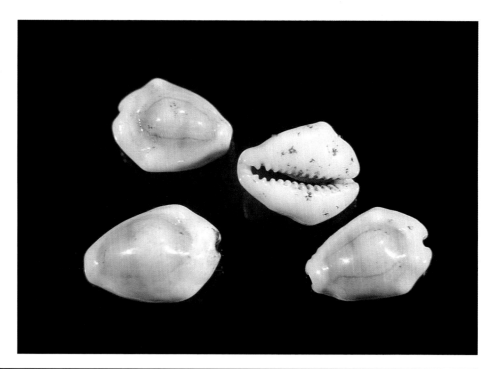

954 紅螺塔

來源 渦螺科動物瓜螺 Cymbium melo (Solander) 的卵蟇體。

形態 貝殼大，卵形。殼厚而堅硬，殼塔極短，體螺層極度膨大。螺層約4層。殼面光滑，杏黃色，內面橘黃色。殼口大，前溝短而寬，向內凹入成一個很大的缺刻。外唇薄，弧形，內唇亦薄，貼附於體螺層上。殼軸處有4條大的扭曲褶壁。無壓。足極肥大。

分佈 棲息較深的近海泥沙質海底。分佈於東海、南海。

採製 春季拖網採捕，將卵塊剝開，撕去薄膜，水浸後晾乾。

成分 全體含大量蛋白質、氨基酸、肽類、脂類及血藍蛋白(hemocyanin)。

性能 制酸止痛，解熱。

應用 用於胃痛，發燒。用量 15～30 g。

文獻 《藥用動物誌》二，38。

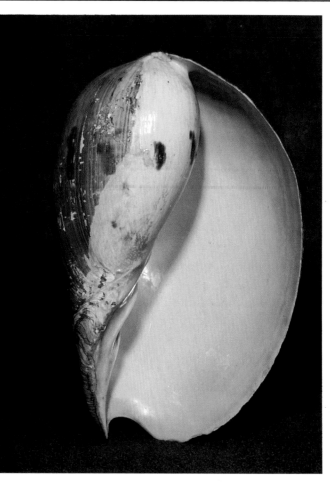

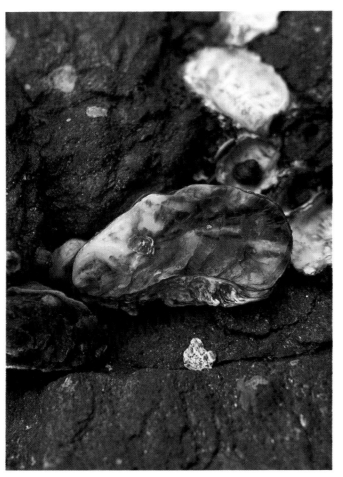

955 褶牡蠣(牡蠣)

來源 牡蠣科動物褶牡蠣 Ostrea plica-tula Gmelin 的乾燥貝殼。

形態 貝殼小型,一般殼長 30～60 mm,多為三角形,稍彎曲。右殼比左殼大,平坦,殼極凸,有粗大放射肋。殼內面白色,前凹極深。鉸合部狹窄,韌帶槽狹長,三角形。

分佈 棲於近海巖石上。營固着生活。分佈於遼寧至廣東沿海。

採製 全年採收,除去肉,取殼洗淨,生用或煅用。

成分 貝殼主含碳酸鈣,並含有磷酸鈣、硫酸鈣和鋁、鎂以及 1.72% 的有機質。

性能 鹹、澀,涼。滋陰潛陽,鎮驚安神,澀精斂汗,軟堅化痰。

應用 用於虛勞煩熱,遺精盜汗,淋巴結結核,崩漏帶下。用量 15～20 g。

文獻 《中國動物藥》,51。

956 日本鏡蛤(海蛤殼)

來源 簾蛤科動物日本鏡蛤 Dosinia japonica (Reeve) 的乾燥貝殼。

形態 貝殼近圓形,堅厚,長度略大於高度,約為寬度的 2 倍。殼頂小,小月面極凹,呈心臟形。楯面披針形。外韌帶黃褐色,約為楯面長度的 2/3。左右殼主齒均 3 枚,成八字形排列,殼表為白色,無放射肋,但生長線明顯。殼內面白色,外套竇長,呈尖錐形,末端達殼中央,閉殼肌痕前大後小。

分佈 棲息於潮間帶中區。分佈於遼寧至廣東沿海。

採製 春秋捕捉,去肉、洗淨,將殼打碎,生用或煅用。

性能 鹹,平。軟堅散結,清熱化痰。

應用 用於癭瘤,咳嗽氣喘,胸肋滿痛。用量 10～15 g。

文獻 《大辭典》下,3996。

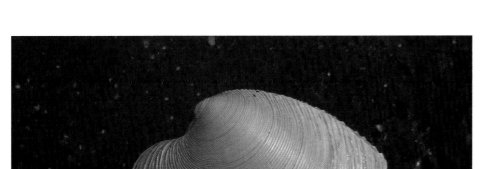

957 菲律賓蛤仔

來源 簾蛤科動物菲律賓蛤仔 Ruditapes philippinarum (Adamus et Reeve) 的乾燥貝殼。

形態 貝殼卵圓形，堅厚。一般殼高為殼長的2/3～4/5，殼寬約為殼高3/4。兩殼頂緊密相接。小月面卵圓形，楯面棱形。外韌帶強大，左右殼各具3枚主齒。放射肋與生長線交織成布紋狀。殼內面白色或略帶紫色。

分佈 生活在近海沿岸的潮間帶泥沙灘中。廣佈於中國沿海各地。

採製 四季捕捉，去肉，洗淨曬乾，生用或煅用。

成分 含碳酸鈣及一種角蛋白殼角質(cochiolin)。此外含銅、汞、鉬、鉍、砷等微量元素。

性能 鹹，涼。清熱解毒，生肌斂瘡。

應用 用於臁瘡，黃水瘡。外用適量。

文獻 《中國動物藥》，56。

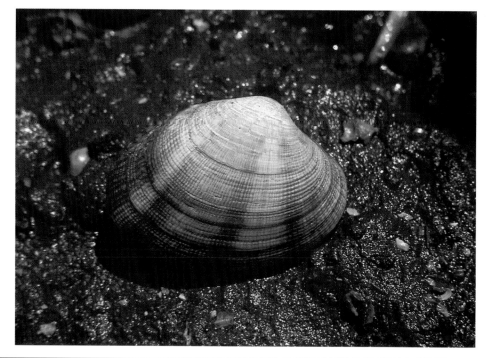

958 曼氏無針烏賊(海螵蛸)

來源 烏賊科動物曼氏無針烏賊 Sepiella maindroni de Roch. 的乾燥骨狀內殼。

形態 胴部卵圓形，長約為寬的2倍。肉鰭前狹後寬。左右兩鰭在末端分離。腕長相近。觸腕穗長約為腕長的1/4。內殼長橢圓形，長約為寬的3倍。角質緣發達，後端無骨針。

分佈 早晚在海水上層活動，白天下沉海底。以甲殼等動物為食。分佈於遼寧至廣東海域。

採製 春夏季於海灘上將烏賊骨拾起，淡水洗淨，曬乾。

成分 含碳酸鈣、甲殼質及少量磷酸鈣和鎂鹽等。

性能 甘、鹹，平。止血，澀精，止帶，制酸。

應用 用於吐血衄血，崩漏帶下，胃潰瘍及外傷出血。用量15～25 g。

文獻 《大辭典》下，3999。

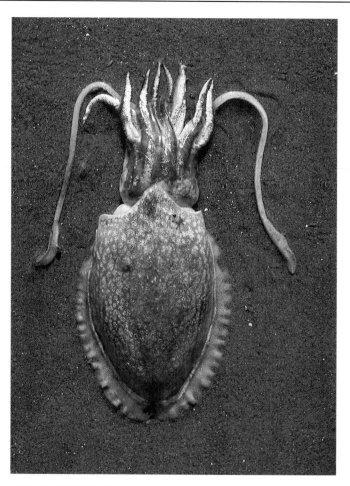

959 豆形拳蟹

來源 玉蟹科動物豆形拳蟹 Philyra pisum Hann 的全體。

形態 頭胸甲呈圓球形，頭部尖，背部甚隆起。在甲殼與螯足的表面散佈有許多細顆粒狀突起。螯足強大，基節、座節均短。長節圓柱狀。4 對步足均較細小，略呈柱狀，指節末端尖細。體背面為豆青色，腹面呈淡棕色。雄性甲殼長約 26 mm，寬約 24 mm，螯足長 39 mm，雌性螯足長僅 10 mm 左右。

分佈 生活在沙質或泥質的淺海海底。亦常見於潮間帶的平灘上。分佈於渤海、黃海。

採製 春至秋季於退潮後的沙岸有水處捕捉。淡水漂洗後，曬乾。

性能 鹹，寒。活血通經。

應用 用於產後瘀血腹痛，跌打損傷等。

附註 調查資料。

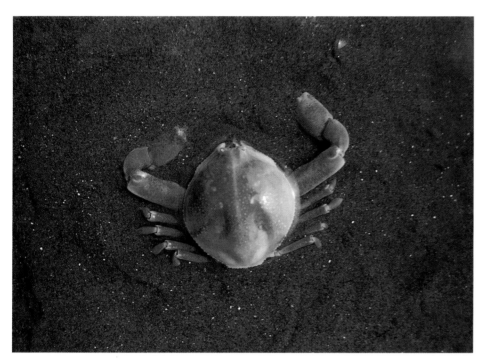

960 絨毛近方蟹

來源 方蟹科動物絨毛近方蟹 Hemigrapsus penecillatus (de Hann) 的全體。

形態 甲殼近方形，前部較後部稍寬，前緣直，中央部亦有一短而深的橫溝，前側緣具鋸齒 3 枚。螯足強大，腕節內側有鈍齒，雄性個體在螯足二指基部有絨毛簇生，雌性則無。具 4 對發達適於爬行的步足。

分佈 生活在潮間帶上區，喜歡在巖岸污泥中或沙灘的碎石下生活。分佈於渤海、黃海。

採製 春至秋捕捉，退潮後翻動岸上碎石塊，即可羣獲得。洗淨曬乾。

性能 鹹，寒。活血祛瘀。

應用 用於產後瘀血腹痛，跌打損傷等症。適量。

附註 調查資料。

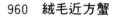

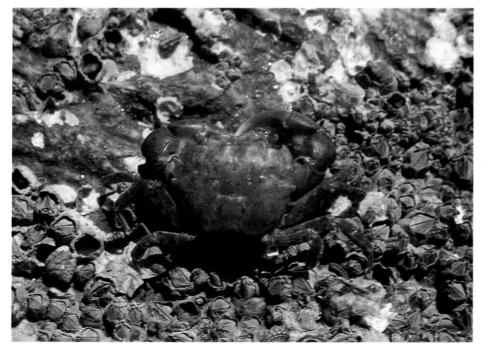

961 肉球近方蟹

來源 方蟹科動物肉球近方蟹 Hemigrapsus sanguineus (de Hann) 的全體。

形態 頭胸甲近方形，寬稍大於長。甲殼表面較平滑，前部散佈許多血紅色小點，中部有一短而深的橫溝。前側緣各有齒3枚。螯足強大，左右相等，腕節內側具一鈍齒，掌部光裸無毛。雄性螯足不動指內側基部各有一膜質肉球隆起，步足4對，均較發達，掌部前緣和指節均有黑色剛毛。頭胸甲與胸足背面均有相間排列的棕紅與白色斑紋。

分佈 生活於潮間帶上區巖岸碎石塊下或石縫中。分佈於渤海、黃海。

採製 春至秋季捕捉，退潮後於石塊下獲取，洗淨曬乾。

性能 鹹，寒。活血通經。

應用 用於產後瘀血腹痛，跌打損傷等症。

附註 調查資料。

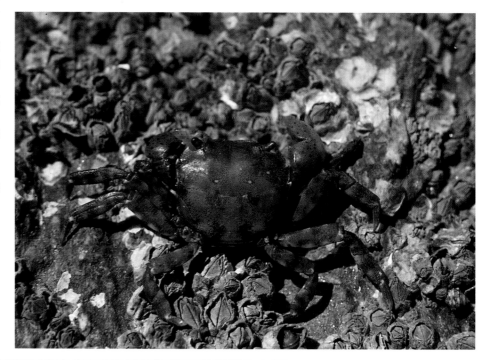

962 蝤蛑

來源 梭子蟹科動物日本蟳 Charybdis japonica (A. Milne-Edwards) 的全體。

形態 甲殼寬大，呈橢圓扇形。長60 mm左右，寬約90 mm。前側緣各有6銳齒。表面有1條顆粒形橫嶠。螯足強大，不甚對稱。其長節前緣具3枚尖棘，外側面具3小棘，腕節內末角具一強棘，外側緣具3小棘，掌節厚，背面共具5齒。步足4對，各節背腹緣均有剛毛。最後一對槳狀。

分佈 生活於低潮線，有水草的底處。分佈於渤海、黃海。

採製 夏季入淺海用網捕獲或於退潮後到巖岸石塊下捕捉。鮮用或曬乾備用。

性能 破血，通乳，消食積。

應用 用於血滯經閉，乳汁不下，食積不消。用量1～2個。

文獻 《大辭典》下，5478。

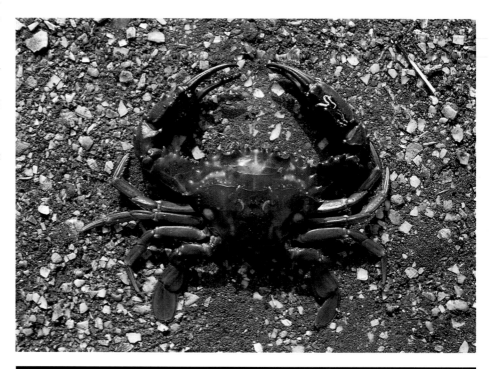

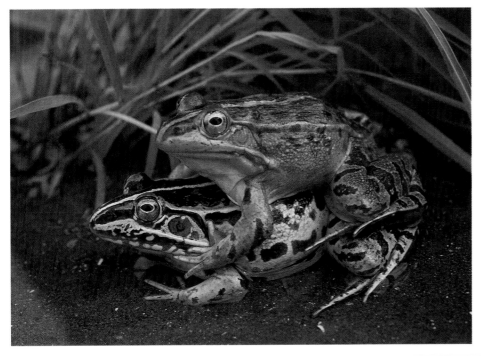

963 黑斑蛙（青蛙）

來源 蛙科動物黑斑蛙 Rana nigro-maculata Hallowell 的全體。

形態 體長約 8 cm。頭部略呈三角形。口闊，吻鈍圓，眼大而突出，鼻孔近吻端。鼓膜大而明顯。背部為黃綠色或深綠色，具有不規則的黑斑。前肢短，後肢肥碩。脛跗關節前達眼部。

分佈 多棲池塘、小河內，懸浮於水中，僅將頭部露於水面。夜晚和雨後異常活躍，以昆蟲為食。廣佈於中國各地。

採製 夏秋季捕捉，除去內臟，鮮用。

成分 肌肉含三磷酸腺武 (adenosine tri-phosphate)、磷肌酸 (phosphocreatine)、肌酸 (creatine) 等。

性能 甘，涼。清熱解毒，補虛、利水消腫。

應用 用於水腫，臌脹，喘息等症。用量 1～3 隻。

文獻 《大辭典》上，2489。

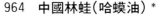

964 中國林蛙（哈蟆油）*

來源 蛙科動物中國林蛙 Rana tempor-aria chensnensis David. 的乾燥輸卵管。

形態 體長約 5 cm。頭扁平，吻端鈍圓。吻稜明顯，鼓膜處有三角形黑斑。前肢短，後肢長而細弱。體背黃褐色或棕褐色，腹面灰白。繁殖期間腿基部橙紅色。四肢上橫紋清楚。

分佈 夏季營陸地生活，棲息林間或草叢中。春秋營水棲生活。冬季入水塘下冬眠。分佈於東北、山東、河北、內蒙古等。

採製 秋季捕捉雌體，殺死，乾燥後剝取輸卵管用。

成分 主含蛋白質、脂肪以及維生素 A、B、C 和多種激素。

性能 甘、鹹，平。補腎益精，潤肺養陰。

應用 用於產後虛弱，肺癆咳嗽，吐血，盜汗。用量 3～9 g。

文獻 《大辭典》下，3401。

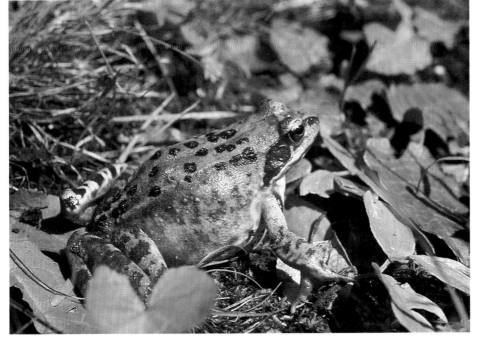

965 玳瑁

來源 海龜科動物玳瑁 Eretmochelys imbricata L. 背部的甲片。

形態 形似龜而體大。長約 170 cm。背甲鱗片作覆瓦狀排列，表面光澤，有褐色與淺黃色相間而成的花紋，中央有 5 枚脊鱗甲，兩側有 4 對肋鱗甲，邊鱗甲 25 枚，邊緣鋸齒狀。腹面呈黑黃色，由 13 枚鱗甲組成。四肢均呈扁平葉狀。尾極短。

分佈 棲於熱帶海洋中。分佈於福建、台灣、海南等沿海地區。

採製 捕捉後倒懸起，用沸醋潑之，甲片逐片剝下，去淨殘肉，洗淨。

性能 甘，寒。清熱解毒，鎮心平肝。

應用 用於熱病發狂，譫語，小兒驚風，痛腫瘡毒。用量 3～9 g。多入丸、散劑用。

文獻 《滙編》上，595。

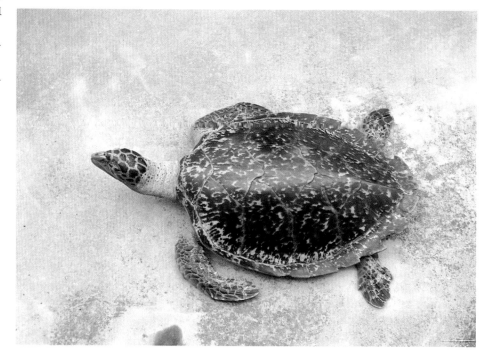

966 蝮蛇

來源 蝰科動物蝮蛇 Agkistrodon halys Pallas 除去內臟的乾燥體。

形態 全長 60 cm。頭略呈三角形，吻鈍圓，有頰窩。頸部狹細，尾短而末端尖。背色棕灰，體側有深棕色斑紋。

分佈 喜棲息在乾燥山坡，性兇猛，行動遲緩。以蛙、鼠、鳥等為食。中國境內除青藏高原外，幾乎都有分佈。

採製 春至秋捕捉，剖除內臟，盤起，烘乾。

成分 蝮蛇粉主含膽甾醇 (cholesterol)、牛磺酸 (taurine) 及脂肪等。蝮蛇毒含卵磷酶及一種使動物出血的毒質。

性能 甘，溫。有毒。祛風，鎮痛，解毒，補氣，下乳。

應用 用於風濕痹痛，瘰癧瘰癧，麻風病，產後虛弱，乳汁不足等。用量 1～3 g。

文獻 《大辭典》下，5470。

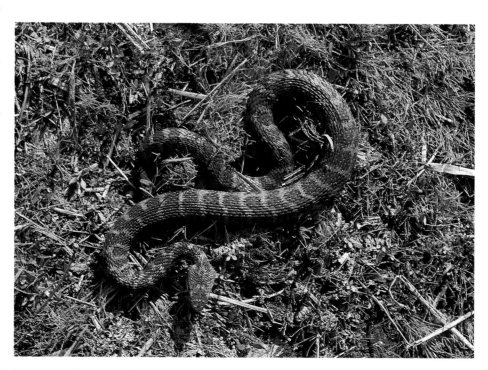

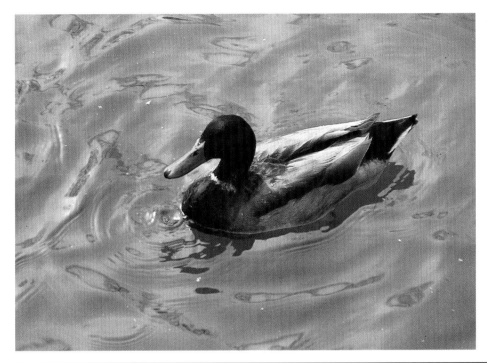

967 水鴨毛

來源 鴨科動物綠頭鴨 Anas platyrhyn-
chos (Linnaeus) 的羽毛。

形態 大型野鴨。雄鴨上體大部暗灰褐
色，下體灰白，白色的頸環分隔着黑綠色
的頭和栗色的胸部。翼鏡紫色，上下緣並
帶寬的白邊。尾羽正中 4 枚絨黑色，末端
上曲如鈎。雌鴨背面羽黑褐色，雜以淺棕
紅色寬邊。腹部淺棕色，散佈褐色斑點。
翼鏡和雄鴨一樣。

分佈 喜結成大羣在水面游息。繁殖於中
國北方；廣佈於全國各地。

採製 秋冬季獵捕，取羽毛洗淨，黑燒。

性能 苦，寒。清熱解毒，生肌斂瘡。

應用 用於燙火灼傷。外用適量。

文獻 《東北動物藥》，157。

968 白鵝膏

來源 鴨科動物家鵝 Anser cignoides
orientalis (Linnaeus) 的脂肪油。

形態 大型家禽。嘴扁闊，前額有肉瘤，
雄性膨大，黑褐色或黃色。頸長，龍骨長，
胸部發達。尾短。羽毛白色或灰色。脚大
有蹼，黃色或灰褐色。

分佈 多在近水處飼養，喜集羣，善游泳。
食青草及草籽。中國各地均有飼養。

採製 冬季捕殺，去淨羽毛及內臟，剝取
脂肪，煉油。

成分 主含甘油三油酸酯 (Olein)、甘油三
棕櫚酸酯 (Palmitin)、甘油三硬脂酸酯
(Stearin)。

性能 甘，涼。潤澤肌膚，消散癰腫。

應用 用於癰瘡腫毒，手足皸裂。用量 3～
5 g，外用適量。

文獻 《大辭典》上，1462。

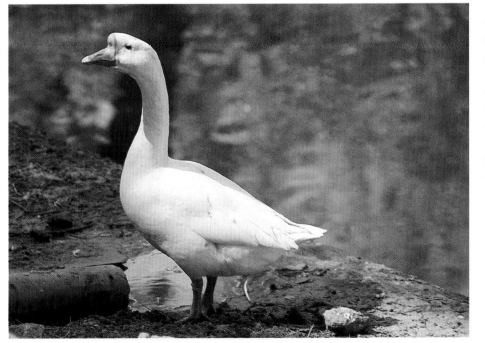

969 雁肉

來源 鴨科動物豆雁 Anser fabalis (Latham) 的肉。

形態 頭、頸、上背、肩和兩翅飛羽大都暗褐色，下背和腰爲黑褐色，尾上覆羽前褐後白，胸部灰白並綴以灰褐色，腹灰白。尾下覆羽純白色。嘴黑褐色，上下嘴近端處都有黃色斑，跗蹠橙黃。

分佈 繁殖於中國北方，嚴寒南遷越冬。結羣成"人"字或"一"字飛行。棲河川湖泊中，於稻田、溝渠及低窪草灘等地覓食。廣佈於中國大部分地區。

採製 秋、冬季獵捕，去內臟及羽毛，取肉。

性能 鹹，平。滋補肺腎，益氣力，堅筋骨，壯腰膝，塡精髓。

應用 用於肺虛咳喘，腰腿乏力，頭暈，耳鳴，視力減弱等。用量 50～100 g。

文獻 《吉林省中藥資源名錄》，170。

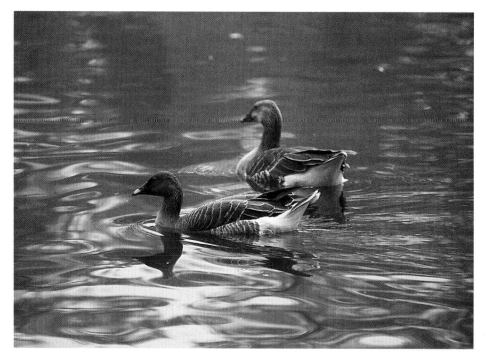

970 鵠油

來源 鴨科動物大天鵝 Cygnus cygnus (Linnaeus) 的脂肪油。

形態 大型鳥類。體形似鵝，全體潔白，只眼前至嘴基淡黃色。頭和頸的長度超過體軀的長度。嘴大部黑色，上嘴基部黃色，跗蹠、趾及蹼爲黑色。幼鳥淡灰褐色，嘴暗淡肉色，嘴基淡黃綠色。

分佈 棲息於湖泊及沼澤地帶。繁殖於中國東北北部，冬季遷至長江以南各省。廣佈於中國大部分地區。

採製 冬季捕捉，取脂肪熬煉，濾淨，貯藏備用。

性能 甘，平。清熱解毒，消腫止痛。

應用 用於小兒耳疳。外用適量。

文獻 《大辭典》下，5001。

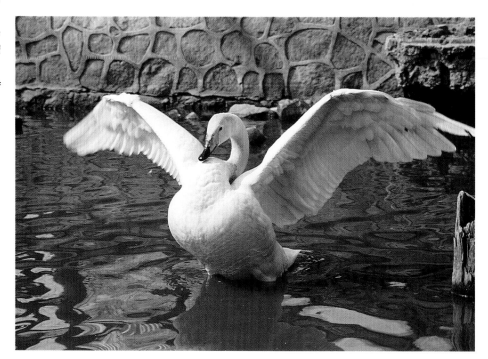

971　烏骨雞

來源　雉科動物烏骨鷄 Gallus gallus domesticus　Brisson 的除去內臟的全體。

形態　體短矮。品系甚多，有白、黑、雜等毛色，但其骨均烏，故名。其耳葉綠色，略呈紫藍。全羽潔白如絨絲狀，皮、肉、骨、嘴均烏色。

分佈　以青菜、糧食、動物性蛋白混合飼料等爲食。中國各地都有飼養。

採製　四季捕殺，取骨肉，置銅罐內，加適量黃酒，密封，蒸酥。

成分　含蛋白質、氨基酸及多種微量元素。

性能　甘，平。補肝腎，益氣血，清虛熱。

應用　用於遺精早泄，陽痿，久痢久瀉，消渴，赤白帶下，骨蒸癆熱。用量 50～100 g。

文獻　《藥用動物誌》一，224。

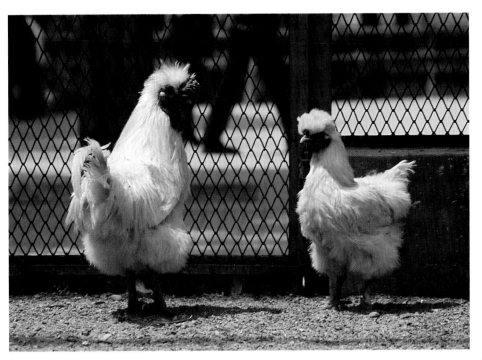

972　白雉

來源　雉科動物白鷴 Lophura nycthemera (Linnaeus) 的肉。

形態　雄鳥的頭上羽冠及下體全部純灰藍黑色。上體和兩翅均白，佈滿整齊的 "V" 狀黑紋。繁殖期有 3 個肉垂。雌鳥的上體棕褐色，背部羽幹較淡，下體亦棕褐，羽幹大部純白。雌雄的嘴均角綠色，脚紅色。

分佈　棲於多林的山地，尤喜在山林下層的濃密竹叢間活動。分佈於浙江、福建、貴州、四川、廣東、廣西、雲南。

採製　四季捕獵，捕後去羽毛和內臟，取肉鮮用或焙用。

成分　卵含維生素 B_{12}。肉含蛋白質、肽類、脂類。

性能　甘，涼。補中益肺，止嗽除蒸。

應用　用於虛癆發熱，盜汗，咳嗽，四肢無力等。用量 50～100 g。

文獻　《藥用動物誌》二，365。

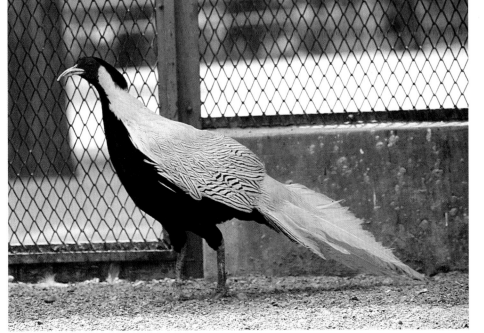

973 雉雞

來源 雉科動物環頸雉 Phasianus colchicus Linnaeus 的肉。

形態 雄鳥頭頂黃銅色，兩側有微白眉紋。眼周裸出。頦、喉、後頸均黑色，頸下有一顯著白圈，背部為金黃、栗紅、橄欖綠及黑、白斑紋相雜。尾羽很長。下體斑雜艷麗。雌鳥大多砂褐色。

分佈 棲草叢或荒丘中，冬時覓食田野、草原。廣佈中國各地。

採製 四季捕捉，捕後殺死，去羽毛及內臟，取肉，備用。

成分 肉含蛋白質、脂肪、鈣、鐵、鎂、磷、維生素 A、B_1、$B_{\parallel}$、C。尾腺分泌的脂狀物質為二酯蠟 (diester wax) 的混合物。

性能 甘、酸、溫。補中益氣，溫脾止瀉。

應用 用於脾虛泄瀉，下利清穀，小便頻數。用量 30～50 g。

文獻 《大辭典》下，5193。

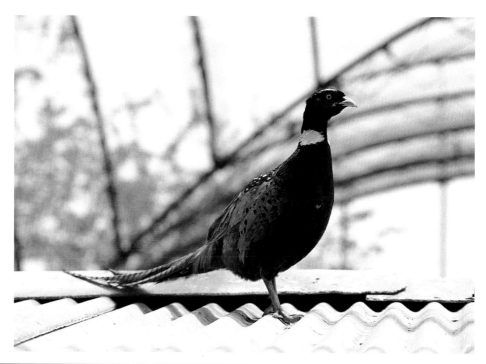

974 仙鶴

來源 鶴科動物丹頂鶴 Grus japonensis (P.L.S. Müller) 的肉。

形態 全身幾乎為純白色，頭頂裸出部分為鮮紅色。額、喉、頰大部分暗褐色，次級和三級飛羽長而黑，覆於整個白色尾羽上，常被人們誤認為是黑色的尾巴。嘴緣灰色，腳灰黑色。

分佈 棲蘆葦及荒草的沼澤地帶。雜食。繁殖於黑龍江、吉林。在內蒙古、河北、江蘇、江西、雲南和台灣越冬。

採製 捕殺後去羽毛和內臟，取肉鮮用。

成分 肉含蛋白質、肽類、氨基酸、脂肪和甾類。

性能 甘，平。益氣健脾，補腎強精。

應用 用於消渴，脾虛便溏，腰膝乏力，陽痿，早泄等。用量 30～50 g。

文獻 《藥用動物誌》二，375。

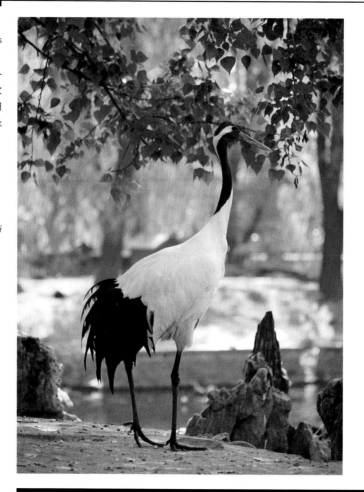

975 刺猬（刺猬皮）

來源　刺猬科動物刺猬 Erinaceus europaeus Linnaeus 的皮刺。

形態　體形肥短，體長可達 28 cm。頭寬而吻尖，眼小。耳短，其長度不超過周圍的棘長。體背及兩側密生尖刺。四肢短，爪發達，尾短。全身刺尖顏色變異較大，一般為土棕色。

分佈　棲於平原丘陵或灌叢，早晚活動，遇敵時則卷縮成球狀，將頭、尾及四肢藏於身內，以蛇、蛙、昆蟲為食，也吃些野果。分佈於東北、河北、山西。

採製　入蟄前捕捉，剝皮，置通風處陰乾。

成分　皮刺主含角蛋白 (keratin)；真皮主含膠原 (collagen)。

性能　辛，平。降氣定痛，涼血止血。

應用　用於反胃吐食，腹痛疝氣，腸風痔瘻，遺精等。

文獻　《大辭典》上，2600。

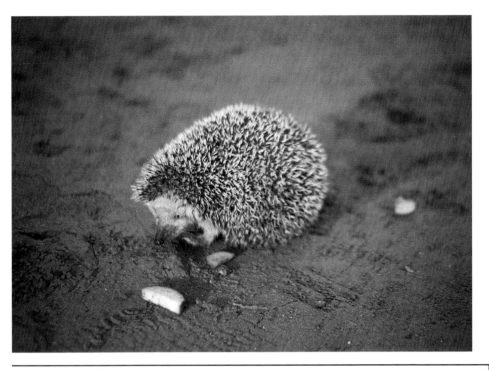

976 短刺猬（刺猬皮）

來源　刺猬科動物短刺猬 Hemichianus dauricus Sundevall 的乾燥外皮。

形態　外形與刺猬相似，但體形較小，耳朵大，長度超過耳周圍棘刺。身上棘刺短而細，棘刺色棕褐及白色，相間，整個背部呈淺褐色。體側與腹面有土黃色毛，四足淺棕色。

分佈　棲息山地林間、平原雜草及灌木叢中或低窪地；晝伏夜出。冬季多眠。食昆蟲、幼蟲、蛙、蜥蜴及瓜果、蔬菜等。分佈於西北、華北和東北。

採製　捕獲後，宰殺剖腹，剝取外皮，除盡肉脂、撒石灰，通風陰乾。

成分　含角蛋白 (keratin)、彈性硬蛋白 (elastin) 和膠原 (collagen) 等。

性能　苦，平。行瘀，止痛，止血，固精。

應用　用於胃痛，子宮出血，便血，痔瘡，遺精，遺尿等。用量 6～9 g。孕婦忌用。

文獻　《大辭典》上，2600。

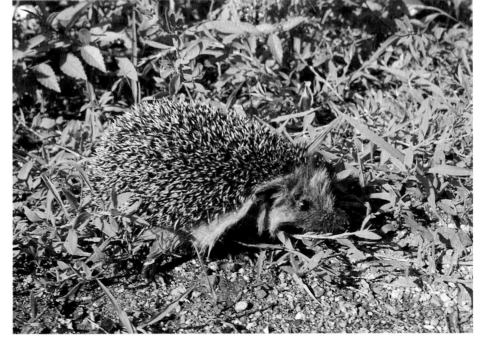

977 獼猴（猴骨）

來源　猴科動物獼猴 Macaca mulatta Zimmermann 的骨骼。

形態　體長 45～51 cm，尾長 18～20 cm。顏面及兩耳肉色，臀胝紅色。四肢粗短，均具 5 指（趾），指甲扁平。毛色一般深棕，背上半部灰棕，至臀部逐漸變爲深棕，胸腹部淺灰色。

分佈　棲於山林，性喜羣居，善跳躍，主要以野果、甘蔗、穀物爲食。分佈於西南、華南及長江流域。

採製　全年均可獵捕，剝皮取骨骼掛通風處晾乾。

成分　骨含檸檬酸鹽 (citrate)、乳酸鹽 (lactate)、已糖胺 (hexosamine)、羥脯氨酸 (hydroxyproline) 灰分等。

性能　酸，平。祛風濕，通經絡，鎮驚截瘧。

應用　用於風濕痺痛，四肢麻木，跌打損傷，小兒驚癇等。用量 5～10 g。

文獻　《大辭典》下，4589。

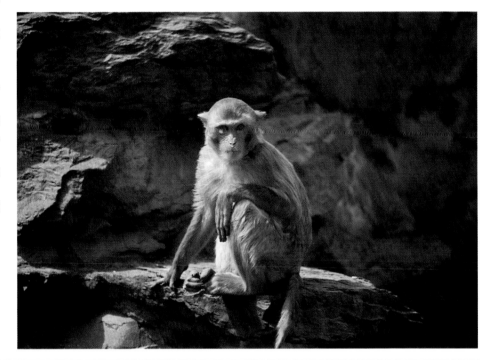

978 黃鼠肉

來源　松鼠科動物黃鼠 Citellus dauricus Brandt 的肉。

形態　體形細長，頭大，耳殼短小，眼甚大。前肢指爪發達，大而且直，後蹠被毛。有頰囊，雌體有乳頭 5 對。全身毛草黃色，並雜有褐黑色，額、頭部較深，爲黃褐色。上下唇及眼圈均爲白色，尾毛草黃色。

分佈　棲於草原或沙地，穴居。白晝活動。多眠期較長。主要以植物的莖葉爲食。分佈於東北、內蒙古、河北、山西、陝西、甘肅等省。

採製　夏季捕捉，取肉鮮用。

性能　甘，平。潤肺生津，解毒止痛。

應用　用於癰瘡腫毒。外用適量。

文獻　《大辭典》下，4216。

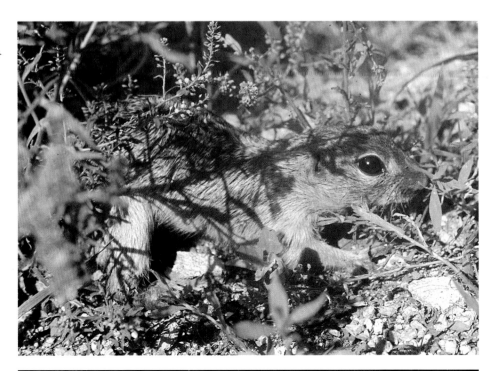

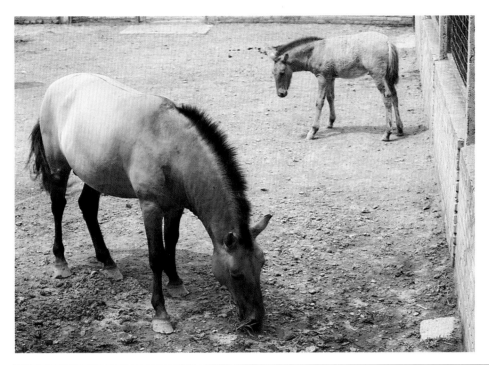

979　野馬肉

來源　馬科動物野馬 Equus przewalskii Poliakov 的肉。

形態　形似家馬，頭部長而大，鬃毛直立而短，尾具長毛，幾垂地面。蹄小而高。夏毛淺棕色，冬毛色較淺，腹部毛色較淺。吻部乳白色，夏季四肢有 2〜5 條不十分明顯的橫紋，冬季很難看出，四肢毛色呈淡棕色。

分佈　棲於荒漠草原地帶，喜羣居，營移游生活。以節節草、蘆葦、野葱等爲食。分佈於內蒙古、甘肅西北部和新疆。

採製　獵後取肉鮮用。

性能　辛，甘。壯筋骨。

應用　用於痺痛，肌肉不仁。適量。

文獻　《大辭典》下，4364。

980　水牛角

來源　牛科動物水牛 Bubalus bubalis L. 的角。

形態　體形肥大，長達 2.5 m 以上。頭大額廣，鼻闊，口大。上唇有 2 個大鼻孔，其間皮膚光滑而硬，無毛，稱爲鼻鏡。眼耳都很大。頭上有角 1 對，角較長大而扁，有很多節紋。頸短，腰腹隆凸。四肢勻稱，較短。四趾有蹄甲，蹄較大。後方 2 趾不着地，稱懸蹄。皮厚無汗腺，毛粗而短，體前部較密，後背及胸腹部較疏。體色大多灰黑色。

分佈　飼養於中國南方各地。

採製　宰殺時收集。

成分　含 17 種氨基酸、膽甾醇、肽類等，與犀角成分較相似。

性能　苦、鹹、寒。清熱鎮驚，涼血止血。

應用　用於高熱驚厥，熱病神昏，吐血衄血，血小板減少性紫癜等，用量 9〜30 g。

文獻　《大辭典》上，1063。

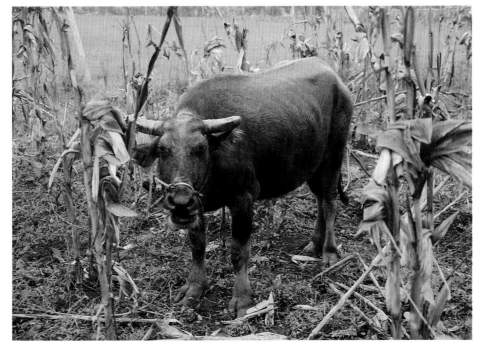

981 山羊（山羊骨）

來源 牛科動物山羊 Capra hircus L. 的骨骼。

形態 身長 100～120 cm，耳大，吻狹。雌雄獸皆有角。雄者頦下有總狀長鬚，四肢細，尾短。全身被粗直短毛。毛色有白、灰、黑或黑白相雜等十多種。

分佈 性活潑，喜登高。以雜草樹葉等為食。全中國各地均有飼養。

採製 全年均可採收。宰羊取骨，剔淨筋肉，晾乾。

成分 骨骼主含磷酸鈣，還含有少量的碳酸鈣、磷酸鎂和微量的氟、氯、鈉、鉀、鐵、鋁等。

性能 甘，溫。補腎，強筋骨。

應用 用於筋骨攣痛，腰膝無力等。用量 5～10 g。

文獻 《藥用動物誌》一，315。

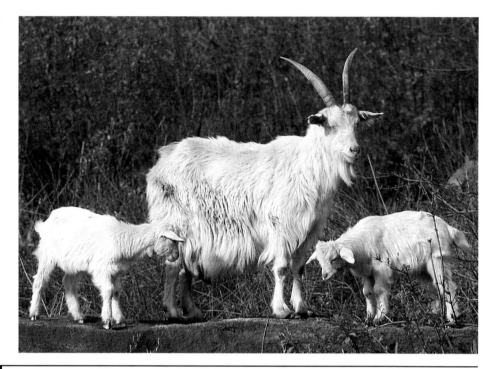

982 青羊（山羊血）

來源 牛科動物青羊 Naemorhedus goral Hardwicke 的血。

形態 體型較小，體長 1 m 左右。四肢短，蹄狹窄。雌雄均有角，角短而直。體色一般為灰棕色，通體底絨灰色，耳內白色，鬣毛不長。喉後部有一塊白斑。沿背脊至尾部有一條深褐色縱紋。腹部色較淡，尾基部棕色，末端變深。

分佈 棲息高山森林，善於在懸崖上縱跳。以樹葉、嫩枝、苔蘚等為食。分佈於東北、西南及西北各省。

採製 獵後殺死取血，灌其腸內，紮成 3～4 cm 小結，曬乾取出。

性能 鹹，熱。活血，散瘀，解毒。

應用 用於跌打損傷，吐血，衄血，癰腫等。用量 3～5 g。

文獻 《大辭典》上，343。

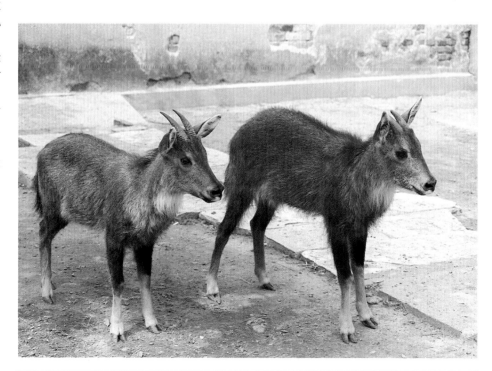

983 石鹽(大靑鹽)

來源 鹵化物類礦物石鹽 Halite 的結晶。

形態 等軸晶系。呈立方體或不規則的多稜角形,直徑 0.3～1 cm。晶體表面多有凹陷呈漏斗狀,靑白或灰白至黃白色,質重,性脆。常包裹黑色條帶狀有機物。味鹹。

分佈 產於炎熱乾燥地區的鹽湖中。主產於山東、安徽、雲南、甘肅、新疆、內蒙古、靑海、陝西等地。

採製 多於 6～8 月間從鹽湖中取出曬乾。

成分 含量順序爲氯、鈉、鎂、硅、鉀、鋁、鐵、鈣、鈦等。

性能 鹹,寒。瀉熱涼血,明目。

應用 用於目赤腫痛,吐血,衄血等症。用量 1～2 g,外用適量。

文獻 《大辭典》上, 1606。

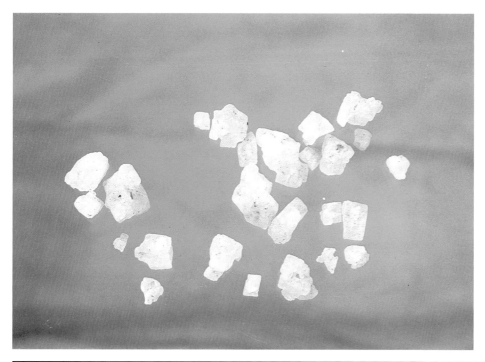

984 白石英

來源 礦石類含氧化硅的石英石爲塊狀的二氧化硅礦石的石英 Quartz Album。

形態 由多數石英晶體組成,呈不規則的塊狀,多具稜角,大小不一。乳白色而稍透明,夾有黃棕色、淺紫色。有的呈明顯的六方柱體而有稜角,有臘樣光澤。質極堅硬,體重,破面不平整,邊緣較鋒利,可刻劃玻璃。

分佈 在巖洞中產生或蘊藏在各種巖內成脈石英。分佈於山東、河北、江蘇、廣東。

採製 採挖後去淨泥沙雜質揀選純白者。

成分 含二氧化硅。

性能 甘,溫。鎮靜安神,止咳,降逆。

應用 驚悸不安,咳嗽氣逆。用量 9～12 g

文獻 《滙編》下, 201。

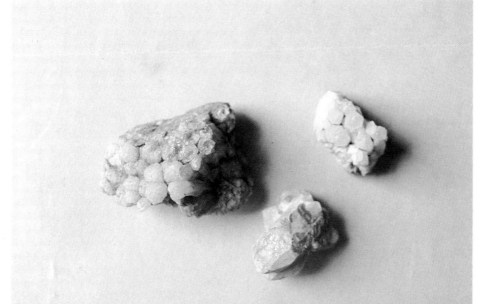

985 白石脂

來源 硅酸鹽類礦物白色高嶺土 Kaolinite。

形態 呈不規則塊狀，表面附有粉末，染指。白色或有黃、紅色彩斑，質較重且硬，斷面不平坦，顯顆粒。味淡，吸舌。

分佈 多爲變質巖、熱液蝕變產物，少數爲風化殼中形成的黏土礦物。主產於遼寧、河北、山東、山西、河南、江蘇等地。

採製 採得後除去雜石及泥土，即得。

成分 含量順序爲硅、鋁、鉀、硫、鈣、鐵、錳、鈉、鎂、鈦等。

性能 甘、酸，平。澀腸，止血。

應用 用於久瀉，久痢，崩漏，帶下，遺精等。用量 10～15 g。

文獻 《大辭典》上，1408。

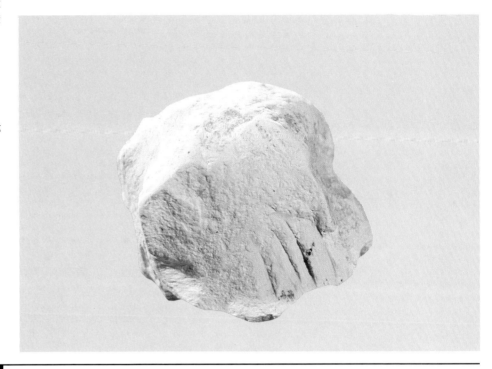

986 青礞石（礞石）*

來源 變質巖綠泥石片巖 Chlorite schist。

形態 單斜晶系。呈不規則扁斜塊狀，全體青灰或綠灰色，具珍珠或土狀暗淡光澤。質重性較酥，碎塊常呈薄斜塊或薄片狀並顯層，層間常有亮星。

分佈 爲黏土礦物等的變質產物。主產於遼寧、河北、山西等地。

採製 採挖後除去雜石，揀去雜質洗淨泥土，曬乾。

成分 含量順序爲硅、鋁、鐵、鎂、鈣、鈦、鈉、錳等。

性能 鹹，平。墜痰消食，降氣平肝。

應用 用於頑痰，宿食癥瘕，癲狂驚癇，咳嗽喘急，痰涎上壅。用量 5～10 g。

文獻 《大辭典》下，5664。

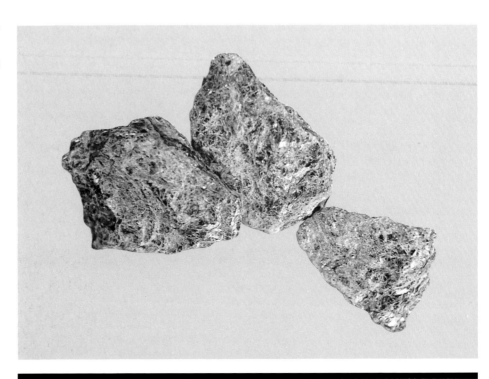

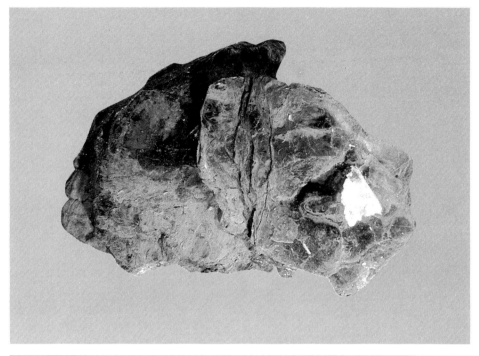

987　雲母

來源　硅酸鹽類礦物白雲母Muscovite。

形態　單斜晶系。呈板片狀或片狀。無色，有時帶有淺黃、淺褐、淺灰等色彩，具玻璃樣光澤，性韌，不易打碎。

分佈　多產於偉晶巖及雲母片巖中。主產於吉林、遼寧、內蒙古、山東、山西。

採製　採後除去雜質，洗淨曬乾。

成分　含量順序爲硅、鋁、鉀、鈉、鐵、鎂、鈣、鋅、銅、釩、鉻、鉛、鈦、錳等。

性能　甘，溫。納氣墜痰，止血斂瘡。

應用　用於虛喘眩暈，驚悸癲癇，久瀉久痢，金瘡出血，癰疽白帶等症。用量10～15 g。

文獻　《大辭典》上，692。

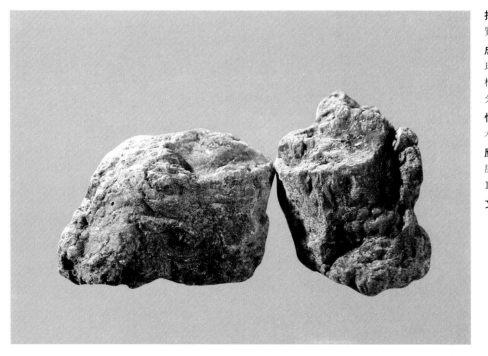

988　琥珀

來源　古代松科植物樹脂埋藏地下經久凝結而成的碳氫化合物琥珀 Amber。

形態　呈不規則塊狀，黃至棕黃色。微透明，質酥脆，燒之略有松香氣。

分佈　產於褐煤或黏土巖中。主產於遼寧、河南、廣西、雲南、山西、福建。

採製　從砂石或煤層中挖出後，除去雜質。

成分　主含樹脂、揮發油。此外尚含有琥珀氧松香酸 (succoxyabietic acid)、琥珀松香酸 (succinoabietinolic acid) 無機成分含量爲鈣、鎂、鋁、鐵、銅、錫、鎳等。

性能　甘，平。鎮驚安神，散瘀止血，利水通淋。

應用　用於驚風癲癇，驚悸失眠，血淋血尿，小便不通，婦女經閉。用量0.9～1.8 g。

文獻　《大辭典》下，4727。

989　煤珀

來源　古代松科植物樹脂埋藏地下經久凝結而成的碳氫化合物煤珀 Amber。

形態　呈不規則塊狀，表面黑或黃色而透明。質較硬，燒之略有松香氣。

分佈　產於褐煤或黏土巖中。主產於遼寧、山西、河南、福建、廣西。

採製　從煤層或砂石中挖出，除去雜質。

成分　主含樹脂、揮發油。此外，尚含有琥珀松香酸 (succinoabietinolic acid) 琥珀氧松香酸 (succoxyabietic acid) 無機成分含量爲鈣、鎂、鋁、鐵、銅、釩、鎢、錫等。

性能　甘，平。鎮驚安神，散瘀止血，利水通淋。

應用　用於驚風癲癎，驚悸失眠，血淋血尿，小便不通，婦女經閉。用量 0.9～1.8 g。

文獻　《大辭典》下，4727。

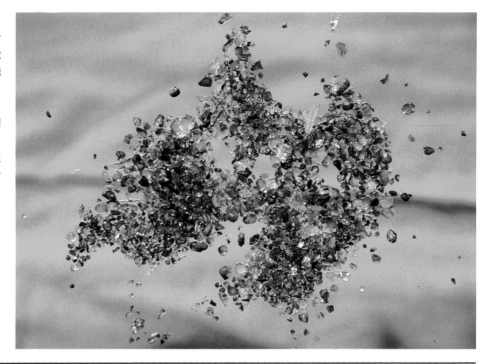

990　藍銅礦（曾青）

來源　碳酸鹽類礦物藍銅礦 Azurite 成層狀者。

形態　單斜晶系。呈扁平塊狀，表面及層間可見到被膜或呈層狀的藍銅礦（藍色者），共生礦物多呈灰褐色，質堅硬。

分佈　爲含銅礦物於氧化帶次生礦物。全中國多數省份均有此資源。

採製　探後除去雜石，選藍銅礦呈層狀者。

成分　含量順序爲銅、鈣、硅、鋁、鐵、錳、鋅、鎳、鉬等。

性能　酸，寒。明目，鎮驚殺蟲。

應用　用於風熱目赤，眵多赤爛，驚癎，風痹，瘰癧，積聚。用量 0.5～1 g，外用適量。

文獻　《大辭典》下，5044。

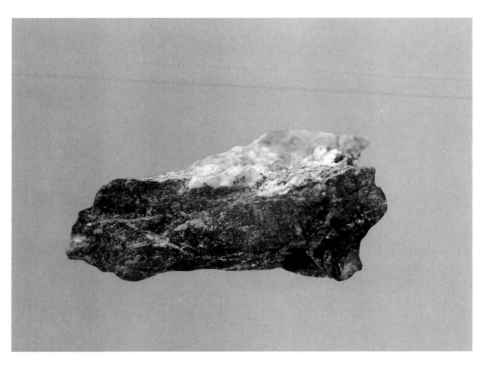

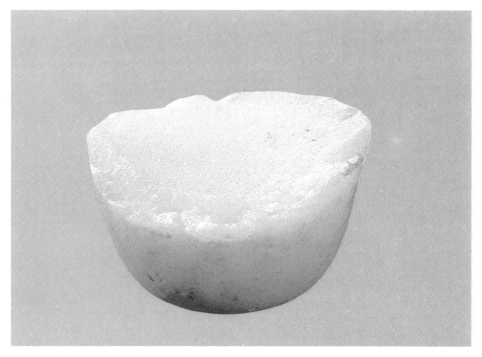

991　秋石

來源　用食鹽加工製成的秋石 Sodium chloride。結晶。

形態　等軸晶系。晶體聚集呈小碗形，直徑 4～6 cm。全體呈白色而均勻。質重性硬而脆，斷面與表面色澤相同顯顆粒，有閃爍的亮星。味極鹹。

分佈　以安徽省桐城產者最著名。

採製　將食鹽加熱，溶化再經加高溫製成。

成分　含量順序爲氯、鈉、鎂、硅、鐵、鋁、鉀等。

性能　鹹，寒。滋陰降火。

應用　用於骨蒸癆熱，咳嗽，咽喉腫痛，噎食反胃，遺精白濁，婦女赤白帶下。用量 0.5～1 g，外用適量。

文獻　《中藥誌》四，261。

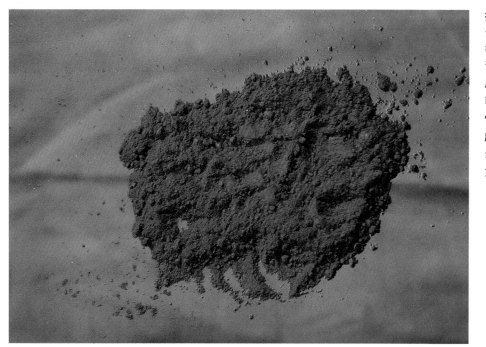

992　鉛丹

來源　用鉛加工製成的四氧化三鉛 Trilead tetroxide。

形態　呈淺紅色粉末狀，粉質較細，手捻膩指。質重，常因吸潮結成小顆粒。氣味皆無。

分佈　爲人工製品。

採製　將鉛放鐵鍋裏炒，利用空氣使之氧化，然後放石臼中研成細粉，用水漂洗，漂出細粉。經氧化 24 小時，研細過篩即得。

成分　主要含四氧化三鉛，微量成分爲鈉、鈣、鎂、鐵等。

性能　辛，微寒。解毒，止血，生肌。

應用　用於瘡瘍出血，久不收口，燙傷。外用適量。

文獻　《大辭典》下，3845。

993　滑石

來源　爲硅酸鹽類礦物塊狀滑石 Talc。

形態　多呈扁塊狀，白色或稍顯淺紅淺綠色，摸之光滑而微涼，質較堅硬易打碎，斷面顯層狀。氣無味淡微涼。

分佈　多產於變質巖，石灰巖，菱鎂礦及頁巖中。

採製　採後，去淨泥土雜石。多粉碎成細粉用。

成分　含量順序爲硅、鎂、鐵、鈦、錳、鈣、鋁、銅等。

性能　甘淡，寒。清熱，滲濕，利竅。

應用　用於暑熱煩渴，小便不利，水瀉，熱痢，淋病，小腫，皮膚潰爛。用量15～20 g。

文獻　《大辭典》下，2476。

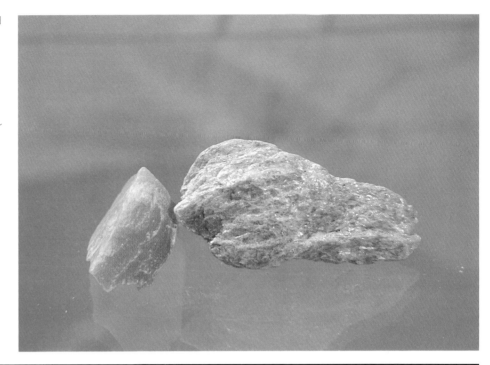

994　金箔

來源　爲黃金人工砸製而成 Gold。

形態　薄片狀金黃色，邊緣不整齊，具較強的金屬光澤，質重不透明，有延展性用力折可彎，氣、味皆無。

分佈　爲人工製品。

採製　將黃金放堅硬平整處，用鐵錘砸製成薄片狀。

成分　主含金，極微量地溶於水及弱酸碱性溶媒。

性能　辛、苦，平。鎮驚，安神，解毒。

應用　驚癇顛狂，心悸瘡毒。用量一般多作丸劑外衣或摻入散劑。

文獻　《礦物藥》，273。

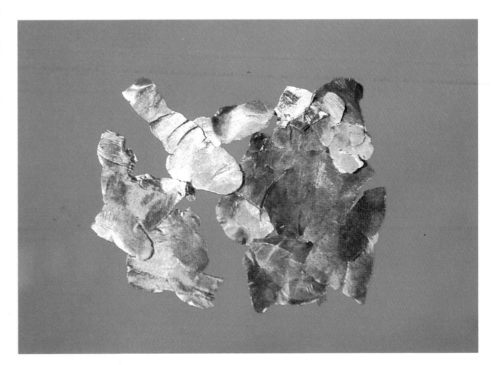

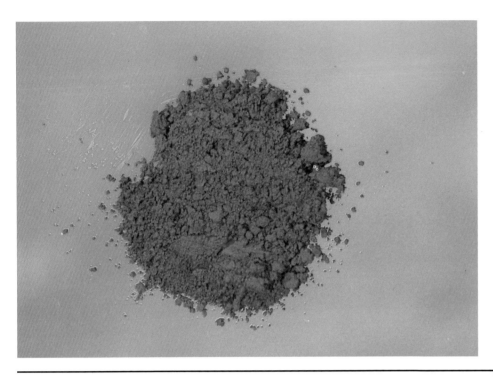

995 銀朱

來源 爲以昇華法製成的赤色硫化汞 Vermilion。

形態 呈深紅色粉末，常因吸潮凝結成大小不等的塊，捻之成粉而細膩染指。質重。氣味皆無。

分佈 爲人工製品。

採製 以水銀，硫黃爲原料。用昇華法製成的紅色粉末。

成分 主含硫化汞，微量成分爲銅、鎳、鐵、鈣、鋁、硅等。

性能 辛、溫。攻毒，燥濕，劫痰。

應用 用於疥癬惡瘡，痧氣腹痛。用量 0.1～0.2 g。外用適量。

文獻 《大辭典》下，4473。

996 朴硝

來源 爲礦物芒硝經加工而得的粗製結晶 Grauberis sale salecake sesemin。

形態 呈無色透明長條狀或顆粒狀結晶，質較輕脆，斷面玻璃樣光澤。易風化，易溶於水(溶液與水同色)。味鹹。

分佈 爲人工製品。

採製 取芒硝礦，用熱水溶解，過濾，放冷即可析出結晶。

成分 主含硫酸鈉，微量成分爲鈣、鋁、鎂、鐵、硅、銅等。

性能 鹹，寒。瀉熱，潤燥，軟堅。

應用 用於實熱積滯，腹脹便秘。目赤腫痛，喉痺。用量 7～15 g。外用適量。

文獻 《大辭典》上，1667。

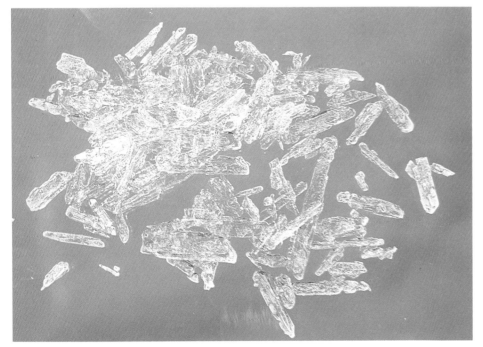

997　膽礬

來源　為硫酸作用於銅而製得的結晶 Cupric sulfate。

形態　呈不規則塊狀結晶體，大小不一，多有稜角，深或淺藍色，半透明，質脆。易溶於水，水呈鮮艷藍色。味苦澀（能令人作嘔）。

分佈　為人工製品。

採製　將蒸發器置鍋上，盛入蒸餾水及粗製硫酸液使之混和，投入銅屑，加熱至乾燥。稍冷。再加入蒸餾水溶和，過濾，蒸濃，放冷，即析出藍色結晶。

成分　主含硫酸銅，微量成分為鈉、鈣、鎂、鐵、鎳、鋅、硅等。

性能　酸，寒。催吐，祛風，解毒。

應用　用於風痰壅塞，喉痺，癲癇，口瘡，牙疳，腫毒。用量 0.5～1 g。外用適量。

文獻　《大辭典》下，3524。

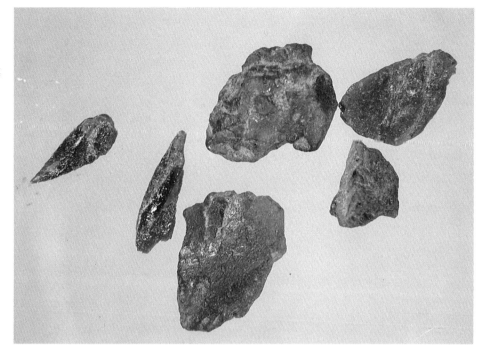

998　白降丹

來源　以昇華法製成的丹劑 Mercurous chloride。

形態　呈白色漫圓形片狀，接觸皿底面平滑，結晶為針狀白色。具較強光澤，質重性脆，溶於水。有特異臭氣，加熱可逸散。

分佈　為人工製品。

採製　將雄黃、水銀、食鹽、皂礬等共研勻。入罐微火令乾。將罐覆蓋於稍大的瓷碗上，接口處封嚴。另取與瓷碗口直徑相等之盆，盛冷水，將罐碗置水盆上，加熱，待冷取白色結晶。

成分　主含氯化汞，微量成分為鈉、鈣、鎂、銅、鐵、鋁等。

性能　去腐，解毒。生肌。

應用　用於癰疽惡瘡，疔毒。外用適量。

文獻　《大辭典》上，1443。

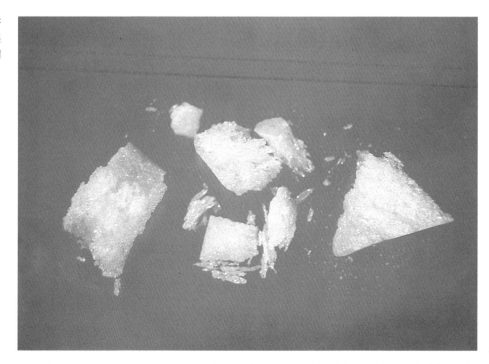

999 紅粉

來源 以昇華法製成的丹劑 Oxidized azoth。

形態 呈結晶品漫圓形，紅色薄片狀。質重性脆易碎。接觸皿底面爲漫圓形而光滑。表面爲顆粒狀。有特異臭氣，加熱逸散。

分佈 爲人工製品。

採製 將白礬、硝石共研細，置鐵鍋中加熱使全溶化，放冷，倒入水銀於表面，用瓷碗覆蓋鍋上，接口處封嚴。加熱、放冷取出結晶。

成分 主含氧化汞，微量成分爲鈉、鋁、鎂、硅、鈦、鐵、銅等。

性能 拔毒，去腐，生肌。

應用 用於癰疽，疔瘡，梅毒，下疳。外用適量。

文獻 《大辭典》上，911。

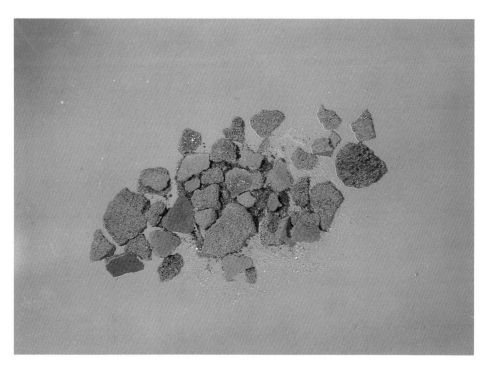

1000 輕粉

來源 以昇華法製成的丹劑 Calomel mercurous chloride。

形態 呈片狀白色透明結晶，似雪花。質輕性脆，易研細粉末爲淺黃色。難溶於水。有特異臭氣。味淡久之微甜。加熱逸散。

分佈 爲人工製品。

採製 將水銀、皂礬、食鹽共研至不見星。舖於鐵器內，以小鳥盆覆之，接口處封嚴，加熱，待涼揭爺，掃下雪花樣結晶。

成分 主含氯化亞汞，微量成分爲鈉、鈣、鎂、鐵、鈦、鋁、銅、硅等。

性能 辛，冷。解毒，利水，通便。

應用 用於大小便閉，水腫，腹脹，下疳、疥癬，皮膚潰瘍。用量 0.05～0.1 g。外用適量。

文獻 《大辭典》下，3384。

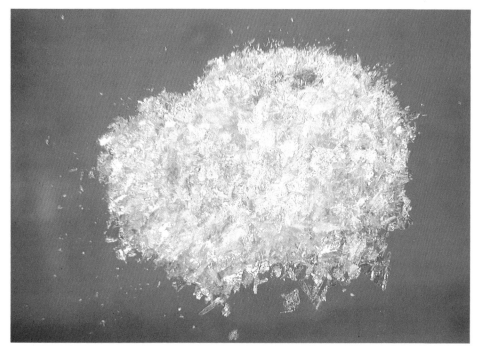

參考書目

一、中文及日文

三畫

《大辭典》——《中藥大辭典》
（上、下册及附編），江蘇新醫學
院編。上海：上海人民出版社，
1977。

四畫

《中草藥》——國家醫藥管
理局中草藥情報中心站，天津。

《中草藥通訊》——湖南醫
藥工業研究所，湖南邵陽。

《中草藥學》——南京藥學
院《中草藥學》編寫組編。江蘇：
江蘇科技出版社，1976。

《中國動物藥》——鄧明魯、
高士賢編著。長春：吉林人民出版
社，1981。

《中國藥用植物綱要》——
中國醫學科學院藥物研究所編，
1960。

《化學學報》——中國化學
會，上海。

《中藥誌》（一至四册）
——中國醫學科學院藥物研究所等
編著。北京：人民衛生出版社，

1961。

五畫

《生藥學》——樓之岑主編。
北京：人民衛生出版社，1965。

六畫

《吉林省中藥資源名
錄》——吉林省中藥資源普查辦
公室編。長春：吉林省中藥資源普
查辦公室印，1988。

《西雙版納傣藥誌》（一至
三册）——西雙版納傣族自治州民
族藥調研辦公室編。雲南景洪：州
科學技術委員會、州衛生局出版，
1979～81。

八畫

《長白山植物藥誌》——吉
林省中醫中藥研究所等編。長春：
吉林人民出版社，1982。

《東北動物藥》——吉林醫
科大學第四臨床學院中藥教研室編
著。長春：吉林人民出版社，
1977。

九畫

《香草蘭》專輯——海南熱
帶作物研究所，1987。

《香港中草藥》（一至五
册）——莊兆祥等主編。香港：商
務印書館香港分館，1978～86。

十畫

《原色中國本草圖鑑》（一
至八册）——錢信忠、樓之岑等
編。北京：人民衛生出版社；京
都：雄渾社；1982～1986。

《浙藥誌》——《浙江藥用
植物誌》（上、下册），《浙江藥
用植物誌》編寫組編。杭州：浙江
科學技術出版社出版，1980。

十一畫

《常用中草藥簡編》——廣
州軍區後勤衛生部，1971。

十二畫

《華西藥學雜誌》——華西
醫科大學藥學院、中國藥學會四川
分會（成都）。

《植物誌》——《中國植物
誌》，中國科學院中國植物誌編委
會。北京：科學出版社，1978～
87。

《植物學報》——中國植物
學會，北京。

《植物藥有效成分手册》——國家醫藥管理局中草藥情報中心站編。北京：人民衛生出版社，1986。

《雲南民間草藥》——雲南省衛生局編。昆明：雲南人民出版社，1973。

十三畫

《鼎湖山植物手册》——中國科學院華南植物研究所鼎湖山樹木園編，廣州，1976。

《新華本草綱要》——江蘇植物研究所、昆明植物研究所、中國醫學科學院藥用植物資源開發研究所合編。上海：上海科技出版社（即將出版）。

《滙編》——《全國中草藥滙編》（上、下册），全國中草藥滙編編寫組編。北京：人民衛生出版社，1976。

十五畫

《廣西本草選編》（上、下册）——廣西壯族自治區革委會衛生局主編。南寧：廣西人民出版社，1974。

《廣西民族藥簡編》——黃

燮才等主編。南寧：廣西壯族自治區衛生局藥品檢驗所出版，1980。

《廣西民間草藥》——《廣西民間常用草藥》（一、二集），廣西壯族自治區中醫藥研究所編。南寧：廣西壯族自治區人民出版社，1964。

《廣西植物》——廣西植物研究所、廣西植物學會（桂林）。

《廣西藥用植物名錄》——廣西壯族自治區中醫藥研究所編。南寧：廣西人民出版社，1986。

《廣西藥園名錄》——《廣西醫藥研究所藥用植物園藥用植物名錄》，廣西壯族自治區醫藥研究所藥用植物園編。南寧：廣西藥用植物園出版，1974。

《廣東中草藥圖譜》——《常用中草藥彩色圖譜》（第一册），廣東省農林水科學技術服務站經濟作物隊編繪（原華南植物研究所）。廣州：廣東人民出版社，1970。

《熱帶植物研究》（不定期刊）——中國科學院雲南熱帶植物研究所，雲南勐臘。

十九畫

《藥用動物誌》——《中國藥用動物誌》（一、二册），《中國藥用動物誌》協作組編著。天津：天津科學技術出版社，1979、1982。

《藥學學報》——中國藥學會，北京。

《藥學雜誌》——日本藥學會，日本東京。

《麗江中草藥》——雲南省麗江地區衛生組編，1971。

二十畫

《礦物藥》——《中國礦物藥》，李大經等編著。北京：地質出版社，1988。

二、英文及其他外文

C.A. – Chemical Abstracts (weekly), The Chemical Abstracts Service, U.S.

Chem, Pharm, Bull. – Chemical & Pharmaceutical Bulletin (monthly), The Pharmaceutical Society of Japan, Japan.

Phytochemistry (monthly) – A. Wheaton & Co. Ltd, Great Britain.

Plant. Med. – Planta Medica (bimonthly), Georg Thieme Verlag, Germany.

拉丁學名索引

875 • Cosmos sulphureus Cav.
876 • Crepis phloenix Dunn
930 • Crocus sativus L.
618 • Crotalaria assamica Benth.
619 • Crotalaria zanzibarica Benth.
997 • Cupric sulfate
939 • Curcuma aromatica Salisb.
940 • Curcuma kwangsiensis S. G.
  Lee et C. F. Liang
778 • Cuscuta chinensis Lam.
505 • Cycas revoluta Thunb.
970 • Cygnus cygnus (Linnaeus)
945 • Cymbidium floribundum
  Lindl.
954 • Cymbium melo (Solander)
773 • Cynanchum amplexicaule
  (Sieb. et Zucc.) Hemsl.
774 • Cynanchum atratum Bge.
775 • Cynanchum auriculatum Royle
  ex Wight
776 • Cynanchum hancockianum
  (Maxim.) Al.
781 • Cynoglossum amabile Stapf et
  Drumm.
946 • Cypripedium calceolus L.
620 • Dalbegia odorifera T. Chen
809 • Datura arborea L.
810 • Datura metel L.
811 • Datura stramonium L.
947 • Dendrobium nobile Lindl.
621 • Desmodium caudatum
  (Thunb.) DC.
622 • Desmodium gangeticum (L.)
  DC.
623 • Desmodium gyrans (L.) DC.
624 • Desmodium microphyllum
  (Thunb.) DC.
589 • Dichroa febrifuga Lour.
503 • Dicranopteris dichotoma
  (Thunb.) Bernh.
904 • Dieffenbachia picta (Lodd.)
  Schott
821 • Digitalis lanata Ehrh.
706 • Dillenia indica L.
925 • Dioscorca althaeoides R.
  Kunth.
926 • Dioscorea bulbifera L.
927 • Dioscorea deltoidea Wall.
928 • Dioscorea hispida Dennst.
854 • Dipsacus asper Wall.
956 • Dosinia japonica (Reeve)
877 • Elephantopus tomentosus L.
893 • Eleusine indica (L.) Gaertn.
878 • Emilia sonchifolia (L.) DC.
733 • Epilobium hirsutum L.
979 • Equus przewalskii Poliakov
965 • Eretmochelys imbricata L.
879 • Erigeron breviscapus Hand.-M.
975 • Erinaceus europaeus Linnaeus
625 • Eriosema chinense Voeg.
766 • Ervatamia divaricata (L.) Bur.
  cv. Gouyahua
626 • Erythrina corallodendron L.
531 • Erythropalum scandens Bl.
651 • Euodia lepta (Spreng.) Merr.

652 • Euodia rutaecarpa (Juss.)
  Benth.
684 • Euonymus grandiflorus Wall.
880 • Eupatorium foetunei Turcz.
661 • Euphorbia heterophylla L.
662 • Euphorbia lathyris L.
663 • Euphorbia lunulata Bge.
664 • Euphorbia marginata Pursh.
665 • Excoecaria cochinchinensis
  Lour.
666 • Excoecaria cochinchinensis
  Lour-var. viridis (Pax et
  Hoffm.) Merr.
667 • Excoecaria venenata S. Lee et
  F. N. Wei
535 • Fagopyrum cymosum (Trev.)
  Meisn.
536 • Fagopyrum esculentum
  Moench.
565 • Fibraurea recisa Pierre
525 • Ficus religiosa L.
526 • Ficus simplicissima Lour.
527 • Ficus tinctoria Forst f. ssp.
  gibbosa (Bl.) Corner
528 • Ficus variolosa Lindl. ex.
  Benth
668 • Flueggea virosa (Willd.)
  Baill.
758 • Forsythis suspensa (Thunb.)
  Vahl
759 • Fraxinus chinensis Roxb.
913 • Fritillaria thunbergii Miq.
971 • Gallus gallus domesticus
  Brisson
709 • Garcinia multiflora Champ.
948 • Gastrodia elata Bl.
836 • Gendarussa vulgares Nees
763 • Gentiana macrophylla Pall.
642 • Geranium nepalense Sweet
643 • Geranium sibiricum L.
506 • Ginkgo biloba L.
931 • Gladiolus gandavensis Van
  Houtt.
627 • Gleditsia sinensis Lam.
628 • Glycyrrhiza pallidiflora Maxim.
994 • Gold
702 • Gossampinus malabarica (DC.)
  Merr.
697 • Gossypium hirsutum L.
996 • Grauberis sale salecake
  sesemin
974 • Grus japonensis (P. L. S.
  Müller)
983 • Halite
841 • Hedyotis corymbosa (L.) Lam.
842 • Hedyotis diffusa Willd.
843 • Hedyotis hedyotidea (DC.)
  Merr.
704 • Helicteres lanceolata DC.
782 • Heliotropium indicum L.
748 • Helwingia himalaica Clarke
914 • Hemerocallis fulva L.
915 • Hemerocallis plicata Stepf
976 • Hemiechianus dauricus Sun-
  de vall

960 • Hemigrapsus penecillatus (de
  Hann)
961 • Hemigrapsus sanguineus (de
  Hann)
822 • Hemiphragma heterophyllum
  Wall.
857 • Herpetospermum
  pedunculosum (Ser.) Baill.
737 • Heteropanax fragrans (Roxb.)
  Seem.
698 • Hibiscus coccineus (Medicus)
  Walt.
699 • Hibiscus mutabilis L.
700 • Hibiscus rosea-sinensis L.
721 • Hippophae rhamnoides L.
  subsp. turkestanica Rousi
767 • Holarrhena antidysenterica
  Wall. ex A. DC.
916 • Hosta plantaginea (Lam.)
  Aschers.
514 • Houttuynia cordata Thunb.
689 • Hovenia dulcis Thunb.
715 • Hydnocarpus hainanensis
  (Merr.) Sleum.
590 • Hydrangea macrophylla
  (Thunb.) Ser.
812 • Hyoscyamus niger L.
710 • Hypericum chinense L.
711 • Hypericum hookerianum
  Wight et Arn.
793 • Hyptis rhomboides Mart. et
  Gal.
794 • Hyptis suaveolens (L.) Poir.
681 • Ilex cornuta Lindl. ex. Paxt.
682 • Ilex rotunda Thunb.
568 • Illicium difengpi K. I. B. et
  K. I. M.
894 • Imperata cylindrica (L.) Beauv.
  var. major (Nees) C. E. Hubb.
881 • Inula helenium L.
882 • Inula racemosa Hook. f.
779 • Ipomoea aquatica Forsk.
780 • Ipomoea cairica (L.) Sweet
932 • Iris tectorum Maxim.
585 • Isatis indigotica Fort.
883 • Ixeris debilis A. Gray
884 • Ixeris denticulata (Houst.)
  Stebb.
844 • Ixora chinensis Lam.
760 • Jasminum laurifolium Roxb.
734 • Jussiaea linifolia Vahl
587 • Kalanchoe verticillata Elliot
985 • Kaolinite
829 • Kigelia aethiopica Decne.
687 • Koelreuteria paniculata Lam.
768 • Kopsia officinalis Tsiang et P. T.
  Li
858 • Lagenaria siceraria (Molina)
  Standl.
859 • Lagenaria siceraria (Molina)
  Standl. var. microcarpa
  (Naud.) Hara
722 • Lagerstroemia indica L.
795 • Lamium amplexicaule L.
723 • Lawsonia inermis L.

796 • Leonurus pseudo-macranthus Kitag.
629 • Lespedeza cyrtobotrya Miq.
630 • Leucaena glauca (L.) Benth.
849 • Leycesteria formosa Wall. var. stenosepala Kehd.
745 • Ligusticum pteridophyllum Franch.
746 • Ligusticum sinense Oliv.
917 • Lilium pumilum DC.
823 • Limnophila rugosa (Roth) Merr.
824 • Lindernia anagallis (Burm. f.) Pennell
898 • Livistona chinensis R. Br.
850 • Lonicera confusa DC.
851 • Lonicera japonica Thunb.
852 • Lonicera maackii (Rupr.) Maxim.
895 • Lophatherum gracile Brongn.
972 • Lophura nycthemera (Linnaeus)
860 • Luffa acutangula Roxb.
501 • Lygodium japonicum (Thunb.) Sw.
502 • Lygodium scandens (L.) Sw.
631 • Lysidice rhodostegia Hance
754 • Lysimachia christinae Hance
755 • Lysimachia clethroides Duby
756 • Lysimachia insignis Hemsl.
724 • Lythrum salicaria L.
977 • Macaca mulatta Zimmermann
581 • Macleaya cordata (Willd.) R. Brown
582 • Macleaya microcarpa (Maxim.) Fedde
564 • Mahonia fortunei (Lindl.) Fedde
669 • Mallotus barbatus (Wall.) Muell.-Arg.
670 • Mallotus philippinensis (Lam.) Muell.-Arg.
671 • Mallotus repandus (Willd.) Muell.-Arg.
672 • Manihot esculenta Grantz
951 • Mauritis arabica (Linnaeus)
732 • Melastoma candidum D. Don
632 • Melilotus dentatus (Wald. et Kit.) Pers.
998 • Mercurous chloride
546 • Mesembryanthemum spectabile Haw.
712 • Mesua ferrea L.
569 • Michelia alba DC.
570 • Michelia champaca L.
696 • Microcos paniculata L.
547 • Mollugo pentaphylla L.
952 • Monetaria annulus (Linnaeus)
953 • Monetaria moneta (Linnaeus)
855 • Morina delavayi Franch.
586 • Moringa oleifera Lam.
987 • Muscovite
845 • Mussaenda pubescens Ait. f.
982 • Naemorhedus goral Hardwiere
853 • Nardostachys jatamansii DC.

688 • Nephelium lappaceum L.
813 • Nicotiana tabacum L.
552 • Nymphaea alba L. var. rubra Lonnr
797 • Ocimum gratissimum L. var. suave (Willd.) Hook. f.
735 • Oenothera biennis L.
918 • Ophiopogon tonkinensis Rodr.
798 • Origanum vulgare L.
588 • Orostachys malacophyllus (Pall.) Fisch.
830 • Oroxylum indicum (L.) Vent.
955 • Ostrea plicatula Gmelin
641 • Oxalia corymbosa DC.
999 • Oxidized azoth
846 • Paederia scandens (Lour.) Merr.
559 • Paeonia delavayi Franch.
560 • Paeonia obovata Maxim.
690 • Paliurus ramosissimus (Lour.) Poir.
738 • Panax notoginseng (Burk.) F. H. Chen
739 • Panax pseudoginseng Wall. var. bipinnatifidus (Seem.) Li
740 • Panax quinquefolium L.
583 • Papaver orientaris L.
584 • Papaver rhoeas L.
919 • Paris polyphylla Smith var. yunnanensis (Franch) Hand. -Mazz.
920 • Paris verticillata M. Bieb.
644 • Pelargonum hortorum Bailey
515 • Peperomia pellucida (L.) Kunth
516 • Peperomia reflexa (L. f.) A. Dietr.
799 • Perilla frutescens (L.) Britt.
800 • Perilla frutescens (L.) Britt. var. crispa (Thunb.) Hand. Mazz.
747 • Peucedanum praeruptorum Dunn
633 • Phaseolus radiatus L.
634 • Phaseolus vulgaris L. var. humilis Alef.
973 • Phasianus colchicus Linnaeus
959 • Philyra pisum Hann
597 • Photinia serrulata Lindl.
673 • Phyllanthus reticulatus Poir. var. glaber Muell.-Arg.
674 • Phyllanthus urinaria L.
814 • Physalis alkekengi L. var. franchetii (Mast.) Makino
815 • Physochlaina physaloides (L.) G. Don
545 • Phytolacca americana L.
825 • Picrorhiza scrophulariaeflora Pennell.
529 • Pilea cavaleriei Levl.
530 • Pilea microphylla (L.) Liemb.
508 • Pinus latteri Mason
517 • Piper sarmentosum Roxb.
635 • Pisum sativum L.
592 • Pittosperum tobira (Thunb.)

Ait.
838 • Plantago asiatica L.
511 • Podocarpus macrophylla (Thunb.) D. Don var. maki (Sieb.) Endl.
512 • Podocarpus nagi (Thunb.) Zoll. et Mor. ex Zoll.
537 • Polygonum multiflorum Thunb.
520 • Populus diversifolia Schrenk
548 • Portulaca graniflora Hook.
598 • Potentilla fulgens Wall.
847 • Prismatomeris tetrandra (Roxb.) K. Schum.
599 • Prunus armeniaca L.
600 • Prunus padus L.
601 • Prunus tomentosus Thunb.
549 • Psammosilene tumicoides W.C. Wu et C. Y. Wu
729 • Psidium guajava L.
848 • Psychotria rubra (Lour.) Poir.
504 • Pteris multifida Poir.
984 • Quartz album
522 • Quercus acutissima Carr.
523 • Quercus dentata Thunb.
801 • Rabdosia lophanthoides (Buch. Ham. ex D. Don) Hara.
802 • Rabdosia serra (Maxim.) Hara.
831 • Radermachera sinica (Hance) Hemsl.
963 • Rana nigromaculata Hallowell
964 • Rana temporaria chinensis David.
769 • Rauvolfia verticillata (Lour.) Bail. var. hainanensis Tsiang
770 • Rauvolfia verticillata (Lour,) Bail. rubrocarpa Tsiang
771 • Rauvolfia vomitoria Afzel.
826 • Rehmannia glutinosa Libosch.
691 • Rhamnus parvifolia Bge.
899 • Rhapis excelsa (Thunb.) Henry ex Rehd.
538 • Rheum undulatum L.
730 • Rhodomyrtus tomentosus (Ait.) Hassk.
675 • Ricinus communis L.
591 • Rodgersia pinnata Franch.
602 • Rosa multiflora Thunb. var. platyphylla Thory
603 • Rosa omeiensis Rolfe.
604 • Rubus foliolosus D. Don
957 • Ruditapes philippinarum (Adamus et Reeve)
539 • Rumex japonicus Houtt.
540 • Rumex obtusifolius L.
509 • Sabina chinensis (L.) Antoine
510 • Sabina vulgaris Antoine
692 • Sageretia thea (Osb.) Johnst.
803 • Salvia coccinea Fuss. ex Merr.
804 • Salvia splendens Ker. Gawl.
676 • Sapium discolor (Champ.) Muell-Arg.
805 • Scutellaria baicallensis Georgi
806 • Scutellaria barbata Don
807 • Scutellaria rehderiana Diels

中文名稱索引